オペナーシング2025年春季増刊

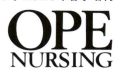

麻酔科医直伝！**知識**と**実践力**が
イラストとチャートでまるごと身につく！

超パワーアップ版！
手術室の薬剤 114

編著
武田純三
（慶應義塾大学 名誉教授）

MCメディカ出版

編集のことば

　2019 年春に「POWER UP！ 手術室の薬剤 118」を出版した。好評であったことからさらにパワーアップして、今回「麻酔科医直伝！ 知識と実践力がイラストとチャートでまるごと身につく！ 超パワーアップ版！ 手術室の薬剤 114」を出版することになった。

　2020 年に発生した COVID-19 のパンデミックは、医療界に大きな変革を余儀なくさせた。また、近年のバイオ医薬品の開発は著しく、生成 AI は今後臨床の現場でも大きな影響を及ぼすであろう。さらに、著作権や肖像権、個人情報保護等への配慮、偽情報等への備えも求められ、正しい情報を正確に理解していることが、より一層必要な時代となってきた。

　手術室内では、薬剤の間違い、投与量の間違い、投与ルートの間違い、禁忌や使用法の知識不足による薬剤に関する事故は発生しやすく、その責任を問われかねない。これらの誤薬を未然に防ぐためには、何を知っておくべきかを理解しておく必要がある。

　本書では、前書出版以降の時代の変化に対応するために、新しい薬剤・最近の動向の解説を追加したほか、「手術室の薬剤の最新知識」の項を追加した。また、麻酔管理料（II）として、担当医師が実施する一部の行為を、麻酔中の患者の看護に係る『適切な研修を修了した常勤看護師』が実施することが認められたため、「術前外来で特に注意すべき薬剤」についての解説も加えた。さらに、予習・復習や新人指導に利用してもらうために、「この分類の薬剤一覧表」「マスト 3 カ条」「この薬剤のマスト知識」をダウンロードできるようにし、検索機能を充実させるためにインデックスシールを作成した。

　医師の働き方改革が進むなかで、医師に言われたことをしていればよかった時代から、医師が何を考え、どのようにしようとしているかを理解したうえで、協働することが求められている。本書では、若手ナースが「麻酔科医が何を考えて、どのように薬剤を選択しているのか」を理解できることを目標とした。本書が手術室看護に役立つことを願っている。

武田純三（慶應義塾大学 名誉教授）

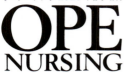

オペナーシング2025年春季増刊

麻酔科医直伝！知識と実践力がイラストとチャートでまるごと身につく！

超パワーアップ版！ 手術室の薬剤114

編著／慶應義塾大学 名誉教授 武田純三

Contents

- 編集のことば …………………………………… 3
- 執筆者一覧 ……………………………………… 6
- 薬剤索引 ………………………………………… 7
- 本書の使い方 …………………………………… 10
- 資料ダウンロード方法 ………………………… 12
- 【特別企画】パパッと予習！インデックスシール … 巻末

はじめに

- A 〈まずはここから！手術室の薬剤の基本知識〉手術麻酔はどのように行われる？ ………… 14
- B 〈まずはここから！手術室の薬剤の基本知識〉手術室の薬剤、いつ何のために使う？ ……… 18
- A 〈まずはここから！手術室の薬剤の基本知識〉苦手を克服！薬剤投与のエッセンス ………… 20
- D 〈ここも押さえて！術前外来時に役立つ薬剤の知識〉術前外来で特に注意すべき薬剤 ……… 25
- E 〈ためになるColumn〉手術室の薬剤の最新知識 ……………………………………… 32

第1章 全身麻酔に使用する薬剤

- A 静脈麻酔薬 ……………………………………… 38
- B 鎮痛薬
  - B-1 麻薬性鎮痛薬 ……………………………… 48
  - B-2 非麻薬性鎮痛薬 …………………………… 56
- C 筋弛緩薬 ………………………………………… 65
- D 吸入麻酔薬 ……………………………………… 71
- E リバース薬 ……………………………………… 78

第2章 局所麻酔に使用する薬剤

- A 脊髄くも膜下麻酔に使用する薬剤 …………… 88
- B 硬膜外麻酔、伝達・浸潤・表面麻酔に使用する薬剤 …… 94

第3章 術中の循環管理に使用する薬剤

- A 昇圧薬 …………………………………………… 104
- B 降圧薬、血管・冠血管拡張薬
  - B-1 カルシウム拮抗薬 ……………………… 118
  - B-2 硝酸薬 …………………………………… 126

B-3	PDE III阻害薬	136
B-4	プロスタグランジン E_1	142
B-5	α_1遮断薬	145
C	抗不整脈薬	148
D	β遮断薬	157
E	副交感神経遮断薬	163

第4章　そのほかの術中管理に使用する薬剤

A	抗凝固薬・拮抗薬	166
B	止血効果のある凝固因子製剤	172
C	抗線溶薬	180
D	局所止血薬	183
E	抗糖尿病薬	188
F	抗アレルギー薬（抗ヒスタミン薬）	190
G	気管支拡張薬	193
H	利尿薬	197
I	制吐薬	201

第5章　手術に関連して使用する薬剤

A	色素	208
B	造影剤	214
C	消毒薬	220

第6章　輸液・血液製剤

A	輸液製剤（細胞外液補充液・維持輸液製剤・人工膠質液）	230
B	血液製剤	243
C	アシドーシス治療薬	246

第7章　心肺蘇生で使用する薬剤一覧・注意ポイント

心肺蘇生で使用する薬剤一覧・注意ポイント ……… 250

本書の利用にあたって

- 本書の情報は 2024 年 12 月現在のものです。
- 本書で取り上げる製品の解説には、一部適応外 (承認外) 使用も含まれます。実際の使用にあたって、必ず個々の添付文書を参照し、その内容を十分に理解したうえでご使用ください。
- 本書の編集製作に際しては、最新の情報をふまえ、正確を期すよう努めておりますが、医学・医療の進歩により、記載内容は変更されることがあります。その場合、従来の治療や薬剤の使用による不測の事故に対し、著者および当社は責を負いかねます。
- 薬剤イラストは 2024 年 12 月時点で、各メーカーの医療関係者向けホームページなどに掲載の写真をもとに制作しています。製品の外観は、メディケーションエラー減少の目的などにより、つねに変更の可能性があります。また、製品は予告なく販売中止される可能性がありますので、各製品の使用時には最新の添付文書などをご確認ください。

表紙・本文デザイン / クニメディア株式会社　表紙イラスト /kikii クリモト
本文イラスト / 中村恵子　渡邊真介（ワタナベ・イラストレーション）

執筆者一覧

はじめに

- **加藤純悟** A
  慶應義塾大学 医学部 麻酔学教室 専任講師
- **壽原朋宏** B
  慶應義塾大学 医学部 麻酔学教室 専任講師
- **木山秀哉** C
  東京慈恵会医科大学 麻酔科学講座 教授
- **若泉謙太** D
  慶應義塾大学 医学部 麻酔学教室 専任講師
- **五十嵐 達** E
  東京都立大塚病院 麻酔科 部長

第1章 全身麻酔に使用する薬剤

- **壽原朋宏** 扉
- **山田高成** A B
  慶應義塾大学 医学部 麻酔学教室 教授
- **中塚逸央** C D E
  川崎市立井田病院 麻酔科 部長

第2章 局所麻酔に使用する薬剤

- **壽原朋宏** 扉
- **逢坂佳宗**
  医療法人財団明理会行徳総合病院 麻酔科

第3章 術中の循環管理に使用する薬剤

- **壽原朋宏** 扉
- **柏木政憲** A B
  NTT 東日本関東病院 麻酔科・集中治療科
- **鈴木武志** C D E
  東海大学 医学部医学科外科学系 麻酔科 教授

第4章 そのほかの術中管理に使用する薬剤

- **壽原朋宏** 扉
- **武田純三** A C D
  慶應義塾大学 名誉教授
- **加藤純悟** B
- **関 博志** E F G H I
  杏林大学医学部麻酔科学教室 准教授 /
  杏林大学医学部付属病院周術期管理セン
  ター センター長

第5章 手術に関連して使用する薬剤

- **壽原朋宏** 扉
- **加藤 類**
  恵比寿いたみと内科のクリニック 院長

第6章 輸液・血液製剤

- **壽原朋宏** 扉
- **多田羅恒雄**
  兵庫医科大学病院 手術センター 教授

第7章 心肺蘇生で使用する薬剤一覧・注意ポイント

- **壽原朋宏** 扉
- **小山 薫**
  埼玉医科大学総合医療センター 麻酔科 教授

＊【第 4 章 ABCD】 香取信之. POWER UP！手術室の薬剤 118. 大阪，メディカ出版，2019，162-82 を改変して作成.

薬剤索引

英数字

4章H	D- マンニトール	199
6章A	KN1 号輸液	239
6章A	KN2 号輸液	239
6章A	KN3 号輸液	239
6章A	KN4 号輸液	239

あ行

1章D	亜酸化窒素	77
1章B-2	アセトアミノフェン	64
1章B-2	アセリオ®	64
4章F	アタラックス®-P	192
3章A	アドレナリン	113
7章	アドレナリン	250
3章E	アトロピン注0.05%シリンジ	164
3章E	アトロピン硫酸塩水和物	164
1章E	アトワゴリバース®	83
2章B	アナペイン®	99
1章E	アネキセート®	85
1章A	アネレム®	47
3章C	アミオダロン塩酸塩	155
7章	アミオダロン塩酸塩	250
3章C	アミサリン®	152
5章B	アミドトリゾ酸ナトリウムメグルミン	218
4章G	アミノフィリン	196
4章A	アルガトロバン	170
1章B-1	アルチバ®	52
3章B-4	アルプロスタジル	144
3章B-4	アルプロスタジルアルファデクス	144
3章C	アンカロン®	155
7章	アンカロン®	250
4章B	アンデキサネット アルファ	179
5章B	イオトロラン	218
5章B	イオパミドール	218
5章B	イオパミロン®	218
5章B	イオヘキソール	218
6章A	維持液（3号）	239
5章C	イソジン®	224
5章B	イソビスト®	218
1章D	イソフルラン	76
4章B	イダルシズマブ	178
4章B	遺伝子組み換え活性型第Ⅶ因子製剤	177
3章A	イノバン®	116
5章A	インジゴカルミン	212
4章E	インスリンヒト（遺伝子組換え）注射液	189
5章A	インドシアニングリーン	212

か行

5章B	ウログラフイン	218
6章A	栄養輸液製剤	240
4章D	液状フィブリン接着剤	186
3章D	エスモロール塩酸塩	162
1章C	エスラックス®	69
5章C	エタノール	224
3章A	エピペン®	113
3章A	エフェドリン塩酸塩	110
3章A	ヱフェドリン「ナガヰ」	110
7章	塩化カルシウム	250
7章	塩カル	250
5章C	オキシドール	226
5章C	オキシフル®	226
3章D	オノアクト®	161
5章A	オフサグリーン®	212
5章B	オムニパーク®	218
3章B-3	オルプリノン塩酸塩水和物	141
4章I	オンダンセトロン	204
4章B	オンデキサ®	179

か行

6章A	開始液（1号）	239
4章H	カルペリチド	200
2章B	カルボカイン®	98
4章B	乾燥人フィブリノゲン製剤	176
2章B	キシロカイン®	97
3章C	キシロカイン®	153
7章	キシロカイン®	250
5章C	逆性石鹸消毒液	225
4章D	局所止血薬	187
4章I	グラニセトロン	204
4章F	クロルフェニラミンマレイン酸塩	192
5章C	クロルヘキシジングルコン酸	225
4章B	ケイセントラ®	176
1章B-1	ケタミン塩酸塩	53
1章B-1	ケタラール®	53
6章B	献血アルブミン5%	244
3章B-3	コアテック®	141
3章B-3	コアテック®SB	141

さ行

1章A	サイレース®	45
6章A	酢酸リンゲル液	237
5章C	ザルコニン®	225
4章G	サルタノール® インヘラー®	196
4章G	サルブタモール硫酸塩	196

5章C	次亜塩素酸ナトリウム	226
5章A	ジアグノグリーン®	212
1章A	ジアゼパム	44
4章D	シート状フィブリン接着剤	186
3章B-2	シグマート®	135
3章C	ジソピラミド	154
4章F	ジフェンヒドラミン塩酸塩・臭化カルシウム配合	192
6章A	重炭酸リンゲル液	238
6章A	術後回復液（4号）	239
1章D	笑気	77
3章B-2	硝酸イソソルビド	134
5章C	消毒用エタノール	224
3章B-1	ジルチアゼム塩酸塩	124
3章C	シンビット®	156
7章	シンビット®	250
1章D	スープレン®	75
1章E	スガマデクスナトリウム	82
1章C	スキサメトニウム	70
1章C	スキサメトニウム塩化物水和物	70
4章A	スロンノン®HI	170
6章A	生理食塩水	236
1章D	セボフルラン	74
1章D	セボフレン®	74
1章A	セルシン®	44
1章B-2	ソセゴン®	60
5章B	ソナゾイド®	219
6章A	ソルアセト®F	237

た行

4章B	第ⅩⅢ因子製剤	177
4章D	タコシール®	186
6章A	脱水補給液2号	239
7章	炭酸水素ナトリウム	250
6章C	炭酸水素ナトリウム注射液	247
1章A	チオペンタールナトリウム	42
6章A	低分子デキストラン	242
4章I	デカドロン®	205
4章I	デキサメタゾン	205
5章C	テキサント®消毒液6%	226
6章A	デキストラン製剤	242
1章A	デクスメデトミジン	46
1章D	デスフルラン	75
3章A	ドパミン塩酸塩	116
3章A	ドブタミン塩酸塩	115
3章A	ドブトレックス®	115
4章C	トラネキサム酸	182
1章B-2	トラマール®	61
1章B-2	トラマドール塩酸塩	61
4章C	トランサミン®	182

1章A	ドルミカム®	43
4章I	ドロペリドール	204
4章I	ドロレプタン®	204
4章D	トロンビン経口・外用剤	187
4章I	ドンペリドン	205

な行

4章I	ナウゼリン®	205
4章A	ナファモスタットメシル酸塩	171
1章E	ナロキソン塩酸塩	84
3章B-1	ニカルジピン塩酸塩	123
3章B-2	ニコランジル	135
3章B-2	ニトプロ®	133
3章B-2	ニトロール®	134
3章B-2	ニトログリセリン	132
3章B-2	ニトロプルシドナトリウム水和物	133
3章B-2	ニトロペン®	132
3章C	ニフェカラント塩酸塩	156
7章	ニフェカラント塩酸塩	250
6章A	乳酸リンゲル液	236
3章A	ネオシネジン®コーワ	111
1章E	ネオスチグミンメチル硫酸塩	83
4章G	ネオフィリン®	196
4章A	ノバスタン®HI	170
4章I	ノバミン®	204
4章B	ノボセブン®HIシリンジ	177
3章A	ノルアドレナリン	112

は行

3章A	バソプレシン	117
6章B	ハプトグロビン	245
3章B-4	パルクス®	144
4章H	ハンプ®	200
6章A	ビーフリード®	240
6章A	ビカーボン®	238
6章A	ビカネイト®	238
6章B	人血清アルブミン	244
6章B	人ハプトグロビン	245
3章A	ピトレシン®	117
6章A	ヒドロキシエチルデンプン製剤	241
4章F	ヒドロキシジン塩酸塩	192
4章E	ヒューマリン®R	189
6章A	フィジオ®140	237
4章B	フィブリノゲンHT 1g	176
4章B	フィブロガミン®P	177
3章A	フェニレフリン塩酸塩	111
1章B-1	フェンタニル	51
1章B-1	フェンタニルクエン酸塩	51
3章B-5	フェントラミンメシル酸塩	146
4章A	フサン®	171

6章A	ブドウ糖加酢酸リンゲル液	237
2章B	ブピバカイン塩酸塩水和物	100
2章A	ブピバカイン塩酸塩水和物高比重	92
2章A	ブピバカイン塩酸塩水和物等比重	93
3章B-2	フランドル®	134
1章B-2	ブプレノルフィン塩酸塩	62
1章E	ブリディオン®	82
4章B	プリズバインド®	178
4章I	プリンペラン®	205
1章A	フルニトラゼパム	45
1章E	フルマゼニル	85
1章B-2	フルルビプロフェンアキセチル	63
1章A	プレセデックス®	46
3章D	ブレビブロック®	162
3章C	プロカインアミド塩酸塩	152
4章I	プロクロルペラジン	204
3章B-4	プロスタンディン®	144
4章H	フロセミド	199
4章A	プロタミン硫酸塩	171
4章B	プロトロンビン複合体濃縮製剤	176
1章A	プロポフォール	41
1章B-1	ペチジン塩酸塩	55
4章A	ヘパフィルド®	170
4章A	ヘパリンナトリウム	170
3章B-1	ベラパミル塩酸塩	125
4章D	ベリプラスト®P	186
3章B-1	ペルジピン®	123
5章B	ペルフルブタン	219
3章B-1	ヘルベッサー®	124
5章C	ベンザルコニウム塩化物	225
1章B-2	ペンタゾシン	60
3章B-2	フランドル®〔テープ〕	134
7章	ボスミン®	250
3章A	ボスミン®	113
5章C	ポビドンヨード	224
2章B	ポプスカイン®	101
4章F	ポララミン®	192
1章A	ホリゾン®	44
4章D	ボルヒール®	186
6章A	ボルベン®	241

ま行

2章B	マーカイン®	100
2章A	マーカイン®注脊麻用0.5%高比重	92
2章A	マーカイン®注脊麻用0.5%等比重	93
4章H	マンニットール®	199
3章B-2	ミオコール®〔スプレー〕	132
1章A	ミダゾラム	43
3章B-2	ミリスロール®〔注〕	132
3章B-3	ミルリーラ®	140

3章B-3	ミルリノン	140
7章	メイロン®	250
6章C	メイロン®	247
5章A	メチルチオニニウム塩化物水和物	213
5章A	メチレンブルー	213
4章I	メトクロプラミド	205
2章B	メピバカイン塩酸塩	98
1章B-1	モルヒネ塩酸塩	54
1章B-1	モルヒネ塩酸塩水和物	54

や行

5章C	ヤクラックス	226

ら行

6章A	ラクテック®	236
4章H	ラシックス®	199
1章A	ラボナール®	42
3章D	ランジオロール塩酸塩	161
3章C	リスモダン®P	154
3章C	リドカイン塩酸塩	153
2章B	リドカイン塩酸塩	97
7章	リドカイン塩酸塩	250
3章B-4	リプル®	144
7章	硫酸マグネシウム	250
3章B-5	レギチーン®	146
4章F	レスカルミン®	192
1章B-2	レペタン®	62
2章B	レボブピバカイン塩酸塩	101
1章B-1	レミフェンタニル塩酸塩	52
1章A	レミマゾラム	47
1章C	ロクロニウム臭化物	69
1章B-2	ロピオン®	63
2章B	ロピバカイン塩酸塩水和物	99
1章A	ロヒプノール®	45

わ行

1章E	ワゴスチグミン®	83
3章B-1	ワソラン®	125

本書の使い方

第1～6章の解説は、①分類全体の解説と、②薬剤1つずつの解説に分かれています。

❶ 分類全体の解説

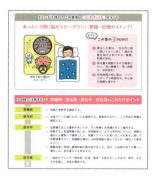

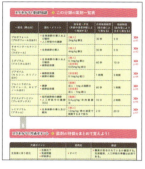

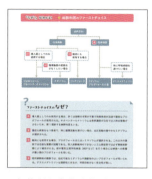

まずは**分類全体の特徴**と、**準備～投与後の流れに沿った実践ポイント**を総括！

各薬剤の情報と、**共通ポイント**をひとまとめに効率よく覚えよう！

各薬剤を**患者や術式によってどう使い分けているか**、麻酔科医の考えを理解しよう！

❷ 薬剤1つずつの解説

第1～3章はチャートでチェック！

第4～6章はポイント解説で一気に理解！

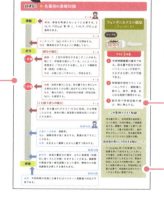

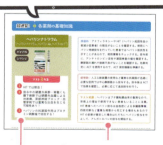

本剤で絶対に覚えておくべき特徴は、「**マスト3カ条＆マスト知識**」をチェック！

第1章B、第2章Bでは、「**術後痛対策として投与する際は……？**」の解説も追加！

薬剤の使用に際して、**術前評価～術後の時系列**のなかで、**いつ・誰が・何に・なぜ注意するか、パパッと確認できる**フローチャート！

「準備時」「使用時」**それぞれの場面における注意点＆この薬剤のマスト知識**をポイント解説！

本剤で絶対に覚えておくべき特徴は、「**マスト3カ条**」をチェック！

【特別企画】手術室の薬剤集

スマートフォンやタブレットでも見られる「手術室の薬剤集」が無料でダウンロードできます。「本は自宅で、PDFは通勤時や休憩室で」「必要な情報だけすぐ調べたい」など、シーンや用途に応じてご活用ください。

特徴

「この分類の薬剤一覧表」と「マスト3カ条」「この薬剤のマスト知識」をまとめています。

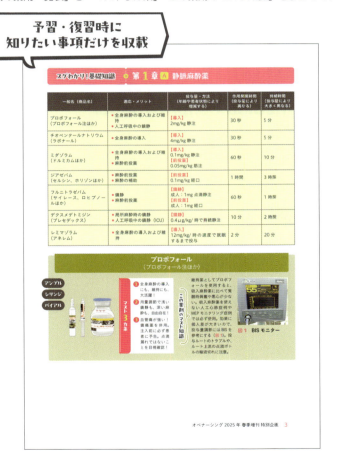

使い方

PDFファイルをダウンロード（方法は次ページ）のうえ、お手持ちのスマートフォン、タブレットに搭載されたPDF閲覧ソフトを使用してください。

資料ダウンロード方法

本書の資料は、WEB ページからダウンロードすることができます。以下の手順でアクセスしてください。

■メディカ ID（旧メディカパスポート）未登録の場合

メディカ出版コンテンツサービスサイト「ログイン」ページにアクセスし、「初めての方」から会員登録（無料）を行った後、下記の手順にお進みください。

https://database.medica.co.jp/login/

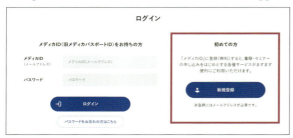

■メディカ ID（旧メディカパスポート）ご登録済の場合

①メディカ出版コンテンツサービスサイト「マイページ」にアクセスし、メディカ ID でログイン後、下記のロック解除キーを入力し「送信」ボタンを押してください。

https://database.medica.co.jp/mypage/

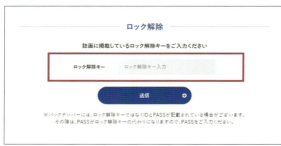

②送信すると、「ロックが解除されました」と表示が出ます。

③「ファイル」ボタンを押して、一覧表示へ移動してください。
④ダウンロードしたい資料のサムネイルを押すと「ダウンロード」ボタンが表示され、資料のダウンロードが可能になります。

ロック解除キー　　yalku1zai4

＊データやロック解除キーの第三者への再配布、商用利用はできません。
＊雑誌や書籍、その他の媒体および学術論文に転載をご希望の場合は、当社まで別途お問い合わせください。
＊データの一部またはすべての Web サイトへの掲載を禁止します。
＊ダウンロードした資料をもとに作成・アレンジされた個々の制作物の正確性・内容につきましては、当社は一切責任を負いません。
＊WEB ページのロック解除キーは本書発行日（最新のもの）より 3 年間有効です。有効期間終了後、本サービスは読者に通知なく休止もしくは終了する場合があります。
＊ロック解除キーおよびメディカ ID・パスワードの、第三者への譲渡、売買、承継、貸与、開示、漏洩にはご注意ください。
＊図書館での貸し出しの場合、閲覧に要するメディカ ID 登録は、利用者個人が行ってください（貸し出し者による取得・配布は不可）。

はじめに

はじめに

A 〈まずはここから！手術室の薬剤の基本知識〉
手術麻酔はどのように行われる？

慶應義塾大学 医学部 麻酔学教室 専任講師　**加藤純悟**

　全身麻酔はなぜ必要なのだろうか。短時間の軽微な処置や検査であれば無麻酔あるいは局所麻酔のみでも問題ないかと思うが、大がかりな手術や長時間の手術であれば、患者に安全かつ快適に手術を受けていただくためにも、全身麻酔は必要不可欠である。

　麻酔がかかるということは、身体にとても大きな生理的変化をもたらすということであり、呼吸や循環にも影響が及ぶ。一言で"手術麻酔"といっても、そこには**鎮静、鎮痛、筋弛緩**という重要な3つの要素（図1）が含まれている。麻酔科医はいろいろな薬剤や手法を組み合わせて、これらの鎮静・鎮痛・筋弛緩を達成している。一つの方法に頼らず、複数の異なる手法を活用し、各手法の欠点を補うという意味で"**バランス麻酔**"とよばれており、現在の手術麻酔管理のスタンダードとなっている。

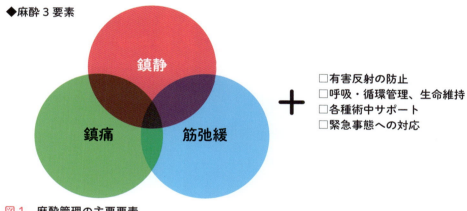

図1　麻酔管理の主要要素

全身麻酔に使用する薬剤のポイント

全身麻酔法と使用薬剤

　全身麻酔というと、そこに求められる鎮静の深さは、痛み刺激が加わっても覚醒しないレベルとなる。

　全身麻酔に用いられる鎮静薬には、セボフルランなどの吸入麻酔薬、プロポフォール、ミダゾラム、ケタミンなどの静脈麻酔薬など、さまざまな薬剤がある。近年、吸入麻酔薬のデスフルランや静脈麻酔薬のレミマゾラムがレパートリーに加わり、選択肢が広がった。このようなさまざまな薬剤のなかから手術の種類や患者の特性などにより鎮静薬の選択がなされる。

　全身麻酔では、導入は静脈麻酔薬にて速やかに行い（急速導入〔rapid induction；RI〕）、その後の維持を吸入麻酔薬で行うというのが代表的なパターンである。小児症例などで術前の末梢静脈ラインの確保が難しい場合は、マスクから吸入麻酔薬を投与して全身麻酔導入を行うケース（緩徐導入〔slow induction；SI〕）もある。また、患者の胃に内容物がある状態（フルストマック）での全身麻酔は、麻酔導入後のマスク換気による誤嚥のリスクが高いため、通常より多めの静脈麻酔薬投与による麻酔導入を行った後にマスク換気を行わず挿管する方法（迅速導入〔rapid sequence induction；RSI、通称：crash induction〕）で行われることがある。さらに、導入から維持まで静脈麻酔薬のみで行う完全静脈麻酔（total intravenous anesthesia；TIVA）という方法もある。

　手術患者の多様化が進み、未熟児や高齢者、循環器系に重篤な合併症を抱えているケースなど、ハイリスクな患者が手術麻酔を受ける機会が増えてきている。そのため、安全かつ確実な麻酔方法の選択や、脳波モニターを用いた麻酔薬投与量の最適化がますます重要となってきている。

局所麻酔に使用する薬剤のポイント

局所麻酔方法の種類と使用薬剤

　手術創部で発生した痛みシグナルは、末梢の感覚神経を伝って脊髄、さらに脳へと伝わる。局所麻酔は、この痛みの伝達を末梢神経レベルで遮断（ブロック）する。局所麻酔法はブロックを行う部位により、中枢側から脊髄くも膜下麻酔（脊椎麻酔）、硬膜外麻酔、末梢神経ブロック（伝達麻酔）、局所浸潤麻酔に分けられる（図2）。

脊髄くも膜下麻酔（脊椎麻酔）
　脊髄くも膜下麻酔は腰椎レベルで針を刺して、脳脊髄液中に局所麻酔薬を注入する方法で、下半身を主とした鎮痛が得られる。

硬膜外麻酔
　硬膜外麻酔は主に胸椎から腰椎レベルで針を刺して、脊髄を包む硬膜の外側に局所麻酔薬を投与する方法で、限局された部分の鎮痛（分節麻酔）を得ることができる。また、硬膜外腔に細いカテーテルを留置することで、数日間にわたる術後鎮痛の手段としても有用である。

末梢神経ブロック（伝達麻酔）
　末梢神経ブロックは、手術創部の組織から脊髄に至るまでのどこかで末梢神経の通り道に局所麻酔を投与する方法である。手術創部をターゲットとした、より限局した範囲の神経ブロックが可能であり、全身への影響が少ないのが特徴である。末梢神経ブロックも硬膜外麻酔と同様、カテーテルを留置することで術後鎮痛にも用いることができる。近年、超音波診断装置を活用したエコーガイド下末梢神経ブロックが普及し、安全性や成功率が高いことからさまざまな手術に応用されている。また、術後の安静期間に生じる深部静脈血栓症・肺塞栓症やそのほかさまざまな血栓症の予防のために、周術期に抗凝固薬・抗血小板薬が投与されるケースも多いが、その場合は重篤な出血性合併症のリスクが高くなるため、脊髄くも膜下麻酔や硬膜外麻酔は行えない。そ

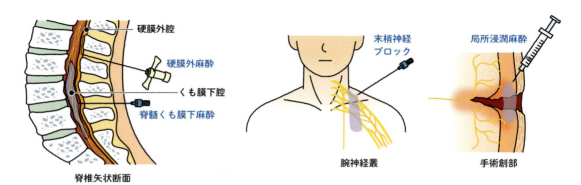

図2　局所麻酔方法の種類

こで、その場合の代替方法として末梢神経ブロックが行われることも多くなっている。

　各ブロックには局所麻酔薬（キシロカイン、アナペイン、ブピバカインなど）が用いられるが、ブロックを行う部位や術式、患者背景により、使用する局所麻酔薬の種類や濃度、投与量が調節される。ブロックにより、感覚神経の近くを走行する運動神経や交感神経などが一緒に遮断されてしまうと、筋力低下や運動麻痺、交感神経遮断による血圧低下などが起きてしまうことにも注意が必要である。上記の局所麻酔とほかの鎮痛薬を併用して上手に"バランス鎮痛"を行うことで、術後回復・早期離床の促進につながる安全かつ効果的な術後鎮痛が可能となる。

局所浸潤麻酔

　局所浸潤麻酔とは、皮下や粘膜に上記局所麻酔薬を直接注射し、手術創部における知覚神経を一時的に遮断する方法である。通常は、術者が手術前に術野で注射するか、閉創する際に創部の皮下組織に注射する形で行われる。簡便である一方、あくまで表層の麻酔であり、深部組織への効果は期待できないため、主に体表の手術で用いられる手法である。

麻酔関連以外で手術に使用する薬剤のポイント

　全身麻酔3要素の3つ目である"筋弛緩"だが、筋弛緩薬は作用機序によって大きく脱分極型（例：スキサメトニウム）と非脱分極型（例：ロクロニウム）に分けられる。術中の継続的な筋弛緩のためには非脱分極型の筋弛緩薬が主に用いられる。特に最近、腹部手術で主流となっている腹腔鏡下手術では、二酸化炭素ガスを用いた気腹という技術が必要であり、その際には筋弛緩薬により腹部の筋肉を軟らかくすることが極めて重要である。各種の筋弛緩モニターを用いて筋弛緩薬の投与量を調整し確実な筋弛緩効果を得るとともに、術後に筋弛緩効果が残らないようリバース薬（スガマデクスなど）が使用される。

　"麻酔科医はオペ室での超急性期内科医"といわれる。その言葉の通り、術中の呼吸・循環の維持のための薬剤、術中の血栓予防や出血のコントロールのための凝固・止血関連薬剤、輸液・輸血製剤、術中に起こるあらゆる問題に対応するための薬剤など、上述の鎮静・鎮痛・筋弛緩の麻酔3要素に使用する薬剤のほかにも、さまざまな種類の薬剤を使用する機会がある。

はじめに

B 〈まずはここから！手術室の薬剤の基本知識〉
手術室の薬剤、いつ何のために使う？

慶應義塾大学 医学部 麻酔学教室 専任講師　壽原朋宏

どの薬をいつ使う？　術前～術後までの時系列チャート

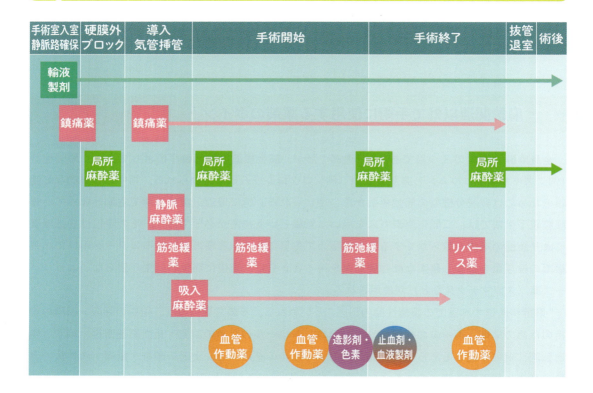

　上記は腹腔鏡下手術を硬膜外麻酔併用全身麻酔で管理した際の薬剤投与の典型例である。
　手術室入室後、まずは薬剤の投与経路として末梢静脈路を確保し、輸液製剤の持続投与を開始する。鎮静においては、静脈麻酔薬の単回投与によって速やかな入眠を得たのち、麻酔維持は吸入麻酔薬の持続投与で行われている。鎮痛薬に関しては、硬膜外麻酔施行時にはフェンタニルの

単回投与、麻酔導入から維持期はレミフェンタニルの持続投与を想定した表示となっている。局所麻酔薬は硬膜外カテーテルから投与され、麻薬性鎮痛薬の使用量を減らすことと円滑な術後鎮痛への移行に役立っている。筋弛緩薬に関しては、筋弛緩モニタリングの値を参考にロクロニウムを間欠的に投与している。

　血管作動薬の必要性は、侵害刺激による交感神経系の活性化／麻酔による交感神経系の抑制のバランスによって決まる。導入から手術開始までは侵襲がほとんどないため、麻酔薬の交感神経抑制作用が優位となり、血圧低下、徐脈が生じて血管作動薬が必要になる。

　逆に手術終了から抜管までは、覚醒に向け麻酔を浅くしていくことにより、創部痛や気管チューブの刺激、低体温などによって交感神経刺激作用が優位となり、血圧上昇、頻脈が生じて交感神経抑制作用のある薬剤が必要となる場合が多くなる。

引用・参考文献

1) 小竹良文. "はじめに：手術室の薬剤、いつ何のために使う？". POWER UP！手術室の薬剤118. 15-20. （オペナーシング2019年春季増刊）

はじめに

C 〈まずはここから！ 手術室の薬剤の基本知識〉
苦手を克服！ 薬剤投与のエッセンス

東京慈恵会医科大学 麻酔科学講座 教授　**木山秀哉**

希釈する薬剤のエッセンス

手術室で薬剤を希釈・溶解する場面は次の 3 つである。
①固体状の薬剤（凍結乾燥粉末など）を溶解する
②アンプル・バイアル内の原液の薬物濃度が高いため、希釈が必要
③体重の小さい患者に微量精密投与が必要

周術期に希釈・溶解して使用することが多い薬剤と、その注意点をまとめる。

≫ 1. レミフェンタニル塩酸塩（レミフェンタニル・アルチバ®）（麻酔性鎮痛薬）[1 バイアル中に 2mg あるいは 5mg を含有]

体内で速やかに分解されるため、安定した鎮痛効果を得るために持続静脈内投与が必須である。蒸留水、生理食塩水に容易に溶ける。溶液中で加水分解されて薬理活性が低下するため、溶液の形状では長期保管できない。バイアル内に凍結乾燥粉末として存在する。

≫ 2. ミダゾラム（ドルミカム®）（鎮静薬）[1 アンプル = 2mL = 10mg]

局所麻酔下に行われる処置・手術時の鎮静目的で投与される。生理食塩水で合計 10 mL に希釈して薬剤濃度 1 [mg/mL] にすると使いやすい。患者の状態によるが、通常 1 ～ 2 mg ずつ投与する。静脈内投与しても鎮静効果が最大になるまでに数分以上かかる。患者の意識レベルに変化がみられないと速断して追加投与すると、しばらくして意識レベル低下、呼吸抑制が生じるため注意が必要である。

3. レミマゾラム（アネレム®）（鎮静薬）[1 バイアル =50mg]

2020 年、世界に先駆けて日本で臨床使用が始まった短時間作用性のベンゾジアゼピンである。麻酔導入・維持の適応がある。生理食塩水 50mL に溶解して濃度 1 [mg/mL] に調製する。体重 50kg 以上の成人に対する標準的持続投与 [1mg/kg/ 時] では、1 時間に 1 回以上のシリンジ交換を要する。

交換頻度を減らすために、より高濃度（2 [mg/mL] 等）に希釈すると、酢酸リンゲル液、乳酸リンゲル液と合流したチューブ内に沈殿が生じ、輸液路が閉塞する危険がある。添付文書どおり 1 [mg/mL] に希釈することが大切である。

4. エフェドリン塩酸塩（ヱフェドリン）（昇圧薬）[1 アンプル = 1mL = 40mg]

末梢血管、心臓に分布する交感神経 α、β_1 受容体に作用して心拍数、心拍出量、血圧を上げる。通常一回投与量は 4 〜 5 mg であるので、1 アンプルを合計 8 あるいは 10 mL に希釈して 1mL ずつ投与する。

5. フェニレフリン塩酸塩（ネオシネジン®コーワ注 1mg、5mg）（昇圧薬）
[1 アンプル =1mL=1mg あるいは 5mg]

末梢血管を収縮させて血圧を上昇させる。1 アンプル中に 1mg または 5mg を含む 2 種類がある。1mg 規格の製剤は合計 20mL に希釈（濃度 0.05 [mg/mL]）して 1〜2mL ずつ単回投与する。一方、5mg 規格の製剤は合計 50mL に希釈（濃度 0.1 [mg/mL]）して、インフュージョン・ポンプで持続静脈内投与する。5mg 規格の製剤アンプル原液の濃度は 1mg 規格の製剤の 5 倍なので、誤って単回投与しないよう注意を要する。

TCI（target-controlled infusion）のエッセンス

TCI とは target-controlled infusion という言葉の頭文字をつなげた略語で、日本語では「標的濃度調節持続注入法」と訳される。しかし大多数の麻酔科医は TCI と略して呼んでいる。静脈内に投与される薬剤の血中濃度を一定に保つため、「薬物動態モデル」に基づいて投与速度を短い時間間隔（通常は 10 秒おき）で微調整するシステムを用いた投与方法が TCI である。理論上は、静脈内に投与される薬剤であれば、固有の薬物動態モデル（薬剤が体内でどのように分布し、代謝、排泄されるかに関与する「分布容積」「消失速度」等を数学的に表現したもの）がわかっていれば TCI 投与が可能である。

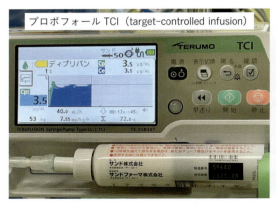 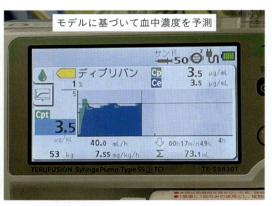

図1 ディプリバン®のプレフィルドシリンジを用いたTCI

図2 TCI機能付きインフュージョンポンプの血中濃度予測画面

　麻酔科医が扱う薬のなかではプロポフォール、レミフェンタニルの薬物動態モデルが広く知られており、欧州やアジア諸国ではこれらの薬剤がTCI投与されている。しかし日本でTCI投与可能なのは静脈麻酔薬プロポフォールのみである。TCIを行う際には薬剤（ディプリバン®のプレフィルドシリンジ［プロポフォールがガラス製シリンジに入っている製剤］）と、TCI機能を有するシリンジポンプが必要になる（図1、2）。

▶▶ プロポフォールTCIを用いた麻酔導入・維持

　末梢静脈を確保した後、輸液（重炭酸リンゲル液、酢酸リンゲル液など）と合流する形でプロポフォールを投与する。麻酔科医はTCIポンプの初期画面で患者の年齢、体重を入力後、目標血中濃度を設定する。TCI投与可能な年齢、体重はそれぞれ16～100歳、30～150kgである。目標血中濃度は0.1～15.0［μg/mL］の範囲で設定できる。ASA分類1あるいは2の全身状態に大きな問題を認めない患者の場合、目標血中濃度は3［μg/mL］程度に設定する。

　プロポフォールと輸液の合流部分に三方活栓を使用している場合、活栓の向きが正しいことを確認し、TCIポンプ「開始」ボタンを押すと持続注入が始まる。白いプロポフォールが輸液ルート内を患者側に流れて行くことを目視で確認する。

　TCIポンプ画面に予測血中濃度の推移がグラフ表示される。TCIによる麻酔導入はプロポフォール単回静注（ワンショット投与）と比べて患者の意識レベルは緩徐に低下する。呼びかけに対する応答が消失した時点でポンプ画面に表示されているプロポフォール濃度に注目する。就眠時のプロポフォール濃度は当然個人差がある。意識消失時の濃度の予測値は麻酔維持中の濃度を設定するうえで参考となる。心疾患のある患者、出血、脱水等で循環血液量が減少している患者では、目標濃度を0.5～1［μg/mL］程度の低い値に設定して導入する。意識レベルを確認しながら階段を上るように少しずつ目標濃度を上げていく。この方法は導入に時間を要するが、循環抑制が軽微であるという利点がある。換気困難・挿管困難の可能性がある場合も、緩徐に目標濃度を上げることで呼吸抑制を最小限に抑えられる。

手術室で使用する薬剤の誤認・誤投与防止のエッセンス

薬剤の誤投与は周術期に発生するトラブルの主要原因の一つである。手術室における薬剤投与は基本的に麻酔科医が行うが、誤投与を防ぐために看護師として積極的に関わる必要がある。薬剤誤認・誤投与の予防策を列挙する。

》 1. 薬剤調製時の基本的注意

薬剤の希釈や溶解は比較的単純な作業であるが、むしろ単純であるがゆえに誤りやすい。筆者が日々心がけていることは下記の3点に尽きる。

①薬物調製作業中は、ほかの業務（電話応対を含む）を行わない。

②調製する薬は一度に1種類とする（希釈用の生理食塩水を吸ったシリンジを複数本、同時に用意しない）。

③薬剤を吸ったら、**ただちに**シリンジにラベルを貼り、さらに油性マジック等で薬剤名、調製濃度を記載する。（後述の **4. 薬剤ラベルは要注意！** 参照）

》 2. 不明瞭な指示・思い込みは事故の元！

麻酔科医が関与せず、局所麻酔や脊髄くも膜下麻酔下に行われる手術では、患者のバイタルサインが変化した場合、術者が看護師に薬剤投与を指示することがある。血圧低下に対して「**エフェドリンを4ミリ静注して**」のような指示である。「**ミリ」という表現は「ミリグラム（mg）」なのか、「ミリリットル（mL）」かの区別がつかない**ため厳に慎むべきである。エフェドリン（1アンプルに40 mgのエフェドリンを含む）は、1アンプルを合計10 mLになるように希釈して投与する場合が多い。つまり薬液の濃度は4 [mg/mL]であるから、上記の曖昧な「4ミリ」の指示を受けた側が「4 mL」と解釈した場合、16 mgのエフェドリンが一度に投与されると頻脈や血圧上昇が生じるおそれがある。2通りに受け取られるような不明瞭な指示を出した側に責任があるのは言うまでもないが、このような指示を出された場合には、**必ず「ミリグラム」と「ミリリットル」のどちらなのかを確認する**ことがきわめて重要である。より安全な方法は容積の単位として「ミリリットル」を使わず「シーシー（cc）」（1 mL = 1cc）を使うことである。

3. シリンジに吸った薬剤の並べ方

何事につけ整理整頓は大切で、薬剤を吸ったシリンジを麻酔カート上に並べる場合も例外ではない。あらかじめ薬剤を準備しておいても、バイタルサイン急変に慌てていると、間違って別のシリンジを手に取るおそれがある。このようなミスを減らすには、①作用が似ている薬を複数用意する場合には、シリンジの大きさを変える（例：エフェドリンは合計 10 mL、フェニレフリンは合計 20 mL に希釈）、②正反対の作用（例：昇圧薬と降圧薬）をもつ薬剤のシリンジを並べて置かない といった基本的な注意が有効である。

4. 薬剤ラベルは要注意！

アンプルやバイアルのラベルを剥がしてシリンジに貼付できる薬剤が増えている。簡便で愛用する人も多いが、ラベルの過信は禁物である。手術室で使用される薬剤の大部分は無色透明な水溶液であるため、シリンジに貼り付けたラベルが剥がれると見た目ではまったく区別がつかない。**「ラベルやシールは剥がれる」**ものと考え、万が一ラベルが脱落しても内容がわかるように、シリンジに薬剤の名前、調製濃度を直接明記する習慣をつける。

5. 閉鎖式輸液回路使用上の注意

三方活栓にシリンジを挿入して薬剤を投与する従来の方法は、活栓部に空気が残りやすい欠点があり、近年いわゆる「閉鎖式」輸液回路が普及しつつある。複数の薬剤（例：鎮痛薬、鎮静薬、血管作動薬）を持続静脈内投与する状況に対応するため、薬剤注入ポートが二連あるいは三連になっている回路が市販されている。各施設の要望に合わせた特注品もあるが、完全一体成型の製品でないかぎり、必ずいくつかの接続箇所を含んでいる。そのため患者の静脈に留置したカテーテルと接続する前に、これらの箇所にゆるみがないことを確認する。薬剤投与時にポート表面を消毒して、感染予防に努めることは言うまでもない。

引用・参考文献

1) 木山秀哉. "静脈麻酔薬". 周術期管理チームテキスト. 第 3 版. 日本麻酔科学会・周術期管理チーム委員会編. 神戸, 日本麻酔科学会, 2016, 511-9.

はじめに

〈ここも押さえて！術前外来時に役立つ薬剤の知識〉

D 術前外来で特に注意すべき薬剤

慶應義塾大学 医学部 麻酔学教室 専任講師　若泉謙太

術前外来で特に注意すべき薬剤には「**術前の休薬が必要な薬剤**」と「**周術期に投与量の調整が必要な薬剤**」の2種類がある（表1）。

表1　術前外来で特に注意すべき薬剤

術前の休薬が必要な薬剤	継続することで周術期に血栓や出血、低血糖などの合併症が生じるおそれがあるもの 薬剤の例：経口避妊薬、抗凝固薬、抗血小板薬、糖尿病治療薬など
周術期に投与量の調整が必要な薬剤	手術侵襲に応じて投与量の調整を行わないと、周術期の患者に不利益が生じるおそれがあるもの 薬剤の例：副腎皮質ステロイド薬や強オピオイド鎮痛薬など

手術前の休薬が必要な薬剤

表2は、主な薬剤名と休薬期間の対応表である。

▶ 経口避妊薬

術前、最も早くから休薬が必要な薬剤に、**経口避妊薬**（いわゆる**低用量ピル**）がある。経口避妊薬は周期的に投与される卵胞ホルモンと黄体ホルモンで構成されており、月経困難症や子宮内膜症の治療で用いられる。周術期では安静期間と手術侵襲により**血栓リスク**が増加するが、それをさらに悪化させる経口避妊薬の投与は**手術4週間前から中止する**ことが適切である[1]。同様の理由で**術後2週間**と**産後4週間**も服用すべきではない。

骨粗鬆症の治療で用いられる骨代謝改善薬には、ラロキシフェンやバドキシフェンという**選択的エストロゲン受容体作動薬**がある。これらも血栓症のリスクになると考えられており、**手術3日前からの休薬**が推奨されている。

表 2　術前の休薬が必要な薬剤

分類	成分名	商品名	休薬期間
低用量経口避妊薬	エチニルエストラジオール・ノルエチステロン	シンフェーズ®T28錠	術前4週間 術後2週間 産後4週間
	エチニルエストラジオール・レボノルゲストレル	アンジュ®21錠、28錠	
		トリキュラー®錠21、28	
		ラベルフィーユ®21錠、28錠	
	エチニルエストラジオール・デソゲストレル	マーベロン®21、28	
		ファボワール®錠21，28	
月経困難症治療薬	エチニルエストラジオールベータデクス・ドロスピレノン	ヤーズ®配合錠	
		ヤーズフレックス®配合錠	
	エチニルエストラジオール・ノルエチステロン	ルナベル®配合錠 LD、ULD	
		フリウェル®配合錠 LD、ULD	
	エチニルエストラジオール・レボノルゲストレル	ジェミーナ®配合錠	
骨粗鬆症治療薬	ラロキシフェン塩酸塩	エビスタ®	3日
	バゼドキシフェン酢酸塩	ビビアント®	
経口抗凝固薬	アピキサバン	エリキュース®	24〜48時間
	エドキサバントシル酸塩	リクシアナ®	24時間
	リバーロキサバン	イグザレルト®	24時間
	ダビガトランエテキシラートメタンスルホン酸塩	プラザキサ®	24〜48時間
	ワルファリンカリウム	ワーファリン	3〜5日
		ワルファリンK	
抗凝固薬（注射薬）	エノキサパリンナトリウム	クレキサン®皮下注	12時間
	ダルテパリンナトリウム	フラグミン®	12時間
	ダナパロイドナトリウム	オルガラン®	24時間
	フォンダパリヌクスナトリウム	アリクストラ®皮下注	4日
	ヘパリン（未分画・静注薬）	ヘパリンNa注	4〜6時間
	ヘパリン（未分画・皮下注薬）	ヘパリンCa皮下注	8〜10時間
脳循環・代謝改善薬	イフェンプロジル酒石酸塩	セロクラール®	出血が懸念される場合は1〜2日
	イブジラスト	ケタス®	出血が懸念される場合は3日
脳梗塞予防薬	シロスタゾール	プレタール®	3日
冠血管拡張薬	ジピリダモール	ペルサンチン®	1〜2日
	ジラゼプ塩酸塩	コメリアン®コーワ	1〜3日
	トラピジル	ロコルナール	2〜3日
抗血小板薬（アスピリン）	アスピリン	アスピリン	7日
		バイアスピリン	

抗血小板薬 （アスピリ ン）	アスピリン・ダイアルミネート	アスファネート®配合錠	7日
		ニトギス®配合錠	
		バッサミン®配合錠	
		バファリン®配合錠	
		ファモター配合錠	
	アスピリン・ボノプラザンフマル酸塩	キャブピリン®配合錠	7日
	アスピリン・ランソプラゾール	タケルダ®配合錠	7日
高脂血症 治療薬	イコサペント酸エチル（EPA）	エパデール®	7〜10日
	イコサペント酸エチル＋ドコサヘキサエン酸エチ ル（EPA・DHA 製剤）	ロトリガ®	7〜10日
		オメガ−3 脂肪酸エチル	
ADP 受容 体阻害薬	クロピドグレル硫酸塩	プラビックス®	14日
	クロピドグレル硫酸塩・アスピリン	コンプラビン®配合錠	14日
		ロレアス®配合錠	
	チクロピジン塩酸塩	パナルジン®	10〜14日
	プラスグレル塩酸塩	エフィエント®	14日
	チカグレロル	ブリリンタ®	3〜5日
末梢循環 改善薬	リマプロストアルファデクス	オパルモン®	1日
	サルポグレラート塩酸塩	アンプラーグ®	1〜2日
	ベラプロストナトリウム	ケアロード®LA	2〜3日
		ベラサス®LA	
		ドルナー®	1〜2日
		プロサイリン®	
SGLT−2 阻害薬	カナグリフロジン水和物	カナグル®（腎）	3日
	エンパグリフロジン	ジャディアンス®（心・腎）	
	イプラグリフロジン L- プロリン	スーグラ®	
	トホグリフロジン水和物	デベルザ®	
	ダパグリフロジンプロピレングリコール水和物	フォシーガ®（心・腎）	
	ルセオグリフロジン水和物	ルセフィ®	
DPP-4 阻 害薬 ＋ SGLT−2 阻害薬配 合剤	テネリグリプチン臭化水素酸塩水和物＋カナグリ フロジン水和物	カナリア®配合錠	3日
	シタグリプチンリン酸塩水和物＋イプラグリフロ ジン L- プロリン	スージャヌ®配合錠	
	リナグリプチン＋エンパグリフロジン	トラディアンス®配合錠	
ビグアナ イド系 経口血糖 降下薬	メトホルミン塩酸塩	メトグルコ®	2日
		グリコラン®	

≫ 抗凝固薬

　心房細動や深部静脈血栓症の治療や予防で使用される抗凝固薬には、ワルファリン、直接経口抗凝固薬（direct oral anticoagulant；DOAC）、ヘパリンおよびヘパリン関連薬の3種類があり、出血リスクの低減のため、適した術前の休薬期間が必要である。休薬期間が足りない場合、区域麻酔が制限されるほか、拮抗薬の投与や凝固因子の補充が求められることがある。

　ワルファリンはビタミンK依存性の凝固因子の産生を抑制して抗凝固能を発揮する。凝固因子の産生が回復するまでの十分な**休薬期間は3〜5日**だが、緊急時はビタミンKの投与で効果を拮抗できる。

　直接経口抗凝固薬には**トロンビン阻害薬**のダビガトランと**活性化第10（Xa）因子阻害薬**のアピキサバン、エドキサバン、リバーロキサバンがある。トロンビンやXa因子を選択的に阻害することで抗凝固作用を示すため、一般的に休薬期間はワルファリンよりも短くなる。トロンビン阻害薬の中和薬としてイダルシズマブ（プリズバインド®）、Xa因子阻害薬の中和薬としてアンデキサネット アルファ（オンデキサ®）がある。

　ヘパリンはアンチトロンビンⅢに結合してXa因子やトロンビンを阻害することで抗凝固作用を発揮する。**未分画ヘパリン**は半減期が短く、持続静注で使用していた場合の**休薬期間は約6時間**だが、エノキサパリン、ダルテパリンなどの**低分子ヘパリン**は半減期が長く、休薬期間も長くなる。ダナパロイドやフォンダパリヌクスもアンチトロンビンを介して抗凝固作用を発揮する**ヘパリン関連薬**であるが、休薬期間はそれぞれ異なる。

≫ 抗血小板薬

　血小板凝集抑制作用を有する薬剤は作用機序に応じて多数の種類があるが、**血小板抑制作用が不可逆的かどうかで休薬期間が異なる**。血小板が新たに産生されるのに必要な日数は7日で、血小板機能が不可逆的に抑制される場合、**休薬期間は7日以上**になる。術後は一般的に血小板機能が亢進するため、抗血小板薬を休薬中は脳梗塞や心筋梗塞などの**血栓症のリスクは高くなっている**と考えられる。

　チクロピジン、クロピドグレル、プラスグレルなどの不可逆的なアデノシン二リン酸（adenosine diphosphate；ADP）受容体阻害作用を発揮する**チエノピリジン系抗血小板薬**は、**14日**という最も長い休薬期間を必要とする。一方で、ADP受容体の一つであるP2Y12受容体を直接抑制するチカグレロルは、可逆的であるため休薬期間は3〜5日である。

　イコサペント酸（eicosapentaenoic acid；EPA）は不可逆的にトロンボキサン（thromboxane；TX）A_2を阻害し、半減期も60時間程度と長いため、**休薬期間は7〜10日**と長くなる。一方で、イフェンプロジルやイブジラスト、トラピジルなどのほかのTXA_2阻害薬の休薬期間は2〜3日である。

不可逆的にシクロオキシゲナーゼを阻害して血小板凝集抑制作用を発揮する**アスピリンの休薬期間は 7 日**である。アスピリン単剤では硬膜外麻酔や脊髄くも膜下麻酔は可能だが、**ADP 受容体阻害薬や EPA を併用している場合**は出血のリスクが高いため、**硬膜外麻酔や脊髄くも膜下麻酔は禁忌**である。

≫ 糖尿病治療薬

　食後の高血糖を改善する作用をもつ糖尿病治療薬は、周術期の禁飲食期間に応じて中止する必要がある。手術当日の禁飲食開始に先立って休薬すべき糖尿病治療薬は、ナトリウム・グルコース共役輸送体（sodium glucose cotransporter；SGLT）-2 阻害薬とビグアナイド系経口血糖降下薬である。

　SGLT-2 阻害薬は血糖降下作用以外に心臓と腎臓の保護作用があり、糖尿病以外にも慢性心不全や慢性腎臓病に対して使用される。周術期は**脱水**と**糖尿病性ケトアシドーシス**を発症するリスクがあり、**手術 3 日前からの休薬**が推奨されている[2]。

　メトホルミンなどの**ビグアナイド系経口血糖降下薬**は腎排泄される薬剤であり、周術期の脱水状態やヨード造影剤使用時に**乳酸アシドーシス**を発症するリスクがある[3]。周術期に腎機能が低下する可能性を考慮し、**手術 2 日前から休薬**しておくことを推奨する意見がある。

周術期に投与量の調整が必要な薬剤

副腎皮質ステロイド薬

　プレドニゾロン 5mg/ 日を超える量の副腎皮質ステロイド薬を **3 週間以上**内服している場合、手術侵襲に応じてステロイド薬を増量する（**ステロイドカバーを行う**）必要がある。周術期のストレスに対して副腎皮質ステロイド薬が不足すると、**副腎不全**により循環動態が破綻するリスクがある。代表的な術式とステロイドカバーの必要量は**表 3** の通りである[4]。

表 3　**周術期のステロイドカバー（補充療法）**（文献 4 より引用）

手術侵襲	主な術式	対策
最小	● 1 時間未満の局所麻酔手術 ● 歯科治療 ● 皮膚生検	常用量を継続 あるいはヒドロコルチゾン静注 15〜30mg/ 日
低	● 鼠径ヘルニア手術 ● 大腸内視鏡検査 ● 1 時間以上の局所・区域麻酔下手術	ヒドロコルチゾン静注 25mg/ 日 常用量の 2 倍量を投与し、翌日から常用量に戻す
中	● 開腹胆嚢摘出術 ● 結腸半切除術 ● 下肢血行再建術 ● 関節置換術 ● 開腹子宮全摘術	ヒドロコルチゾン静注 75mg/ 日 （例：25mg を 8 時間おき） 漸減して 1〜2 日で常用量に戻す
高	● 心臓・大血管手術 ● 膵頭十二指腸切除術 ● 肝切除術 ● 食道胃切除術 ● 下垂体切除術	ヒドロコルチゾン静注 150mg/ 日 （例：50mg を 8 時間おき） 漸減して 2〜3 日で常用量に戻す
過大	● 外傷 ● 敗血症性ショック ● そのほかの致死性合併症	ヒドロコルチゾン静注 200mg/ 日 （例：50mg を 6 時間おき、または持続静注）

強オピオイド鎮痛薬

　オピオイドを常用している場合、周術期に急な減量や中止をしてしまうと、不安や焦燥感などの精神症状や交感神経の易刺激性などの**退薬症状**が問題となることがある。一方で、**オピオイド耐性**のため、術後疼痛管理に難渋する可能性が高く、綿密な術後疼痛管理計画が求められる。術前の状態や術式によって対応はまちまちだが、基本的な方針としては、術前に使用中のオピオイドの大幅な減量はせず、**多角的鎮痛法**に準拠した術後疼痛管理を行うことになる。

引用・参考文献

1) 日本産科婦人科学会編. 低用量経口避妊薬の使用に関するガイドライン（改訂版）. http://www.jsοgnh.jp/common/files/society/guide_line.pdf〈2024 年 12 月参照〉
2) 日本糖尿病学会. 糖尿病治療における SGLT2 阻害薬の適正使用に関する Recommendation. 2022 年 7 月 26 日改訂. https://www.jds.or.jp/uploads/files/recommendation/SGLT2.pdf〈2024 年 12 月参照〉
3) 日本糖尿病学会. メトホルミンの適正使用に関する Recommendation. 2020 年 3 月 18 日改訂. https://www.jds.or.jp/uploads/files/recommendation/metformin.pdf〈2024 年 12 月参照〉
4) 若泉謙太. "V. ホルモンその他：34 内服副腎皮質ホルモン". 手術患者の術前内服薬コントロール. 東京. 克誠堂出版. 158-63.
5) Jung, C. et al. Management of adrenal insufficiency during the stress of medical illness and surgery. Med J Aust. 188（7）, 2008, 409-13.

はじめに

E 〈ためになる Column〉
手術室の薬剤の最新知識

東京都立大塚病院 麻酔科 部長　**五十嵐 達**

大注目の TIVA とは？ ロボット麻酔の AsisTIVAって？

≫ TIVAって？

　TIVA（total intravenous anesthesia）とは全身麻酔の方法の一つで、**点滴を通じて麻酔薬を静脈（血管）に直接投与して患者を眠らせる方法**である。通常の麻酔では吸入麻酔薬を使用することが多いが、TIVA ではその代わりにプロポフォール、レミマゾラムなどの静脈麻酔薬を使う。

　TIVA では、手術中に患者が眠っていられるように麻酔薬を一定の速度で投与し続ける。麻酔薬の量や効果を調整しやすいという特徴がある。TIVA は麻酔から覚めるのが比較的早く、覚醒後の不快感や悪心・嘔吐が少ない傾向にあるため、ガス麻酔より好んで用いる麻酔科医もいる。また、吸入麻酔薬による筋弛緩の増強を避けるため、整形外科・脳神経外科手術においては、術中にモニタリングシステム（運動誘発電位、体性感覚誘発電位）で神経症状の変化を観察しながら TIVA を用いる施設もある。

≫ AsisTIVAって？

　AsisTIVA は全静脈麻酔支援シリンジポンプ制御ソフトウェアのことで、**薬剤の投与量や投与速度をクローズドループにより自動制御し麻酔科医を支援するロボット麻酔システム**に用いられる。このシステムは、患者に装着した BIS（Bispectral Index：脳波などを解析することで算出される麻酔深度・鎮静度を表す指標）、TOF（Train-of-four stimulation：4 回の電気刺激により筋弛緩の状態を評価する指標）の情報を基に鎮静薬・鎮痛薬・筋弛緩薬の必要量を計算し、適切な麻酔深度になるよう自動的に薬剤を投与してくれる。通常は、麻酔科医が行っている麻酔薬の調整を、機械が自動的にリアルタイムで行ってくれる画期的なシステムである（**図 1**）。

　AsisTIVA を用いることで麻酔薬の使い方がより適切になり、術中覚醒や合併症のリスク低減、全身麻酔からのスムーズな覚醒が期待できる。また、将来的には麻酔科医の代わりとしてマンパワー不足を補うことになるかもしれない[1]。

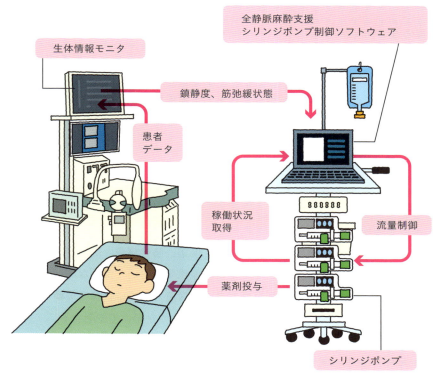

図1　AsisTIVAのイメージ
麻酔中の鎮静度、筋弛緩状態のデータをフィードバックすることにより鎮静薬・鎮痛薬・筋弛緩薬の投与量を自動で調節する。

新型コロナウイルス感染患者の麻酔導入はどうする？

　新型コロナウイルス感染患者に対する麻酔導入は、日本麻酔科学会によりマニュアル[2]にまとめられている。ポイントとして、以下の3つが挙げられる。

①感染防御の準備
・各施設の感染制御部門と連携し、感染防御・個人防護具を用意する。
・個人防護具は着脱を事前に練習し、慣れておく必要がある。特にN95マスクのフィットテストと個人防護具を脱ぐ際の感染に注意する。

②操作時における飛沫飛散防止策の徹底
・気管挿管時の咳嗽反射を避けるために筋弛緩薬を用いた迅速導入が望ましい。
・呼吸回路に人工鼻を用いる。
・導入・抜管時にマスクは患者の顔に密着させる。
・閉鎖式吸引カテーテルを使用する。

③事前シミュレーション

・感染防護具の着脱を練習する。

・感染防護具を装着したうえで気管挿管と麻酔管理のシミュレーションを行う。

感染の拡大を防ぐこと、患者の呼吸機能に注意して麻酔管理すること、そして医療スタッフの安全を確保することに注意して麻酔導入を行う。

薬剤の供給不足

手術室で使用する薬品のうち、近年では**鎮静薬、麻薬、筋弛緩薬、局所麻酔薬、抗菌薬**などが供給不足になることがあった。薬品の供給不足は医療現場において深刻な問題となっており、手術の延期や患者の安全に影響を与える可能性がある。対策としては代替薬の使用や、使用量の節約が挙げられる。以下に、具体的な薬品の供給不足をいくつか挙げて説明する。

1. 鎮静薬の供給不足

鎮静薬は全身麻酔において必須の薬剤であるが、コロナ禍においてプロポフォールの供給制限があった。また、最近ではレミマゾラムの出荷制限があり、現在（2024年12月時点）も継続中である。代替薬としては吸入麻酔薬やミダゾラム、チオペンタールなどが挙げられる。しかし、プロポフォールとレミマゾラムはTIVAにおいて広く使用される薬剤であり、それぞれ麻酔深度の調節が容易（プロポフォール）、循環抑制が少ない（レミマゾラム）という特徴があるため、症例によっては替えの利かない薬剤である。

2. 抗菌薬の供給不足

周術期に感染症を予防するために使用される抗菌薬も、供給不足が問題となっている。2019年には周術期に広く用いられているセファゾリンの供給停止が伝えられ、大きな衝撃をもって受け止められた。原因として、セファゾリン原薬を輸入している海外企業における異物混入や原薬出発物質の製造停止が重なったとされている。代替薬として、ほかのセフェム系抗菌薬などが使用された。

3. 鎮痛薬の供給不足

周術期の痛みを管理するための鎮痛薬も供給不足の対象となることがある。2024年12月現在、フェンタニル注射液0.25mgの製造過程逸脱による出荷停止とフェンタニル0.5mgの出荷制限が行われている。また、海外の製造工場に対し監査が実施され、改善を図るためにフェンタニル製剤の生産を停止した影響で、フェンタニル注射液0.1mgにおいても一時的に出荷が制限されている。

フェンタニルは術中・術後鎮痛に広く用いられ、代替となる薬剤が少なくなっている。特に重症患者や術後の痛みが強い患者に使用されるため、需要が高く、供給が間に合わなくなっている。

引用・参考文献

1) 重美研司. "自動麻酔の夜明け". 京都府立医科大学雑誌. 132（12）, 2023, 813-22.
2) 日本麻酔科学会. 新型コロナウイルス感染症（COVID-19）（疑い, 診断済み）患者の麻酔管理, 気管挿管について. https://anesth.or.jp/img/upload/ckeditor/files/2004_07_01.pdf〈2024年12月参照〉

第1章

全身麻酔に使用する薬剤

いつ何のために使う？

静脈麻酔薬
いつ使う？ 全身麻酔の導入時に使用する。麻酔維持に使用することも可能で、この場合は「全静脈麻酔」とよぶ。
使用する目的 麻酔導入時の目的は速やかな鎮静を得ることで、通常単回投与が行われる。麻酔維持に使用する場合は、シリンジポンプなどを用いて持続静注することで安定した麻酔深度を維持する。
使い分けのおおまかなルール 導入時の単回投与は、血行動態に及ぼす影響を考慮して使い分ける。麻酔維持に使用する場合は、覚醒遅延を避けるため作用消失時間が短いものを持続投与する。
注意点 薬剤の血管外への漏出、輸液回路の接続不良、輸液ボトル交換の遅れなどによって投与が中断されると、麻酔から覚醒してしまうおそれがあるため注意が必要である。

吸入麻酔薬
いつ使う？ 全身麻酔の維持に使用する。小児など麻酔前の静脈路確保が困難な症例では、全身麻酔の導入時に用いる場合があり「緩徐導入」とよぶ。
使用する目的 揮発性吸入麻酔薬は、安定した麻酔深度を維持するために使用する。亜酸化窒素は麻酔導入を早める目的のほか、維持期に鎮痛の補助としても使用される。
使い分けのおおまかなルール 揮発性麻酔薬については導入・覚醒の早さ、気道刺激性などを考慮して使い分けている。亜酸化窒素は次章の鎮痛薬が進歩したため、近年では鎮痛補助として用いられることは減っている。
全静脈麻酔と吸入麻酔の使い分けに関しては、術式や特殊な術中モニタリング、術後悪心・嘔吐（postoperative nausea and vomiting；PONV）のリスクなどから決めることが多い。
注意点 揮発性吸入麻酔薬は悪性高熱症の誘発因子の一つであり、体温上昇や頻脈に注意が必要だ。
低流量麻酔を行う場合は特に、麻酔器および麻酔回路のリークが危険な状況につながるため、麻酔器の始業点検がとても重要である。さらに低流量麻酔では二酸化炭素吸収剤（ソーダライム）の消耗が進むため、術中に交換が必要となることがある。

鎮痛薬
いつ使う？ 麻酔中の大きな侵害刺激（気管挿管、手術操作など）に対し、即効性の効果を期待して投与する。また、麻酔からの覚醒前に術後鎮痛の目的で先行投与する場合がある。
使用する目的 麻酔中の侵害刺激による頻脈、高血圧などのストレス反応を抑制するために使用するほか、術後鎮痛の手段として使用する。
使い分けのおおまかなルール 麻酔中の侵害刺激によるストレス反応を抑制するためには、多くの場合、麻薬性鎮痛薬を用いる。術後鎮痛目的では麻薬性鎮痛薬に加えて、非麻薬性鎮痛薬のアセトアミノフェン、非ステロイド性消炎鎮痛薬（NSAIDs）なども併用される。
注意点 麻薬性鎮痛薬は呼吸抑制を引き起こす点に注意が必要である。

筋弛緩薬
いつ使う？ 気管挿管時に使用する。術中に筋弛緩薬の追加投与を行うかどうかは、手術部位や術式、特殊な術中モニタリングの有無によって異なる。
使用する目的 気管挿管を容易にするために使用する。術中追加投与は、手術操作を容易にする、バッキングを防止する、などの目的で行う。
使い分けのおおまかなルール 脱分極性と非脱分極性の2つに大別される。脱分極性筋弛緩薬は作用持続時間が短いため、気管挿管時などごく短時間の筋弛緩に限定して使用される。非脱分極性筋弛緩薬は作用持続時間が長いため、術中に追加投与する場合に用いる。
注意点 術中から筋弛緩モニタリングを継続し、気管チューブ抜去前に適切な方法で作用を拮抗して筋弛緩効果が残存していないことを確認する必要がある。周術期に使用される薬剤のなかではアナフィラキシー反応の頻度が比較的高いので、注意が必要である。

リバース（拮抗）薬
いつ使う？ 手術終了後に各種麻酔薬の効果が残存している場合、覚醒遅延、気管チューブ抜去後の呼吸抑制などが危惧されるため、麻酔薬の効果を拮抗するために使用する。筋弛緩薬の拮抗は、術中特殊なモニタリングを行う場合には手術開始前に行うこともある。
使用する目的 筋弛緩薬の拮抗薬は筋力の完全回復を達成するために用いる。麻薬性鎮痛薬の拮抗薬は呼吸抑制作用を拮抗し、低換気、低酸素血症を回避するために使用する。ベンゾジアゼピン系鎮静薬の拮抗薬は覚醒遅延を拮抗するために使用する。
使い分けのおおまかなルール 筋弛緩薬、麻薬性鎮痛薬、ベンゾジアゼピン系鎮静薬の過量投与は、覚醒遅延、低換気、上気道閉塞など一見類似した臨床症状をきたすため、いずれの薬剤が原因であるかの判断が重要となる。
注意点 薬剤の投与総量が多い場合や作用時間の長い薬剤を選択した場合には、一度薬剤を拮抗しても時間を置いて再度筋弛緩状態・鎮静状態になることがあるため、継続的な観察が重要である。

（壽原朋宏）

第1章

A 静脈麻酔薬

慶應義塾大学 医学部 麻酔学教室 教授　山田高成

どこにどう効く？ この薬剤のこれだけポイント

あっという間に脳がスローダウン！ 意識・記憶がストップ！

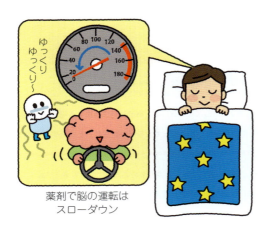

薬剤で脳の運転はスローダウン

ズバリ！ この薬の3POINT

1. 静注した薬は、1分以内に脳に届いてすぐに効く！ 脳の活動を強力に低下させ、意識、記憶が消失。
2. 投与量を調節するのが簡単だから、浅い鎮静も、深い麻酔も、自由自在！
3. 作用時間の短い薬は、シリンジポンプで持続投与。中止後の覚醒も速やか！

いつ何に注意する？ 準備時・投与前・投与中・投与後のこれだけポイント

準備時
> 溶解や希釈率を確認する。

投与前
> 点滴ラインの漏れがないかを確認する。酸素投与を行い、人工呼吸の準備を確認する。

投与中
> 血管痛を生じる薬剤が多いため、注入時痛と点滴漏れをよく鑑別する。
> 就眠すると気道閉塞が起こる。気道確保は、まずは用手的に行うが、困難な場合には複数人で確保したり、各種エアウェイを用いることもある。続いて気管挿管を行う。深鎮静の場合には呼吸運動が停止するため、陽圧人工換気を行う。
> 鎮静効果と同時に循環抑制の副作用が生じる。血圧、心拍数の低下が著しい場合には、昇圧薬などを投与する。

投与後
> 一時的なアレルギー様皮疹（紅斑、膨疹）を認めることがある。部位、大きさを記録し、消退を確認する。

スグわかり！基礎知識 ▶ この分類の薬剤一覧表

一般名（商品名）	適応・メリット	投与量・方法（年齢や患者状態により増減する）	作用発現時間（投与量により異なる）	持続時間（投与量により大きく異なる）	
プロポフォール（プロポフォール注ほか）	● 全身麻酔の導入および維持 ● 人工呼吸中の鎮静	【導入】 2mg/kg 静注	30 秒	5 分	▶▶▶ p.41
チオペンタールナトリウム（ラボナール）	● 全身麻酔の導入	【導入】 4mg/kg 静注	30 秒	5 分	▶▶▶ p.42
ミダゾラム（ドルミカムほか）	● 全身麻酔の導入および維持 ● 麻酔前投薬	【導入】 0.1mg/kg 静注 【前投薬】 0.05mg/kg 筋注	60 秒	10 分	▶▶▶ p.43
ジアゼパム（セルシン、ホリゾンほか）	● 麻酔前投薬 ● 麻酔の補助	【前投薬】 0.1mg/kg 経口	1 時間	3 時間	▶▶▶ p.44
フルニトラゼパム（サイレース、ロヒプノールほか）	● 鎮静 ● 麻酔前投薬	【鎮静】 成人：1mg 点滴静注 【前投薬】 成人：1mg 経口	60 秒	1 時間	▶▶▶ p.45
デクスメデトミジン（プレセデックス）	● 局所麻酔時の鎮静 ● 人工呼吸中の鎮静（ICU）	【鎮静】 0.4μg/kg/ 時で持続静注	10 分	2 時間	▶▶▶ p.46
レミマゾラム（アネレム）	● 全身麻酔の導入および維持	【導入】 12mg/kg/ 時の速度で就眠するまで投与	2 分	20 分	▶▶▶ p.47

スグわかり！共通ポイント ▶ 薬剤の特徴をまとめて覚えよう！

共通ポイント		薬剤名	解説
主効果に伴う変化	● 舌根沈下 ● 気道閉塞 ● 呼吸停止	● すべて	● 酸素が投与されているか確認する。気道確保、人工呼吸の準備は必須である。
副作用	● 血圧低下 ● 心拍数低下	● すべて	● 高血圧、循環器系疾患を合併している患者の場合に顕著である。 ● 各種昇圧薬を準備する。
注入時痛	● 血管痛 ● 点滴漏れ時の組織障害	● プロポフォール ● チオペンタールナトリウム	● 点滴漏れの鑑別が重要である。 ● 他薬剤も希釈濃度が高いと血管痛が発生する。

OPE NURSING 2025 年 春季増刊

「なぜ？」がわかる！　麻酔科医のファーストチョイス

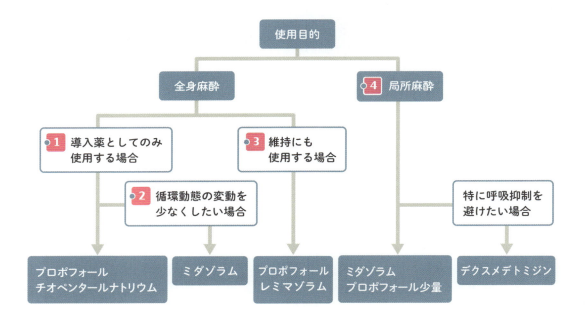

ファーストチョイスのなぜ？

1. 導入薬としてのみ使用する場合、多くは溶解の手間が不要で効果発現が迅速で確実なプロポフォールが使用される。チオペンタールナトリウムは希釈濃度が自在で注入時血管痛が少ないため、第1選択とする麻酔科医もいる。

2. 重症心疾患をもつ患者で、特に循環変動を避けたい場合は、血圧変動の穏やかなミダゾラムが選択される。

3. 維持にも使用する場合、プロポフォールまたはレミマゾラムが選択される。これ以外の薬剤では迅速な覚醒が困難である。吸入麻酔維持のできない人工心肺症例では、必ず静脈麻酔薬により維持される。術中電気生理学的検査（MEPなど）を行う場合には、検査への影響が最小限のプロポフォールを用いる。

4. 局所麻酔時の鎮静では、拮抗可能なミダゾラムや調節性のよいプロポフォールが用いられる。デクスメデトミジンは調節性に劣るが、呼吸抑制がなく安全性が高い。

超速習！ 各薬剤の基礎知識

プロポフォール（プロポフォール注ほか）

アンプル　シリンジ　バイアル

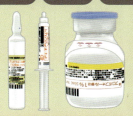

マスト3カ条

1. 全身麻酔の導入にも、維持にも、大活躍！
2. 用量調節で浅い鎮静も、深い麻酔も、自由自在！
3. 血管痛が強い！ 鎮痛薬を併用。注入前に必ず患者に予告。点滴漏れではないことを目視確認！

この薬剤のマスト知識

維持薬としてプロポフォールを使用すると、吸入麻酔薬に比べて覚醒時興奮や悪心が少ない。吸入麻酔薬を使えない人工心肺症例やMEPモニタリング症例では必ず使用。効果に個人差が大きいので、投与量調節にはBISを参考にする（図1）。投与ルートのトラブルや、ルート上流の点滴ボトルの輸液切れに注意。

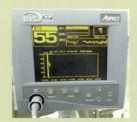

図1　BISモニター

第1章　全身麻酔に使用する薬剤　A 静脈麻酔薬

フロー（術前評価→準備→直前→投与→直後→1分後→術後）

術前評価（麻酔科医）
- 注意：卵黄、大豆、ヤシ油のアレルギー。

準備（麻酔科医）
- 薬剤：リドカイン塩酸塩や麻薬を準備することもある。
- 理由：注入時の血管痛を軽減する。

直前・投与・直後（ナース）
- 説明：血管痛があるかもしれないことを予告する。

（ナース）
- 観察：効果が現れる（就眠する）ことを確認する。期待どおりでない場合は、点滴漏れを再度チェックする。

1分後（ナース）
- 注意すべき患者：高齢者、高血圧、心疾患をもつ患者。
- 理由：副作用の血圧低下が強く発生する。時に循環不全となる。
- ナースのモニタリング：血圧、心拍数を測定する。

- 注意すべき患者：肥満、睡眠時無呼吸症候群の患者。
- 理由：マスク換気や挿管が困難である。
- ナースの観察・行動：マスク換気困難で胸郭の挙上がない場合は、エアウェイや2人換気法の準備を行う。複数の麻酔科医へ応援を要請する。DAMカートを準備する。
- ナースの動き：麻酔科医が挿管操作に長時間集中しなければならない場合は、SpO₂値、血圧などのモニター情報を読み上げる。

術後（ナース）
- 副作用：投与量が多い場合、まれに尿が変色（白ピンクや緑色）することがある。
- ナースの対応：処置は必要なく、経過観察でよいが、病棟への申し送りを忘れない。

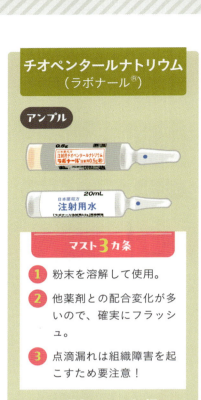
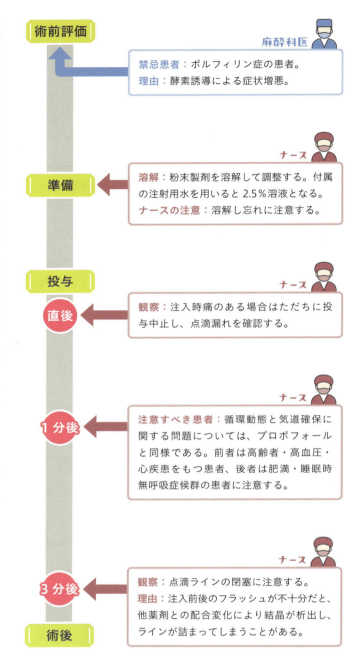

ミダゾラム（ドルミカム®ほか）

アンプル

マスト3カ条

1. 低血圧を起こしにくい。循環器系疾患をもつ患者に使いやすい。
2. 短時間作用性で自発呼吸が消失しにくい。脊髄くも膜下麻酔や消化管内視鏡検査時の鎮静薬として頻用。
3. 拮抗薬（フルマゼニル）によるリバースが可能。

この薬剤のマスト知識

検査など、挿管なしの鎮静に使うことが多いが、舌根沈下、気道閉塞に注意する。SpO_2 ではなく、口鼻から空気が出入りしていることをよく観察しよう。カプノメータやマスクの曇り、原始的だが手をかざして確認するのも有効である。横向き姿勢や肩枕の挿入は、気道を広げるよい解決策である。

準備　ナース
- **希釈**：投与量を調節しやすくするため、1mg/1mL に希釈して使用することが多い。
- **ナースの注意**：製剤は 10mg/2mL のアンプルで、2mg と 2mL の誤認による過量投与事故が散見されるため、要注意である。

投与 直後　ナース
- **観察**：舌根沈下、気道閉塞が発生しやすい。胸部や腹部が動いていても実際は上気道が閉塞していて換気ができていないことが多くみられる。
- **ナースの確認**：気道確保をしない鎮静（局所麻酔や脊髄くも膜下麻酔時の鎮静）の場合、換気ができているかを十分に確認する。

1分後　ナース
- **注意すべき患者**：循環動態と気道確保に関する問題については、プロポフォールと同様である。前者は高齢者・高血圧・心疾患をもつ患者、後者は肥満・睡眠時無呼吸症候群の患者に注意する。

麻酔科医
- **効果**：投与量にもよるが、作用発現までの時間が他薬剤より長い。焦って追加投与しない。少なくとも 2 分間は待って効果を確認する。

30分後　麻酔科医
- **追加投与**：効果が減弱してくるため、様子をみて追加投与の準備をする。追加投与は初回投与より少量でよい。

術後

ジアゼパム
（セルシン®、ホリゾン®ほか）

アンプル　経口薬　坐剤

マスト3カ条

1. 最も有名なベンゾジアゼピン系製剤。抗不安薬、鎮静薬、抗痙攣薬としていろいろ使える。
2. 剤形も注射薬、経口薬、坐薬と種類豊富。小児では麻酔前投薬にシロップ剤投与。
3. 拮抗薬（フルマゼニル）によるリバースが可能。

この薬剤のマスト知識

中時間作用性。経口投与は作用発現のタイミング、作用持続時間が予測しづらいのでよく観察する。前投薬の効果が術後も残っている場合、抜管後の気道閉塞が起こりやすいため注意する。小児の扁桃摘出術では、もともと狭い気道が前投薬後に閉塞してしまうトラブルも！

準備 ← ナース
希釈：白濁し力価が低下するため、希釈して使用しない。

投与 ←  ナース
観察（ミダゾラムと同様）：舌根沈下、気道閉塞が発生しやすい。胸部や腹部が動いていても実際は上気道が閉塞していて換気ができていないことが多くみられる。
ナースの確認：気道確保をしない鎮静（局所麻酔や脊髄くも膜下麻酔時の鎮静）の場合、換気ができているかを十分に確認する。

1分後 ← ナース
注意すべき患者：循環動態と気道確保に関する問題については、プロポフォールと同様である。前者は高齢者・高血圧・心疾患をもつ患者、後者は肥満・睡眠時無呼吸症候群の患者に注意する。

 麻酔科医
効果：投与量にもよるが、作用発現までの時間が他薬剤より長い。焦って追加投与しない。少なくとも3分間は待って効果を確認する。

6時間後以降 ← 麻酔科医
効果：いったん効果が消失したようにみえても、胆汁排泄された活性代謝産物が再吸収され再度鎮静状態となる場合がある。

術後

| 準備 | ← ナース
希釈：力価が高いため、希釈して使用することが多い。

| 投与 |
↓
| 1分後 | ← 麻酔科医
効果：投与量にもよるが、作用発現までの時間が他薬剤より長い。少なくとも5分間は待って効果を確認する。

← ナース
注意すべき患者：循環動態と気道確保に関する問題については、プロポフォールと同様である。前者は高齢者・高血圧・心疾患をもつ患者、後者は肥満・睡眠時無呼吸症候群の患者に注意する。

| 6時間後以降 | ← 麻酔科医
効果：鎮静効果が24時間以上続くこともある。

| 術後 |

フルニトラゼパム
（サイレース®、ロヒプノール®ほか）

アンプル

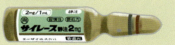

マスト3ヵ条

1. 長時間型の鎮静薬。睡眠薬として一般病棟での使用が多い。
2. 時間調節性が悪いので、手術用として用いられることは少ない。
3. 拮抗薬（フルマゼニル）によるリバースが可能。

この薬剤のマスト知識

長時間作用を必要とする場合、たとえば夜間・就眠前に点滴希釈の緩徐静注といった方法でよく用いられる。ひとたび効きすぎてしまうと、長時間遷延するため過量投与には十分に注意する。

第1章　全身麻酔に使用する薬剤　Ａ　静脈麻酔薬

デクスメデトミジン（プレセデックス®）

シリンジ　バイアル

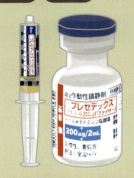

マスト3ヵ条

1. 呼吸抑制のほとんどない鎮静薬！ 自然の睡眠に限りなく近い！
2. 鎮痛増強効果があり、局所麻酔手術への併用は最強のコンビネーション！
3. 最初に10分間ローディング（負荷）投与し、効果が出てきたら少量を持続投与する。

この薬剤のマスト知識

自然の睡眠に近い良質の鎮静が得られる。呼吸抑制が起こりにくく、気道閉塞も少ない。呼びかけると反応してくれて、すぐに再就眠する魔法のような薬剤。しかし投与直後は血圧変動に注意。高血圧になる場合と低血圧になる場合が混在する。半減期も2時間と長いので、日帰り手術では効果遷延に注意。

準備 ナース
希釈：希釈済みプレフィルドシリンジ製剤と、希釈使用するバイアル製剤がある。バイアル製剤は希釈ミスに注意。

投与

開始時 麻酔科医
注意：10分間の初期負荷投与が必要。

5分後 ナース
副作用：血圧変動に注意。多くの場合、一過性に高血圧となった後、鎮静効果の発現と同時に低血圧、徐脈となる。

 麻酔科医
副作用：循環変動が激しい場合は投与中断し、経過観察。程度により昇圧などの対応をとる。

10分後 麻酔科医
投与量：維持量へ投与設定を減らす。

投与中 ナース
観察：声かけに反応するので、鎮静効果の見極めに慣れが必要。応答があった後の再就眠が早ければ効果が出ていると判断できる。

術後 ナース
観察：半減期が2時間と長く、すぐには効果消失しないが、気道閉塞や覚醒時興奮はほぼないため頻回の観察は不要。一方、一見では鎮静されていることが認識困難であるため、病棟への引き継ぎ時は、薬剤特性を含めて鎮静状態であることを確実に申し送り、注意喚起する。

レミマゾラム（アネレム®）

バイアル

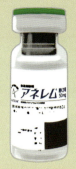

マスト3カ条

1. 超短時間作用性の静脈麻酔薬。麻酔維持に用いる。
2. 麻酔導入時の血管痛がない。
3. 覚醒は速やかだが、さらに拮抗薬（フルマゼニル）を用いて瞬時に覚醒させることができる。

この薬剤のマスト知識

TIVAはプロポフォールの独壇場であったが、ついに対抗馬が登場！シリンジポンプを用いて持続投与する。導入時の初期没入速度は速いため、2本目のシリンジをあらかじめ準備しておくと交換時に慌てないで済む。

術前評価 ← 麻酔科医
禁忌患者：急性閉塞隅角緑内障・重症筋無力症のある患者。

準備 ← ナース
薬剤：50mLの生理食塩水で溶解し、1mg/mLに調整して準備。

投与

直後 ← ナース
観察：シリンジポンプの流速が早いので、点滴ボトル方向への逆流に注意。

2分後 ← ナース
観察：効果があらわれ、徐々に就眠する。効果が期待通りでないときは、点滴漏れを再度チェックする。
注意すべき患者：循環動態と気道確保に関する問題については、プロポフォールと同様である。前者は高齢者・高血圧・心疾患をもつ患者、後者は肥満・睡眠時無呼吸症候群の患者に注意する。

術後 ← 麻酔科医
持続投与終了後、点滴の管内に薬剤が残っていると、退室した後に再鎮静が発生するおそれがある。プロポフォールと異なり、見た目では区別できないので、終了時は必ずルートをフラッシュし、残存がないようにする。

第1章　全身麻酔に使用する薬剤　A　静脈麻酔薬

第1章

B-1 【鎮痛薬】麻薬性鎮痛薬

慶應義塾大学 医学部 麻酔学教室 教授　山田高成

どこにどう効く？ この薬剤のこれだけポイント

脳や脊髄に分布するオピオイド受容体へ結合し、痛み信号の発生と伝達を強力に抑える！

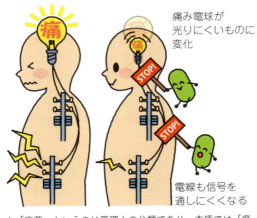

痛み電球が光りにくいものに変化

電線も信号を通しにくくなる

＊「麻薬」というのは管理上の分類であり、本項では「麻薬」に分類されることの多いオピオイド系鎮痛薬について解説する。

ズバリ！ この薬の3 POINT

1. あらゆるタイプの痛みを、脳が感じにくくなる。
2. 鎮痛効果は非常に強力。手術時には、短時間作用性の薬を持続静注。慢性痛では、徐放性経口薬や貼付薬も使われる。
3. 副作用の呼吸抑制も強力。意識があっても、呼吸が少なくなる。過量投与では完全に呼吸停止する。

いつ何に注意する？　準備時・投与前・投与中・投与後のこれだけポイント

準備時
- 溶解や希釈率を確認する。

投与前
- 呼吸抑制に備えて酸素投与の準備を行う。SpO_2をモニタリングする。

投与中
- 呼吸数が減少し、SpO_2が低下する。オピオイドのみでは意識は消失しないので、患者への声かけにより呼吸を促せばSpO_2は回復する。裏を返せば、意識があり一見問題がないようでも、呼吸をほとんどしておらず低酸素状態に陥っている場合がある。
- オピオイドに対する感受性は個人差が大きい。効果と副作用をよく観察しながら、患者ごとに慎重に投与量を調節する。
- わずかだが循環抑制の副作用が生じるため、血圧、心拍数をモニタリングする。

投与後	▶ 悪心が出現しやすい。ヒスタミン遊離による皮膚発赤を認めることがある。
術後	▶ 特に長時間作用性のオピオイドでは、呼吸抑制の副作用にも長時間注意することが必要である。

スグわかり！基礎知識 ▶ この分類の薬剤一覧表

一般名（商品名）	適応・メリット	投与量・方法（年齢や患者状態により増減する）	作用発現時間（投与量により異なる）	持続時間（投与量により大きく異なる）	
フェンタニルクエン酸塩（フェンタニル）	●強力な鎮痛	2μg/kg 静注	2分	30分	≫p.51
レミフェンタニル塩酸塩（アルチバ）	●麻酔中の鎮痛	0.25μg/kg/分で持続静注	2分	5分	≫p.52
ケタミン塩酸塩＊（ケタラール）	●麻酔中の鎮痛	2mg/kg 静注	2分	15分	≫p.53
モルヒネ塩酸塩水和物（モルヒネ塩酸塩ほか）	●強力な鎮痛	0.1mg/kg 静注	3分	3時間	≫p.54
ペチジン塩酸塩（ペチジン塩酸塩ほか）	●鎮痛 ●麻酔前投薬	成人：35mg 静注	3分	3時間	≫p.55

＊本来の薬効分類は全身麻酔薬

スグわかり！共通ポイント ▶ 薬剤の特徴をまとめて覚えよう！

共通ポイント		薬剤名	解説
副作用	●呼吸数減少	●ケタミン塩酸塩以外のすべて	●SpO₂ をモニタリングする。場合により酸素投与を行う。
	●血圧低下 ●心拍数低下		●高齢者、鎮静薬併用時に顕著である。各種昇圧薬を準備する。
	●筋硬直		●大量急速投与の場合、まれに出現し呼吸困難になる。重症では筋弛緩薬が必要である。

「なぜ?」がわかる！　麻酔科医のファーストチョイス

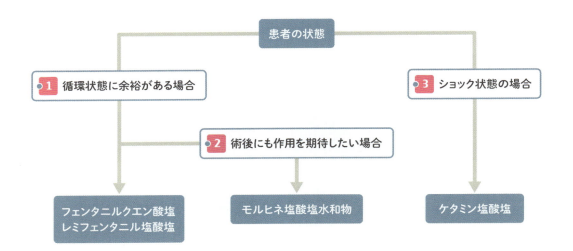

ファーストチョイスのなぜ?

1. 術中鎮痛薬の基本はフェンタニルクエン酸塩である。より強い鎮痛が必要な場合は、レミフェンタニル塩酸塩を併用する。

2. 術後鎮痛に別途の方法（硬膜外鎮痛やIV-PCAなど）がなく、薬効を術後にも残存させて術後鎮痛に利用したい場合、長時間作用性のモルヒネ塩酸塩水和物が利用できる。

3. ケタミン塩酸塩は循環抑制作用がない。ショック状態の患者の緊急手術でも使用できる。

超速習！　各薬剤の基礎知識

フェンタニルクエン酸塩（フェンタニル）

アンプル

マスト3カ条

1. 手術時鎮痛薬の基本である。投与量や投与方法のバリエーションが多彩で、さまざまな使い方が可能である。
2. 短時間作用性でコントロールしやすく、麻酔導入時から、術中、術後、あらゆる局面で頻用される。
3. 副作用で呼吸回数が減少、時に停止する。

この薬剤のマスト知識

投与量が多く、使用時間が長時間になった場合、作用が遷延して覚醒遅延する。硬膜外、脊髄くも膜下に投与すると、少量で効果が高く、副作用も少ない。ただし、投与量を間違わないように十分に注意が必要。

術後痛対策として投与する際は……？

1〜2μg/kg/時で持続静注。PCA装置を用いて投与することも多い。その場合、点滴に合流する三方活栓は患者の近くにあるほうが、薬液が身体に入るまでの時間が短く、速やかに効果が得られる。呼吸抑制に注意が必要で、呼吸数を目視でカウントすると安全に管理できる。

準備

【ナース】
規格：規格を間違えないように注意する。2 mL/A（100μg）製剤と、5 mL/A（250μg）製剤がある。

【ナース】
モニタリング：SpO_2のモニタリングを開始する。
対応：酸素投与ができるように準備しておく。

投与

1分後

【静注の場合】
【ナース】
観察：1、2回の空咳を引き起こすことがある。続いて、呼吸数が減少してくる。人によっては感覚変化（「ポカポカする感じ」など）や鎮静効果（眠気）が現れる。
対応：必要に応じて声かけし、呼吸を促す。

3分後

【ナース】
効果：効果が最大になる。投与量不足と考えられる場合は投与3分以降に追加すると安全である。
対応：痛みの変化、呼吸抑制の程度（呼吸回数、SpO_2）を確認する。

【くも膜下投与の場合】
【ナース】
注意：投与量はわずか0.1〜0.5mL程度。分注準備したものを、穿刺の際に清潔野の麻酔科医へ中身だけ引き渡す。

【麻酔科医】
注意すべき患者：高齢者。
理由：鎮静効果が強く発現する。意識が低下することがある。
対策：反応をよく観察しながら少量ずつ投与する。

【麻酔科医】
副作用：急速大量投与の場合、まれに筋硬直（持続的に強く力んだ状態）を呈することがある。胸腹壁の緊張が強く換気困難となった場合、解除のため筋弛緩薬が必要となることもある。

術後

【麻酔科医】
拮抗：作用時間の相違に注意すればナロキソン塩酸塩で拮抗が可能である。

レミフェンタニル塩酸塩（アルチバ®）

バイアル

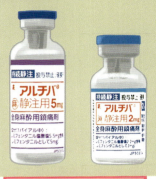

マスト3カ条

1. 全身麻酔中に使用する強力な鎮痛薬。超短時間作用性のため、持続注入で使用する。
2. 高用量まで増量すると、すべての刺激を完全に鎮痛できる。しかし投与中止から約15分で効果は消失。術中鎮痛はできるが、術後鎮痛はできない。
3. 鎮痛効果が強力な一方、副作用の呼吸抑制や循環抑制も強い。人工呼吸と昇圧薬を併用する。

この薬剤のマスト知識

側管から持続静注するが、点滴本管の停止やフラッシュによって一時的に投与量が変化する。特に点滴ボトルが空になった場合、側管もストップするので要注意。病棟帰室時、点滴ライン内に残ったレミフェンタニル塩酸塩がフラッシュされて呼吸停止となるインシデントの報告もある。

術後痛対策として投与する際は……？
術後痛には使用しない。

準備 ナース

- **溶解**：粉末製剤を溶解し、標準では100μg/mLとなるように調整する。
- **ナースの注意・対応**：溶解し忘れに注意する。シリンジポンプを準備し、電源がつながっていることを確認する。

 ナース

- **モニタリング**：SpO$_2$のモニタリングを開始する。
- **ナースの対応**：酸素投与ができるように準備しておく。

投与

3分後   麻酔科医

- **注意すべき患者**：高齢者。
- **理由**：循環抑制が強く発現する。心拍数、血圧低下が著しいことがある。
- **麻酔科医の対策**：少量ずつ緩徐投与する。

 麻酔科医

- **副作用**：急速大量投与の場合、まれに筋硬直（持続的に強く力んだ状態）を呈することがある。胸腹壁の緊張が強く換気困難となった場合、解除のため筋弛緩薬が必要となることもある。

術後 ナース

- **合併症**：急激に血中濃度を低下させると、シバリングが発生しやすい。徐々に減量するか、低下速度の穏やかなフェンタニルクエン酸塩を併用することで予防できる。ペチジン塩酸塩の併用はシバリング防止に特に効果がある。
- **ナースの対応**：術中は加温装置を使用し、体温保持に努める。シバリング発生時はペチジン塩酸塩投与を視野に入れ、薬剤、シリンジ、麻薬処方箋などを準備する。

ケタミン塩酸塩
（ケタラール®）

バイアル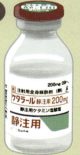

マスト3カ条

1. 循環・呼吸抑制のない、唯一の強力な短時間作用性鎮痛薬。
2. 多くの鎮痛薬には副作用として血圧低下があるが、ケタミン塩酸塩は反対に血圧上昇作用がある。ショック状態でも使用可能。
3. オピオイド系薬剤ではないが、脳内の疼痛伝達を遮断する。

この薬剤のマスト知識

麻酔銃などにも用いられる歴史の長い鎮痛薬。2007年に麻薬指定され、麻薬処方箋が必要になったため、使用は減少傾向。循環抑制がなく、オピオイドを減量することができるため、海外では頻用されている。用量が多いと頭痛や悪夢の副作用が強い。

術後痛対策として投与する際は……?

5〜15mg/時で持続静注。単独で使用することは少なく、オピオイドと併用で補助的に使用する。オピオイドの消費量や副作用を減らすことができ、特に術後痛の強い広範囲の脊椎手術などで有用である。

術前評価 ← 麻酔科医
- 禁忌患者：痙攣や頭蓋内圧亢進のある患者。
- 理由：脳血流量を増やし、よりいっそうの頭蓋内圧亢進をきたす。

準備 ← ナース
- 間違い注意：製剤は10mg/mLの静注用と50mg/mLの筋注用があるため、混同に注意する。

投与 ← ナース

1分後
- 副作用：鎮痛効果と同時に頻脈、血圧上昇の循環変化が発生する。口腔内分泌物が増加する。抗コリン薬（スコポラミン臭化水素酸塩水和物、アトロピン硫酸塩水和物）による前処置も有効である。
- ナースの対応：血圧をモニタリングする。分泌物除去のための吸引、カテーテルを準備する。

ナース
- 効果：軽い鎮静がかかる場合が多いが、反対に興奮状態となる患者もいる。ほかの鎮静薬を併用することで興奮や悪夢を軽減できる。
- ナースの対応：複数人で対応し、ベッドからの転落などがないように患者の安全を確保する。

ナース

10分後
- 追加投与：効果が減弱してくるため、様子をみて追加投与の準備をする。

術後

モルヒネ塩酸塩水和物
（モルヒネ塩酸塩ほか）

アンプル　経口薬　坐剤

マスト3カ条

1. 医療従事者でなくとも知っている麻薬性鎮痛薬の代表。ただし今では登場の機会は減っている。
2. 注射薬、経口薬、坐薬がある。注射薬は、静脈、硬膜外、くも膜下への投与ルートがある。用量がそれぞれ違うため要注意。副作用で呼吸回数が減少、時に停止する。
3. 長時間作用を活かした帝王切開時のくも膜下投与がよく行われている。

この薬剤のマスト知識

くも膜下投与は100〜200μgと微量。原液だと0.01〜0.02mL。通常は希釈して準備するが、希釈率を間違わないように注意。効果は24時間程度持続し、呼吸抑制も同じく24時間観察が必要になる。皮膚掻痒、尿閉の副作用がある。1回の投与で術後も効果が長時間持続するので、病棟への申し送りを確実に。

術後痛対策として投与する際は……？

1回1mgで効果をみながら静脈に反復投与。作用持続時間が長いため、持続投与よりも単回投与の繰り返しを用いることが多い。悪心の副作用が出やすく、各種制吐薬を準備する。腎機能障害のある患者では蓄積のおそれがあるため用いない。

準備

ナース
- **希釈**：原液ではやや高濃度のため、希釈したほうが量を正確に投与できる。
- **ナースの注意**：希釈率の誤りに注意する。

ナース
- **モニタリング**：SpO₂のモニタリングを開始する。
- **ナースの対応**：酸素投与ができるように準備しておく。

投与

2分後 【静注の場合】  ナース
- **観察**：呼吸数が減少してくる。人によっては感覚変化（「ポカポカする感じ」など）や鎮静効果（眠気）が現れる。
- **ナースの対応**：必要に応じて声かけし、呼吸を促す。

5分後 麻酔科医
- **効果**：効果が最大になる。投与量不足と考えられる場合は、5分以上経過してから追加すると安全である。

【くも膜下投与の場合】 ナース
- 分注準備したものを、穿刺の際に清潔野の麻酔科医へ中身だけ引き渡す。

麻酔科医
- **副作用**：ヒスタミン遊離により、皮膚の発赤を認めることがある。オピオイド受容体の刺激により、掻痒感を訴える場合もある。抗ヒスタミン薬は有効である。

術後 麻酔科医
- **拮抗**：ナロキソン塩酸塩の作用時間のほうが短いため、安易な拮抗はすべきではない。

準備

ナース
- モニタリング：SpO₂ のモニタリングを開始する。
- ナースの対応：酸素投与ができるように準備しておく。

投与

3分後

ナース
- 観察：鎮痛効果とともに弱い鎮静作用が認められる。
- ナースの対応：意識状態と呼吸数を確認する。

ナース
- 副作用：呼吸抑制が弱いとはいえ、患者の状態によっては SpO₂ が低下する。
- ナースの対応：必要に応じて声かけし、呼吸を促す。必要なら酸素投与する。

術後

麻酔科医
- 効果：長時間作用性で呼吸抑制が少ないため、覚醒後の追加鎮痛薬として適する。シバリングを止める効果がある。

ナース
- 注意：病棟への移動時は必ず SpO₂ モニターを装着する。

ペチジン塩酸塩
（ペチジン塩酸塩ほか）

アンプル

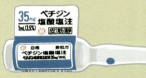

マスト3カ条

1. 重篤な呼吸抑制を生じにくい。人工呼吸をしない場面での鎮痛薬として頻用される。具体的には、病棟での小処置、内視鏡検査、カテーテル検査の際や、麻酔前投薬としてなどである。

2. 鎮痛作用は比較的穏やかであり、単独で手術用として用いられることは少ない。

3. 術後のシバリングを抑制する効果に優れ、覚醒後に投与されることも多い。

この薬剤のマスト知識

ペチジン塩酸塩は優れた鎮痛効果と呼吸抑制の少なさで、麻酔科医のいない場所で使用されることが多い。しかし呼吸抑制や上気道閉塞はたびたび発生する。その時、患者を守るのは側にいる看護師である。患者の観察、SpO₂ モニタリングは必ず行い、酸素もただちに使えるように準備しておく。

術後痛対策として投与する際は……？

1回15mg。3時間で反復投与可能。50mL 生理食塩水など、小さなボトルに混注し滴下投与する指示を多く見かける。中等度の術後痛に使用する。鎮静効果もあるため投与後に就眠した場合にはバイタルサインを確認する。

第1章

B-2 【鎮痛薬】非麻薬性鎮痛薬

慶應義塾大学 医学部 麻酔学教室 教授　山田高成

どこにどう効く？ この薬剤の これだけ ポイント

弱オピオイド
モルヒネやフェンタニルの弟分！ 効果がマイルドで使いやすいが、悪心に注意！

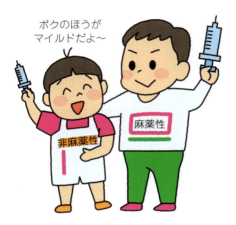

NSAIDs
痛みの発生現場で炎症をストップ！ 火元を抑える消防士！

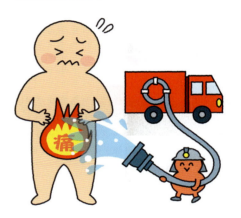

アセトアミノフェン
オピオイドとNSAIDsのいいとこどり！ 脳にも局所にも効く鎮痛の魔術師。

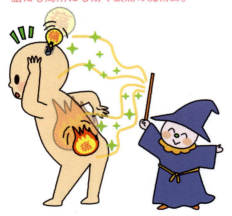

ズバリ！ この薬の 3 POINT

1. **弱オピオイド**　麻薬処方箋のいらないオピオイド。麻薬ほど強い鎮痛が必要ない時に。
2. **NSAIDs**　傷口から放出される痛みの原因物質を作らせない！ 呼吸抑制なし！ NSAIDs喘息（過敏症）に注意。
3. **アセトアミノフェン**　市販鎮痛薬の主成分。冬場のCMでよく見る風邪薬には必ず配合されている。

いつ何に注意する？ 準備時・投与前・投与中・投与後のこれだけポイント

投与前
- アレルギー歴をチェックする。頻用される薬剤だけに過去使用時の異変を記憶している患者も多い。
- 循環、呼吸抑制に備えてバイタルサインをモニタリングする。

投与中
- 軽い鎮静効果を併せもつ薬剤が多い。声かけにより意識の低下がどの程度かを確認する。
- 循環変動の副作用が生じる。上昇、低下、どちらも生じうるため、血圧、心拍数をモニタリングする。

投与後
- 悪心が出現しやすいので、強いようなら嘔吐に備えて物品を準備する。制吐薬を投与する。

スグわかり！基礎知識 この分類の薬剤一覧表

一般名（商品名）	適応・メリット	投与量・方法（年齢や患者状態により増減する）	作用発現時間（投与量により異なる）	持続時間（投与量により大きく異なる）	
【弱オピオイド】ペンタゾシン（ソセゴンほか）	●麻酔の補助 ●術後鎮痛	15〜30mg 静注、点滴、筋注	3分	1時間	p.60
【弱オピオイド】トラマドール塩酸塩（トラマールほか）	●術後鎮痛	100mg 筋注	15分	3時間	p.61
【弱オピオイド】ブプレノルフィン塩酸塩（レペタンほか）	●麻酔の補助 ●術後鎮痛	0.2mg 静注	3分	3時間	p.62
【NSAIDs】フルルビプロフェンアキセチル（ロピオン）	●術後鎮痛	成人：50mg 小児：1mg/kg 静注	10分	4時間	p.63
アセトアミノフェン（アセリオ）	●鎮痛 ●発熱	15mg/kg 静注	15分	4時間	p.64

第1章 全身麻酔に使用する薬剤　B-2 鎮痛薬：非麻薬性鎮痛薬

OPE NURSING 2025年 春季増刊　57

スグわかり！共通ポイント ▶ 薬剤の特徴をまとめて覚えよう！

共通ポイント		薬剤名	解説
副作用	●呼吸数減少	●ロピオン®、アセリオ®以外のすべて	●SpO₂をモニタリングし、場合により酸素投与を行う。
	●血圧・心拍数変動（主に低下）	●すべて	●高齢者、鎮静薬併用時に顕著である。投与直後は血圧、心拍数をモニタリングする。
	●悪心	●ロピオン®、アセリオ®以外のすべて	●ひどい場合には、制吐薬を考慮する。

「なぜ？」がわかる！ ▶ 麻酔科医のファーストチョイス

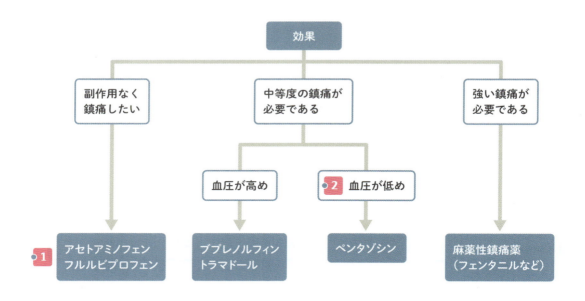

ファーストチョイスのなぜ？

- 1 NSAIDsは鎮痛効果と消炎効果をもち、安全性も高いため、あらゆる手術に併用される。
- 2 小手術の局所麻酔補助や術後鎮痛には、呼吸抑制が少なく、麻薬処方箋の不要な弱オピオイドが使用される。ペンタゾシンは血圧を若干上昇させる効果を併せもつため、血圧がやや低めの患者に鎮痛が必要な場合に好んで使用される。

超速習！ 各薬剤の基礎知識

ペンタゾシン（ソセゴン®ほか）

アンプル

マスト3ヵ条

1. あらゆる鎮痛に頻用されるオピオイド系の注射薬。
2. 増量しても一定以上には効果が増強しない（天井効果）が、呼吸抑制も強くならない。
3. 呼吸抑制、循環抑制の懸念は少ないが、悪心に注意。

この薬剤のマスト知識

効果と副作用がマイルドで、病棟での術後鎮痛にはよく使用されている。アタラックス®-P（ヒドロキシジン）との混合投与は俗称「ソセアタ」として有名だが、鎮静効果が強く出るため呼吸抑制に注意。特に高齢者は過鎮静になりがちである。静注のほか、筋注でも使用される。筋注は作用発現までの時間に個人差が大きい。

術後痛対策として投与する際は……？

1回15mg。3時間で反復投与可能。50mL生理食塩水など、小さなボトルに混注し滴下投与する指示を多く見かける。中等度の術後痛に使用する。鎮静効果もあるため投与後に就眠した場合にはバイタルサインを確認する。

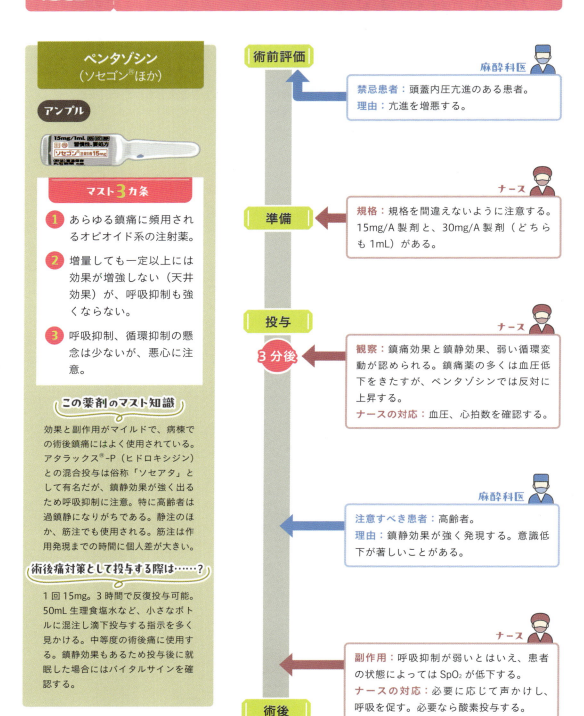

術前評価 — 麻酔科医
- 禁忌患者：頭蓋内圧亢進のある患者。
- 理由：亢進を増悪する。

準備 — ナース
- 規格：規格を間違えないように注意する。15mg/A製剤と、30mg/A製剤（どちらも1mL）がある。

投与 — ナース（3分後）
- 観察：鎮痛効果と鎮静効果、弱い循環変動が認められる。鎮痛薬の多くは血圧低下をきたすが、ペンタゾシンでは反対に上昇する。
- ナースの対応：血圧、心拍数を確認する。

麻酔科医
- 注意すべき患者：高齢者。
- 理由：鎮静効果が強く発現する。意識低下が著しいことがある。

術後 — ナース
- 副作用：呼吸抑制が弱いとはいえ、患者の状態によってはSpO_2が低下する。
- ナースの対応：必要に応じて声かけし、呼吸を促す。必要なら酸素投与する。

術前評価

麻酔科医
- **禁忌患者**：エフピーOD®（FP-OD®：モノアミン酸化酵素阻害薬、パーキンソン病治療薬の一つ）服用中の患者。
- **理由**：モノアミンの増加による異常興奮、幻覚出現の可能性がある。

投与

15分後

ナース
- **観察**：鎮痛効果とともに鎮静作用が認められる。
- **ナースの対応**：意識状態と呼吸数を確認する。

麻酔科医
- **注意すべき患者**：高齢者。
- **理由**：鎮静効果が強く発現する。意識低下が著しいことがある。

ナース
- **副作用**：循環抑制は弱いが、術後状態によっては低下する場合もある。
- **ナースの対応**：血圧のモニタリングは頻回に行う。
- **副作用**：悪心の発生に注意する。

術後

トラマドール塩酸塩
（トラマール®ほか）

アンプル **経口薬**

マスト3カ条

1. ごく穏やかに作用するオピオイド。主に経口薬が癌性疼痛に使用されているが、注射薬には術後鎮痛の適応もある。
2. 代謝産物にも活性がある。経口薬には長時間作用性の徐放錠もある。
3. オピオイド受容体を介した作用だけでなく、モノアミン増強作用（ノルアドレナリンおよびセロトニン再取り込み阻害作用）という異なる機序での鎮痛作用も併せもつ。

この薬剤のマスト知識

経口薬として、NSAIDsのみでは鎮痛効果が不足する場合に、次の追加薬剤として選択されている。注射薬はあまり広く使用されていない。トラマドール塩酸塩は機序の異なる（モノアミン増強作用）鎮痛経路を併せもつ点で非常に興味深い薬剤である。

術後痛対策として投与する際は……？

経口錠剤を使用する。経口摂取が可能となってから、1回25〜50mgを内服。手術に関係なく、さまざまな疼痛に使用されているが、悪心の副作用も高頻度であるため、制吐薬の同時投与が勧められる。

第1章　全身麻酔に使用する薬剤　B-2　鎮痛薬：非麻薬性鎮痛薬

OPE NURSING 2025年 春季増刊　61

ブプレノルフィン塩酸塩（レペタン®ほか）

アンプル

マスト3カ条

1. 長時間作用性の比較的強力な鎮痛薬で、術後鎮痛用に投与されることが多い。増量しても一定以上には効果が増強しない（天井効果）。
2. 副作用の呼吸抑制に注意する。悪心が高頻度にみられる。
3. 作用する受容体は、フェンタニルと同じ。2つの薬が競合してしまうおそれがあるので、同時投与は避ける。

この薬剤のマスト知識

腰痛症に対してブプレノルフィンテープ剤（ノルスパン®テープ）を貼付したまま手術室へ来る例がある。直前に剝がしても、効果が切れるまでに長時間かかるため、術前に使用していることがわかった場合はあらかじめ麻酔科医と対応を確認しておく。

術後痛対策として投与する際は……？

1回0.2mgを筋注。中等度の術後痛に使用する。悪心と鎮静の副作用が強い割に、鎮痛効果はそれほど強くないため、使用されることは少なくなっている。

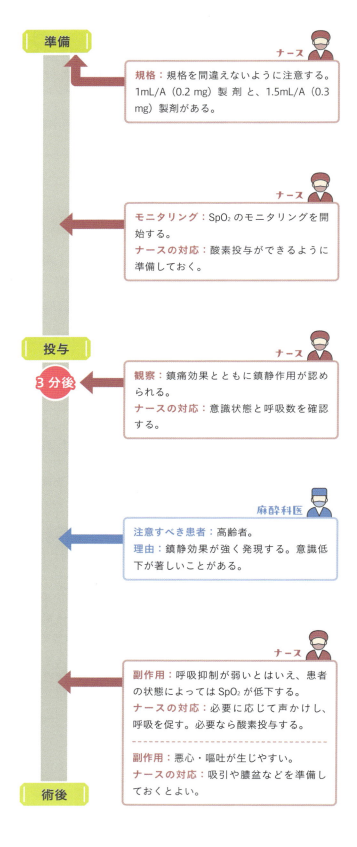

準備

ナース
- **規格**：規格を間違えないように注意する。1mL/A（0.2 mg）製剤と、1.5mL/A（0.3 mg）製剤がある。

ナース
- **モニタリング**：SpO_2のモニタリングを開始する。
- **ナースの対応**：酸素投与ができるように準備しておく。

投与

3分後

ナース
- **観察**：鎮痛効果とともに鎮静作用が認められる。
- **ナースの対応**：意識状態と呼吸数を確認する。

麻酔科医
- **注意すべき患者**：高齢者。
- **理由**：鎮静効果が強く発現する。意識低下が著しいことがある。

ナース
- **副作用**：呼吸抑制が弱いとはいえ、患者の状態によってはSpO_2が低下する。
- **ナースの対応**：必要に応じて声かけし、呼吸を促す。必要なら酸素投与する。

- **副作用**：悪心・嘔吐が生じやすい。
- **ナースの対応**：吸引や膿盆などを準備しておくとよい。

術後

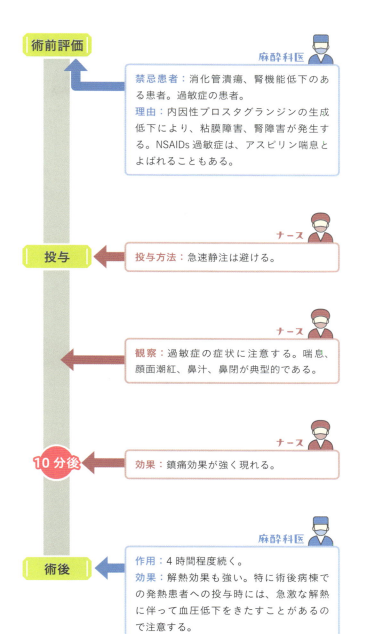

フルルビプロフェンアキセチル（ロピオン®）

アンプル

マスト3カ条

1. 多数あるNSAIDs（非ステロイド性消炎鎮痛薬）のなかで唯一の静注製剤である。
2. 鎮痛効果は弱く、本剤単独で手術は不可能だが、副作用の頻度が低く使いやすい。
3. 炎症を抑える効果により、鎮痛以外の面からも身体侵襲を軽減する。

この薬剤のマスト知識

ロピオン®はフルルビプロフェンアキセチルを脂肪に溶かした製剤であるため、外観が白い。脂肪には、大豆油などが使用されている。フルルビプロフェンは、ロキソプロフェン（ロキソニン®）やイブプロフェンと同系統のNSAIDsで、解熱、消炎鎮痛効果に優れる。いわゆる「アスピリン喘息」の患者には禁忌となるので注意する。

術後痛対策として投与する際は……？

1回50mgを緩徐に静注。4～6時間で反復投与可能。NSAIDsであり、鎮静や呼吸抑制がなく、ベースラインの鎮痛薬として使用できる。消化性潰瘍を助長するため、回数が多いときは胃粘膜保護のための薬剤（ヒスタミンH_2受容体拮抗薬やプロトンポンプ阻害薬〔PPI〕など）を併用する。

第1章 全身麻酔に使用する薬剤　B-2 鎮痛薬：非麻薬性鎮痛薬

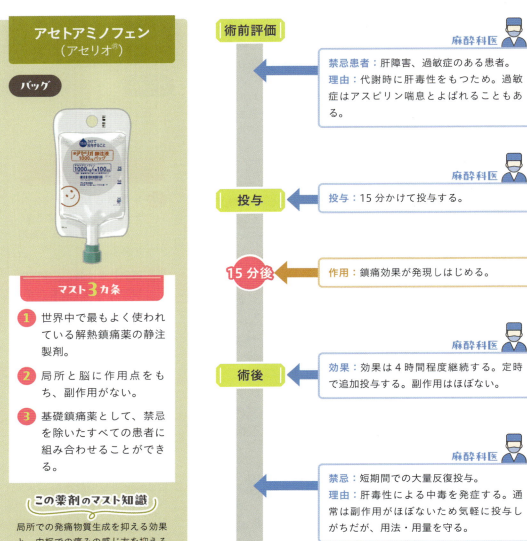

アセトアミノフェン（アセリオ®）

バッグ

マスト3カ条

1. 世界中で最もよく使われている解熱鎮痛薬の静注製剤。
2. 局所と脳に作用点をもち、副作用がない。
3. 基礎鎮痛薬として、禁忌を除いたすべての患者に組み合わせることができる。

この薬剤のマスト知識

局所での発痛物質生成を抑える効果と、中枢での痛みの感じ方を抑える効果の、2つの作用を併せもち、しかも副作用がほとんどない。単独での効果は強くはないが、ほかの鎮痛薬を減らすことができ、特にオピオイド系薬物の副作用（悪心、呼吸抑制）を減らすのに役立つ。定時投与で、血中濃度を下げないようにするのがポイント。

術前評価（麻酔科医）
- 禁忌患者：肝障害、過敏症のある患者。
- 理由：代謝時に肝毒性をもつため。過敏症はアスピリン喘息とよばれることもある。

投与（麻酔科医）
- 投与：15分かけて投与する。

15分後
- 作用：鎮痛効果が発現しはじめる。

術後（麻酔科医）
- 効果：効果は4時間程度継続する。定時で追加投与する。副作用はほぼない。

（麻酔科医）
- 禁忌：短期間での大量反復投与。
- 理由：肝毒性による中毒を発症する。通常は副作用がほぼないため気軽に投与しがちだが、用法・用量を守る。

第1章　A〜B

📖 引用・参考文献

1) 日本緩和医療学会．がん疼痛の薬物療法に関するガイドライン（2020年版）．https://www.jspm.ne.jp/files/guideline/pain2020.pdf〈2024年12月参照〉
2) 厚生労働省．"非ステロイド性抗炎症薬による喘息発作"．重篤副作用疾患別対応マニュアル．（令和4年2月改定），https://www.mhlw.go.jp/topics/2006/11/dl/tp1122-1b29.pdf〈2024年12月参照〉

第1章

C 筋弛緩薬

川崎市立井田病院 麻酔科 部長　中塚逸央

どこにどう効く？ この薬剤の これだけ ポイント

じっとさせるだけじゃない！ 筋肉を柔らかくし、気管挿管や手術をしやすくする！

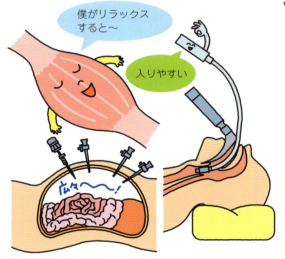

ズバリ！ この薬の3POINT

1. 脱分極性筋弛緩薬のスキサメトニウム塩化物水和物は、神経の終板に働いて持続的脱分極を起こし、終板の脱感受性作用により筋弛緩が起こる。
2. 非脱分極性筋弛緩薬のロクロニウム臭化物は、ニコチン受容体に対してアセチルコリンと競合する。
3. 気管挿管時や開腹手術、腹腔鏡下手術で、手技を容易にするのに必要。

いつ何に注意する？ 準備時・投与前・投与中・投与後のこれだけポイント

準備時
- 筋弛緩薬は薬機法上毒薬に指定されており、施錠された薬品庫に保管されている。
- 取り出す際には管理者に報告、または管理台帳に取り出した本数を記載する。

投与前
- 麻酔科医の指定するシリンジに薬液を吸い取る。
- シリンジには薬剤付属のラベルを貼るかマジックで薬剤名を記載し、他剤と間違えないようにする。
- 空のアンプルやバイアルは返却するため、廃棄物として捨てない。

OPE NURSING 2025年 春季増刊　65

投与中
- 筋弛緩薬の前に投与したチオペンタールナトリウムなどと反応し、白色沈澱を生じたり、ロクロニウム臭化物の投与後に血管痛のため体動がみられることがある。

投与後
- 挿管量を投与すると1分以内に呼吸停止をきたすため、マスク換気時の胸の動きを見て上気道の閉塞がないかをチェックする。
- スキサメトニウム塩化物水和物では1分後、ロクロニウム臭化物では1〜2分後に挿管可能となるので持ち場を離れない。
- マスク換気や挿管が困難な場合は緊急事態なので、ほかの麻酔科医や看護師を呼び、ラリンジアルマスクなどの気道確保器具を準備する。

スグわかり！基礎知識　▶ この分類の薬剤一覧表

一般名（商品名）	適応・メリット	投与量・方法（年齢や患者状態により増減する）	作用発現時間（投与量により異なる）	持続時間（投与量により大きく異なる）	
ロクロニウム臭化物（エスラックス）	●麻酔時・気管挿管時の筋弛緩	【静注】挿管量：0.6〜0.9mg/kg　追加量：0.1〜0.2mg/kg　持続注入：7μg/kg/分で開始し、適宜増減	60〜90秒（投与量による）	40〜80分（投与量による）	▶▶▶ p.69
スキサメトニウム塩化物水和物（スキサメトニウムほか）	●麻酔時・気管挿管時の筋弛緩 ●精神神経科における電気痙攣療法の際の筋弛緩	【静注】0.6〜1mg/kg	1分	5〜10分	▶▶▶ p.70

スグわかり！共通ポイント ▶ 薬剤の特徴をまとめて覚えよう！

共通ポイント		薬剤名	解説
副作用	・アナフィラキシー様症状 ・横紋筋融解	・ロクロニウム臭化物 ・スキサメトニウム塩化物水和物	一つの筋弛緩薬でアナフィラキシーがみられた場合、ほかの筋弛緩薬でも症状が出る場合がある。
禁忌	・重症筋無力症、筋無力症候群のうちスガマデクスナトリウムに過敏症の既往のある患者	・ロクロニウム臭化物	スガマデクスナトリウムで拮抗しない場合は非脱分極性筋弛緩薬の作用が遷延しやすい。
併用注意	・作用増強	・ロクロニウム臭化物 ・スキサメトニウム塩化物水和物	吸入麻酔薬、局所麻酔薬、アミノグリコシド系などの抗菌薬、マグネシウム製剤などとの併用で作用が増強する。

「なぜ？」がわかる！ ▶ 麻酔科医のファーストチョイス

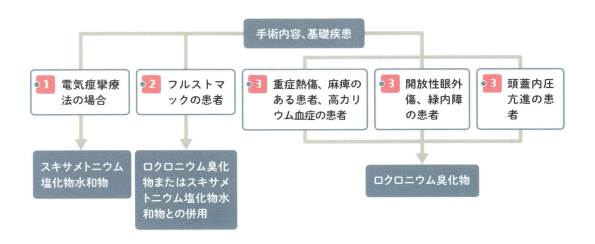

ファーストチョイスの**なぜ？**

1 スキサメトニウム塩化物水和物は効果発現が早く効果持続時間も短いため、短時間の手術や処置に用いられることがある。

2 フルストマックの患者の場合は誤嚥を防ぐため、効果発現が早いロクロニウム臭化物やスキサメトニウム塩化物水和物を併用する。

3 四肢麻痺患者などでは高カリウム血症、開放性眼外傷などでは眼内圧上昇、脳腫瘍などで頭蓋内圧が亢進している患者では頭蓋内圧上昇の危険があるため、スキサメトニウム塩化物水和物は用いない。

超速習！ 各薬剤の基礎知識

ロクロニウム臭化物（エスラックス®）

バイアル

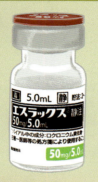

マスト3カ条

1. 効果発現が早いため、迅速導入にも用いられる。
2. 主に肝臓・腎臓から未変化体として排泄され、主要な代謝物に筋弛緩作用がない。
3. スガマデクスナトリウムにより、速やかに効果が拮抗できる。

この薬剤のマスト知識

麻酔中のアナフィラキシーの原因の半数以上が筋弛緩薬とされる[1]。特にロクロニウム臭化物によるアナフィラキシーの頻度は10万例に8例とほかの筋弛緩薬に比べ高い[2]。

● **だからナースは何に注意する？**
麻酔導入時に原因不明の低血圧がみられたり、きちんと挿管されているのに換気困難（気道内圧上昇）になり、紅斑・発赤・蕁麻疹のような皮膚症状がみられる場合は、アナフィラキシーの可能性が高いので、アドレナリン、ステロイド、抗ヒスタミン薬などを準備する。

術前評価 ナース
- **禁忌患者**：喉頭腫瘍、咽頭膿瘍、頸椎固定術後や高度肥満の患者。
- **理由**：マスク換気困難や挿管困難が予想され、筋弛緩薬で自発呼吸がなくなった後の気道確保が困難である。
- **ナースの対応**：意識下挿管や場合によっては気管切開が行われるが、筋弛緩薬を用いる場合には、うまくいかなかった時の手順を麻酔科医とあらかじめ確認する。

準備 ナース
- **手技の注意**：チオペンタールナトリウムやチアミラールナトリウム投与後は、ロクロニウム臭化物を投与する前に点滴ラインをよく流しておく。
- **理由**：反応し沈澱物を生じることで、点滴ラインが詰まることがある。
- **ナースの対応**：点滴が全閉になっているかを確認する。迅速導入の場合は薬剤の投与間隔が短いので、特に注意する。

投与 ナース
- **要観察**：点滴側の腕を動かすことがある。
- **理由**：注入時に疼痛がみられる。
- **ナースの対応**：血管外に漏れていないかをチェックする。また、体動により点滴ラインが外れないように注意する。

直後

 ナース
- **急変**：上気道閉塞により、換気不能になることがある。
- **理由**：筋弛緩により舌根が沈下し、マスク換気が困難になることがある。
- **ナースの対応**：マスク換気の介助（麻酔科医がマスク保持、看護師がバッグを押す）、緊急挿管の準備、ラリンジアルマスクなどの声門上器具の準備を行う。ほかの麻酔科医をコールする。

術後

スキサメトニウム塩化物水和物
（スキサメトニウムほか）

マスト3カ条

1. 作用発現が早いため、全身麻酔導入時の使用に適している。
2. 不整脈、カリウム上昇、眼圧・頭蓋内圧亢進、術後筋肉痛などの副作用のため、最近はあまり用いられない。
3. 小児では悪性高熱症が現れやすいので、投与しない。

この薬剤のマスト知識

フルストマックの患者に用いる際には、腹圧上昇から胃内容の逆流や誤嚥のリスクがある。そのため、あらかじめ少量のロクロニウム臭化物などの非脱分極性筋弛緩薬を投与後に本剤を投与する必要がある。また、これは筋線維束性攣縮による術後の筋肉痛を予防するためにも行われる。

◉だからナースは何に注意する？
最初の非脱分極性筋弛緩薬投与後に呼吸困難を訴えたり、誤嚥するリスクがある。患者に前もって声をかけ、安心させる。また、気管挿管後のチューブ内吸引に備える。

術前評価
- 禁忌患者：重症の熱傷、広範性挫滅性外傷、尿毒症、四肢麻痺、最近ジギタリス製剤を投与されたことのある患者、筋疾患者。
- 理由：血中カリウムが増加し、心停止を起こすリスクがある。
- ナースの対応：術前状態とともにカリウム値を把握する。

準備

投与

直後（ナース）
- 観察：筋線維束性攣縮がみられる。
- 理由：筋線維束性攣縮がよくわかるように足先、指先が見えるようにする。
- ナースの対応：攣縮が終わった時に筋弛緩効果が最高になるため、挿管介助の準備をする。

（ナース）
- 副作用：徐脈。
- 理由：迷走神経刺激のため。反復投与で起こりやすい。
- ナースの対応：心電図をチェックする。

覚醒（ナース）
- 要観察：上気道閉塞がないか、また深呼吸が可能かをチェックする。
- 理由：短時間作用であるが、リバース薬がなく自然回復を待つしかない。
- ナースの対応：電気痙攣療法に使用する場合には、患者が覚醒するのと筋弛緩効果が切れるのが同じくらいの時間となるため、病棟帰室前に呼吸の状態をよく確認する。

術後（ナース）
- 要観察：作用延長に注意する。
- 理由：ネオスチグミンメチル硫酸塩で非脱分極性筋弛緩薬を拮抗した後に再手術になり、スキサメトニウム塩化物水和物を用いる場合は、分解が抑制されているので作用が延長する。
- ナースの対応：筋弛緩モニターを用いて筋弛緩の程度を把握する。

第1章

D 吸入麻酔薬

川崎市立井田病院 麻酔科 部長　中塚逸央

どこにどう効く？この薬剤のこれだけポイント

肺から吸入し、脳のはたらきを抑制して眠らせる！
作用機序は明らかではないが、全身麻酔のスタンダード！

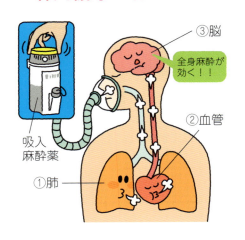

①肺　②血管　③脳　吸入麻酔薬　全身麻酔が効く！！

ズバリ！この薬の3 POINT

1. 作用機序は明らかではないが、中脳や大脳皮質の上行性網様体賦活系の抑制が考えられている。
2. セボフルランなどの揮発性吸入麻酔薬とガス性吸入麻酔薬の亜酸化窒素があり、肺から取り込まれて血液に溶け、脳、脊髄、そのほか全身に運ばれて抑制作用を現す。
3. 生体内での代謝は少なく、呼吸により肺から排泄される。

いつ何に注意する？ ▶ 準備時・投与前・投与中・投与後のこれだけポイント

準備時
- セボフルラン、デスフルラン、イソフルランは液体としてボトルに入っている。
- セボフルランとイソフルランは、専用のアダプターを使って専用気化器に薬液を補充する。
- 古い気化器では直接流し込むタイプがあるので、薬液を間違えないようにする。
- デスフルランは、ボトルを直接気化器に差し込んで補充できる。
- 亜酸化窒素は中央配管に麻酔器を接続するか、麻酔器に備え付けのボンベのバルブを開ける。
- デスフルランの気化器には、電源が必要なので忘れずに接続する。

投与前
- 悪性高熱症の既往がある場合は、揮発性吸入麻酔薬は禁忌である。

投与中

> 呼気ガス濃度をチェックし、投与されていることを確認する。
> 体温が急上昇する場合は、悪性高熱症の可能性を考える。
> 気化器内の薬液の残量をチェックする。

投与後

> 覚醒時の血圧上昇、頻脈に注意する。
> 体動が現れるので、ドレーンやチューブ類が抜けないように適宜四肢を抑制する。
> 覚醒後の呼吸状態、悪心・嘔吐の出現に注意する。

スグわかり！基礎知識 ▶ この分類の薬剤一覧表

一般名（商品名）	適応・メリット	投与量・方法（年齢や患者状態により増減する）	作用発現時間（投与量により異なる）	持続時間（投与量により大きく異なる）	
セボフルラン（セボフレン）	● 全身麻酔	【吸入】導入：0.5〜5.0% 維持：4.0% 以下	数分	覚醒時間 8〜10 分	▶▶▶ p.74
デスフルラン（スープレン）	● 全身麻酔の維持	【吸入】3.0% で開始し、7.6% 以下で維持	数分	覚醒時間 5〜10 分	▶▶▶ p.75
イソフルラン（イソフルラン）	● 全身麻酔	【吸入】導入：0.5〜4.0% 維持：2.5% 以下	緩徐導入12分	覚醒時間 10〜15 分	▶▶▶ p.76
亜酸化窒素（笑気ほか）	● 全身麻酔、鎮痛	【吸入】50〜70%	数分	覚醒時間 5〜10 分	▶▶▶ p.77

スグわかり！共通ポイント ▶ 薬剤の特徴をまとめて覚えよう！

共通ポイント		薬剤名	解説
禁忌	● ハロゲン化麻酔薬に対して過敏性のある患者	● セボフルラン ● デスフルラン ● イソフルラン	イソフルランの構造異性体であるエンフルランとハロタンの間に交差過敏を示唆する報告がある[3]。
	● 本人または血族に悪性高熱症の既往歴のある患者	● セボフルラン ● デスフルラン ● イソフルラン	悪性高熱症には遺伝性があり、素因をもっている場合、ハロゲン化麻酔薬により悪性高熱症が起こりやすい。
併用注意	● 作用増強	● セボフルラン ● デスフルラン ● イソフルラン	非脱分極性筋弛緩薬の作用を増強する。

「なぜ?」がわかる！ ▶ 麻酔科医のファーストチョイス

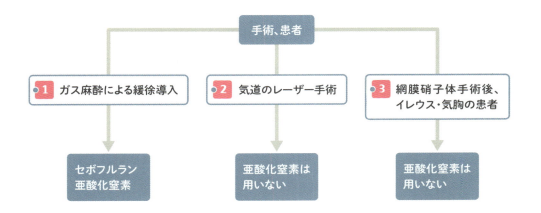

？ ファーストチョイスの なぜ？

1. イソフルランやデスフルランは気道刺激性が強い。デスフルランはほかに高濃度での交感神経刺激症状があり、麻酔維持のみの適応である。亜酸化窒素を併用すると、導入時間が短くなる。

2. 亜酸化窒素は助燃性があるので、気道のレーザー手術には用いないほうがよい。

3. タンポナーデに用いられた気体が硝子体内に存在している場合は、亜酸化窒素により眼圧が上昇し失明の危険がある。同様に体内に閉鎖腔のある患者では容積拡大、内圧上昇がみられる。

超速習！ 各薬剤の基礎知識

セボフルラン（セボフレン®）

ボトル

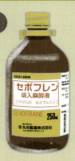

マスト3カ条

1. 血液／ガス分配係数が小さく、麻酔の導入・覚醒が早い。
2. 気道刺激性が少なく、全身麻酔のガス導入にも用いられる。
3. 二酸化炭素吸着剤と反応して腎障害を起こすコンパウンドAを生じるため、低流量麻酔時の使用に制限がある。

この薬剤のマスト知識

母体血から胎児血に移行する比率は0.38であり、帝王切開術に用いる場合には、新生児がスリーピングベビーとなることがある。また、濃度依存的に子宮筋弛緩作用があるため、出血量が増加する可能性がある。
◉だからナースは何に注意する？
新生児用の蘇生器具を準備し、準備血を確認する。必要に応じ、新しい点滴ラインを確保する。胎児や子宮筋への影響を考え、麻酔薬濃度を下げることがあるので、BISモニターなどの脳波モニターで鎮静レベルを確認する。

投与

 ナース

要観察：緩徐導入時の体動に注意する。
理由：吸入麻酔による麻酔導入時には一時的に興奮状態になる興奮期が存在する。
ナースの対応：ベッドから落下しないように適宜身体を抑制する。気道刺激性が少ないので、徐々に麻酔薬濃度を上げていく緩徐導入ではなく、最初から高濃度を吸入させ、興奮期を起こさないようにすることも多い。

 麻酔科医

要観察：呼吸抑制、循環抑制に注意する。
理由：呼吸数が増加し、1回換気量が減少する。心係数が低下し、体血管抵抗が減少する。
麻酔科医の対応：補助呼吸や調節呼吸を行う。血圧が低下した場合はエフェドリン塩酸塩を投与し、輸液速度を速める。

 麻酔科医

副作用：痙攣や不随意運動がみられることがある。
理由：イソフルランに比べ、強い異常脳波誘発作用がある。
麻酔科医の対応：呼吸を補助するとともに、必要に応じベンゾジアゼピン系薬剤を投与する。

覚醒

 ナース

要観察：覚醒時の興奮状態に注意する。
理由：血圧上昇や頻脈がみられる。小児では特にセボフルランやデスフルランの麻酔後に興奮状態となることが多い。
ナースの対応：点滴ラインの抜去、自傷、ベッドからの落下を防ぐため、適宜身体を抑制する。

術後

準備

ナース

要観察：二酸化炭素吸収剤が乾燥していないかをチェックする。
理由：乾燥した二酸化炭素吸収剤と反応し、一酸化炭素を産生することがある。
ナースの対応：長期間麻酔器を使用していない場合や、酸素を流したままになっていた場合などでは、二酸化炭素吸収剤が乾燥していることがあるため交換する。

投与

麻酔科医

要観察：呼吸抑制、循環抑制に注意する。
理由：呼吸数が増加し、1回換気量が減少する。心係数が低下し、体血管抵抗が減少する。
麻酔科医の対応：補助呼吸や調節呼吸を行う。血圧が低下した場合はエフェドリン塩酸塩を投与し、輸液速度を速める。

ナース

要観察：気化器の薬液残量に注意する。
理由：デスフルランは最小肺胞濃度がセボフルランの約3倍で、高濃度で投与する必要がある。
ナースの対応：消費量が多いため、薬液がなくならないように注意する。消費を抑制するため、新鮮ガス流量を減らした場合には、二酸化炭素吸収剤の消費量が多くなるので、青紫色に変色し吸入二酸化炭素濃度が高くなる場合には交換する。

覚醒

ナース

要観察：覚醒時の興奮状態に注意する。
理由：血圧上昇や頻脈がみられる。小児では特にセボフルランやデスフルランの麻酔後に興奮状態となることが多い。
ナースの対応：点滴ラインの抜去、自傷、ベッドからの落下を防ぐため、適宜身体を抑制する。

術後

デスフルラン（スープレン®）

ボトル

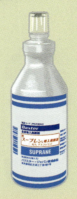

マスト3カ条

1. 血液／ガス分配係数が0.45と揮発性吸入麻酔薬のなかで最も小さく、麻酔の導入・覚醒が早い。
2. 生体内代謝率が0.02％と低く、代謝物による肝・腎障害が少ない。
3. 気道刺激性が高いため、麻酔導入には用いられない。

この薬剤のマスト知識

血液／ガス分配係数が低く、麻酔からの覚醒が早い。セボフルランと比較すると、指示に従うまでの時間が1.7分短く、1.8分早く日付や名前が言えるようになる[4]。しかし、日帰り手術で退院できるまでの時間には差がない。

◉**だからナースは何に注意する？**
速やかに覚醒する分、鎮痛を十分にする必要がある。また、悪心の頻度もほかの吸入麻酔薬と変わらないので、術中からも悪心を予防する必要がある。

第1章 全身麻酔に使用する薬剤　D 吸入麻酔薬

イソフルラン（イソフルラン）

ボトル

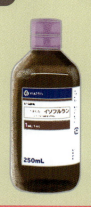

マスト3カ条

1. 生体内代謝率が低いため、代謝物による肝・腎障害が少ない。
2. 気道刺激性がセボフルランよりも高く、咳、息ごらえの頻度が高い。
3. 異常脳波や痙攣を起こさない。過換気を行っても痙攣様脳波が誘発されない。

この薬剤のマスト知識

異常脳波を起こさないため、てんかん患者でも安全に使用できる。また、痙攣重積発作の治療として、ほかの抗痙攣療法が効かない場合、人工呼吸下にイソフルランを吸入させ、低濃度から徐々に上げていくといった方法がとられることもある。脳血流の上昇が比較的少なく、脳酸素消費量を減少させ、脳血管の二酸化炭素反応性がよく保たれるため、脳神経外科手術の麻酔に適する。

準備

 ナース

- **要観察**：二酸化炭素吸収剤が乾燥していないかをチェックする。
- **理由**：乾燥した二酸化炭素吸収剤と反応し、一酸化炭素を産生することがある。
- **ナースの対応**：長期間麻酔器を使用していない場合や、酸素を流したままになっていた場合などでは、二酸化炭素吸収剤が乾燥していることがあるため交換する。

投与

- **要観察**：緩徐導入時の体動に注意する。
- **理由**：吸入麻酔による麻酔導入時には、一時的に興奮状態になる興奮期が存在する。
- **ナースの対応**：ベッドから落ちないように適宜身体を抑制する。

 麻酔科医

- **要観察**：呼吸抑制、循環抑制に注意する。
- **理由**：呼吸数が増加し、1回換気量が減少する。気道刺激性のため咳、息ごらえ、喉頭痙攣が起こることがある。心収縮能は低下するが、心拍数は上昇するため心拍出量は変わらない。体血管抵抗は低下する。
- **麻酔科医の対応**：補助呼吸や調節呼吸を行う。息ごらえや喉頭痙攣が起こった場合には、スキサメトニウム塩化物水和物やロクロニウム臭化物などの作用発現の早い筋弛緩薬を投与する。血圧が低下した場合はエフェドリン塩酸塩を投与し、輸液速度を速める。

ナース

- **併用注意**：アドレナリンにより、心室性不整脈が起こることがある。
- **理由**：セボフルランより心室性不整脈を起こしやすい。
- **ナースの対応**：止血目的でアドレナリンを局所投与する場合は、心電図を注意深く観察する。

覚醒

ナース

- **要観察**：覚醒時の興奮状態に注意する。
- **理由**：血圧上昇や頻脈がみられる。小児では特に激しい体動を伴うことが多い。
- **ナースの対応**：点滴ラインの抜去、自傷、ベッドからの落下を防ぐため、適宜身体を抑制する。

術後

亜酸化窒素
（笑気ほか）

- ボンベ
- 配管供給

マスト3カ条

1. 最小肺胞濃度が高く、鎮静・催眠作用が弱いため、単独で用いることは少ない。
2. 耳管閉塞、気胸、腸閉塞、気脳症など、体内に閉鎖腔のある患者では閉鎖腔の拡大、内圧上昇に注意する。
3. 術後に悪心・嘔吐を誘発しやすい。

この薬剤のマスト知識

揮発性吸入麻酔薬で麻酔を導入する際に併用すると、本剤が急速に肺胞から血液に取り込まれるため、揮発性吸入麻酔薬の肺胞分圧が上昇し、麻酔導入が早くなる（二次ガス効果）。

ビタミンB_{12}欠乏症の患者では、造血機能障害や神経障害をきたすことがある。また、二酸化炭素の310倍の温室効果をもっており、副作用と相まって最近は使用頻度が減ってきている。

⊙だからナースは何に注意する？
麻酔導入時に用いる際は必然的に酸素濃度が低くなるので、上気道閉塞による低酸素に注意する。

術前評価

麻酔科医
- **慎重投与**：耳管閉塞、気胸、腸閉塞、気脳症。
- **理由**：耳管閉塞では中耳内圧上昇から鼓膜破裂、気胸では気胸の悪化や緊張性気胸、腸閉塞では腸管拡大、気脳症では脳圧亢進の危険がある。
- **麻酔科医の対応**：麻酔薬として亜酸化窒素を使用しない。

ナース
- **禁忌患者**：眼内長期滞留ガス（SF_6、C_3F_8）を用いた網膜硝子体疾患手術後まもなくの患者。
- **理由**：手術時に用いられるSF_6は12～14日、C_3F_8は6～8週間眼内に留まる。亜酸化窒素がガス気泡に移動し、視力低下や失明の危険がある。
- **ナースの対応**：患者の最近の眼科手術歴をチェックし、ガスを使用しているかを確認する。

術中

ナース
- **要観察**：気管チューブのカフ圧の変化に注意する。
- **理由**：亜酸化窒素がカフに移行して内圧が上昇し、気管粘膜の潰瘍やカフの破裂をきたすことがある。
- **ナースの対応**：カフ圧計を装着し、適宜圧を調節する。

術後

ナース
- **要観察**：低酸素血症に注意する。
- **理由**：麻酔終了と同時に空気呼吸を開始すると、亜酸化窒素が血液から肺胞に大量に移行することにより低酸素をきたすことがある（拡散性低酸素症）。
- **ナースの対応**：亜酸化窒素を使用した症例では、術後きちんと酸素投与されているかを確認する。

第1章

E リバース薬

川崎市立井田病院 麻酔科 部長　中塚逸央

どこにどう効く？ この薬剤のこれだけポイント

鎮痛薬、鎮静薬、筋弛緩薬などの薬剤の効果を中和する！麻酔からの覚醒や過量投与時に有効！

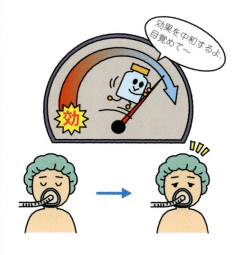

ズバリ！ この薬の3 POINT

1. スガマデクスナトリウムは、血中で筋弛緩薬と結合することにより神経筋接合部の筋弛緩薬を血中に戻し、ネオスチグミンメチル硫酸塩は、アセチルコリン分解酵素を阻害することにより筋弛緩拮抗作用を現す。
2. ナロキソン塩酸塩は、オピオイド受容体にオピオイドと競合的に結合する。
3. フルマゼニルは、GABA受容体にベンゾジアゼピン系薬剤と競合的に結合する。

いつ何に注意する？ 準備時・投与前・投与中・投与後のこれだけポイント

準備時
- スガマデクスナトリウム、ネオスチグミンメチル硫酸塩は遮光保存なので、長期に遮光していなかった場合は使用してはいけない。
- スガマデクスナトリウムは薬価が高い（9,000円/2mL〔2024年10月現在〕）ので、間違って開栓したり、バイアルを破損しないように注意する。
- ネオスチグミンメチル硫酸塩は、アトロピン硫酸塩水和物と併用して用いるので混合量を間違えない。

投与前
- どの薬剤の作用をリバースしようとしているかを把握し、リバース後は症状がどう改善するかを予想する（例：麻薬過量患者にナロキソン塩酸塩を投与し、呼吸数が増加する）。

投与中・投与後

➤ 体動が現れ、興奮状態となることがあるので、四肢・体幹の抑制をする。
➤ 症状の改善度を観察し、必要に応じて追加投与を検討する。
➤ 心電図変化やアナフィラキシーなどの副作用をチェックする。
➤ しばらく経ってから拮抗された薬剤の効果がまた現れてくることがあるので、注意し、必要に応じ病棟看護師にその旨を申し送る。

スグわかり！基礎知識 ▶ この分類の薬剤一覧表

一般名（商品名）	適応・メリット	投与量・方法（年齢や患者状態により増減する）	作用発現時間（投与量により異なる）	持続時間（投与量により大きく異なる）	
スガマデクスナトリウム（ブリディオン）	● ロクロニウム臭化物による筋弛緩状態からの回復	【静注】浅い筋弛緩状態では2mg/kg、深い筋弛緩状態では4mg/kg。ロクロニウム臭化物の挿管量投与直後では、16mg/kg。	2分	適切な投与量である限り、効果はなくならない。	▶▶▶ p.82
ネオスチグミンメチル硫酸塩（ワゴスチグミン、アトワゴリバースほか）	● 非脱分極性筋弛緩薬の作用の拮抗	【静注】0.5〜2.0mgをアトロピン硫酸塩水和物とともに緩徐投与。	5〜10分	30〜60分	▶▶▶ p.83
ナロキソン塩酸塩（ナロキソン塩酸塩）	● 麻薬による呼吸抑制ならびに覚醒遅延の改善	【静注】1回0.04〜0.08mg、反応を見ながら2〜3分間隔で追加投与。	1〜2分	30〜60分	▶▶▶ p.84
フルマゼニル（アネキセートほか）	● ベンゾジアゼピン系薬剤による鎮静の解除、および呼吸抑制の改善	【静注】初回0.2mg、4分以内に望まれる覚醒状態が得られない場合は0.1mgずつ追加（1分間隔、最大1mg）。	1〜2分	15〜140分	▶▶▶ p.85

OPE NURSING 2025年 春季増刊　**79**

スグわかり！共通ポイント ▶ 薬剤の特徴をまとめて覚えよう！

共通ポイント		薬剤名	解説
禁忌	● 薬剤の成分に対し過敏症の既往歴のある患者	● スガマデクスナトリウム ● ネオスチグミンメチル硫酸塩 ● ナロキソン塩酸塩 ● フルマゼニル	過敏症に対する一般的な注意事項。
適応	● スキサメトニウム塩化物水和物の作用拮抗には用いない	● スガマデクスナトリウム ● ネオスチグミンメチル硫酸塩	ネオスグミンメチル硫酸塩は、コリンエステラーゼを阻害し、スキサメトニウム塩化物水和物の作用を増強する。スガマデクスナトリウムは、スキサメトニウム塩化物水和物に対する親和性がない。
副作用	● 高血圧、頻脈、体動などの興奮状態となることがある	● スガマデクスナトリウム ● ネオスチグミンメチル硫酸塩 ● ナロキソン塩酸塩 ● フルマゼニル	筋弛緩、鎮静、鎮痛効果が消失するため。

「なぜ？」がわかる！ ▶ 麻酔科医のファーストチョイス

導入時

1 麻酔導入時にロクロニウム臭化物を投与した後、挿管困難となった患者
→ スガマデクスナトリウム

2 麻酔導入時や術中にロクロニウム臭化物を用いた患者
→ スガマデクスナトリウム ネオスチグミンメチル硫酸塩

覚醒時

2 呼吸抑制や覚醒遅延がオピオイド過量のためと考えられる患者
→ ナロキソン塩酸塩

2 覚醒遅延が、前投薬や術中使用のベンゾジアゼピン系薬剤のためと考えられる患者
→ フルマゼニル

ファーストチョイスの **なぜ？**

どの薬理作用を拮抗するのかは薬剤によって異なる。拮抗したい作用に応じたリバース薬を選択する必要がある。

1 麻酔導入時の深い筋弛緩はネオスチグミンメチル硫酸塩では拮抗できず、大量のスガマデクスナトリウムが必要となる。

2 覚醒遅延がプロポフォールや吸入麻酔薬が原因である場合、フルマゼニルやナロキソン塩酸塩では拮抗できない。手術終了時に筋弛緩が残っていると、上気道閉塞や嚥下困難、無気肺などの合併症の頻度が増す。

超速習！ 各薬剤の基礎知識

スガマデクスナトリウム（ブリディオン®）

バイアル

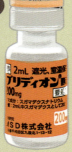

マスト3カ条

1. 効果発現が2分程度と、非常に早い。
2. 投与量を増やすことにより、深い筋弛緩状態も拮抗することができる。
3. ネオスチグミンメチル硫酸塩とは異なり、アセチルコリンを増やさないため、それに伴う合併症がない。

この薬剤のマスト知識

本剤はスキサメトニウム塩化物水和物の筋弛緩効果を拮抗しない。投与量の決定は筋弛緩モニターを使用する。モニターを使用しない場合は、体動など筋弛緩効果が弱まったのを確認してからの投与が安全である。本剤投与後に再挿管が必要になった場合は、スキサメトニウム塩化物水和物を使用するか、筋弛緩モニタリング下にロクロニウム臭化物の投与量を滴定する。本剤投与後30分以上経つと、ロクロニウム臭化物の作用発現時間は1分強となり、本剤なしの場合と大きく変わらない。

準備   麻酔科医／ナース

- **緊急投与**：麻酔導入時に気道確保困難で筋弛緩を拮抗する場合。
- **理由**：筋弛緩を拮抗し、自発呼吸の再開を促す。
- **対応**：ロクロニウム臭化物挿管量の投与直後に拮抗する場合は、16mg/kg（4〜5バイアル）の大量投与が必要なので、速やかに準備する。

  麻酔科医／ナース

- **薬剤選択**：本剤またはネオスチグミンメチル硫酸塩。
- **理由**：リバース前の筋弛緩の程度によっては、ネオスチグミンメチル硫酸塩が効きにくい場合がある。また、筋弛緩の程度によりスガマデクスナトリウムの投与量が異なる。
- **対応**：筋弛緩の程度を筋弛緩モニターで把握し、薬剤の選択と投与量を決定する。

投与   麻酔科医／ナース

- **配合注意**：オンダンセトロン塩酸塩水和物、ベラパミル塩酸塩、ラニチジン塩酸塩。
- **理由**：混合4時間後に微粒子が確認される。
- **対応**：他剤と併用する場合は、別々の回路から投与するか、生理食塩水で回路を洗い流した後に投与する。

術後   麻酔科医／ナース

- **要観察**：筋弛緩効果の再発。
- **理由**：筋弛緩の程度に比べ投与量が少ない場合や、アミノグリコシド系などの抗菌薬や硫酸マグネシウムなど筋弛緩薬の作用を増強する薬剤を投与する場合、筋弛緩が再発することがある。
- **対応**：呼吸状態や自覚症状を把握し、安全になるまで病棟に帰室しない。

第1章 全身麻酔に使用する薬剤

E リバース薬

ネオスチグミンメチル硫酸塩
（ワゴスチグミン®、アトワゴリバース®ほか）

`アンプル` `シリンジ`

マスト3カ条

1. ムスカリン作用を拮抗するため、アトロピン硫酸塩水和物の併用が必要となる。
2. 効果発現までに時間がかかり、天井効果があるため、深い筋弛緩を拮抗できない。
1. 筋弛緩効果がほとんどない時に使用すると、逆に筋弛緩効果が現れる。

この薬剤のマスト知識

アトロピン硫酸塩水和物を併用するため、2剤それぞれの禁忌がある。喘息患者や冠動脈閉塞患者はネオスチグミンメチル硫酸塩により悪化するため、狭隅角緑内障患者はアトロピン硫酸塩水和物による眼圧上昇のためそれぞれ禁忌となる。効果がスガマデクスナトリウムと比較し、不確実で副作用も多いことからスガマデクスが禁忌の患者以外では利点は少ない。

◉**だからナースは何に注意する？**
術前評価および投与後の効果と副作用を十分に観察する。

準備

麻酔科医・ナース
- **併用薬**：アトロピン硫酸塩水和物。
- **理由**：本剤の投与による徐脈、分泌物増加といったムスカリン作用を予防するために迷走神経遮断薬であるアトロピン硫酸塩水和物を必ず併用する。
- **対応**：ネオスチグミンメチル硫酸塩：アトロピン硫酸塩水和物＝2：1の割合で混合して準備する。両剤があらかじめ混合してあるプレフィルドシリンジ製剤も発売されている。

麻酔科医・ナース
- **薬剤選択**：本剤またはスガマデクスナトリウム。
- **理由**：リバース前の筋弛緩の程度によっては、本剤が効きにくい場合がある。
- **対応**：筋弛緩の程度を筋弛緩モニターで把握し、薬剤の選択と投与量を決定する。

投与

麻酔科医・ナース
- **副作用**：不整脈。
- **理由**：同時に投与するアトロピン硫酸塩水和物の効果発現が早いため、最初は頻脈になるが、10分程度経過後はネオスチグミンメチル硫酸塩の効果で徐脈になる。心室性期外収縮や心房細動が起こることもある。
- **対応**：心電図をチェックする。体動で電極が剥がれないようにする。

麻酔科医・ナース
- **副作用**：気管支攣縮、気道分泌物、流涙増加、腸管運動亢進、悪心・嘔吐。
- **理由**：迷走神経刺激のため。
- **対応**：分泌物吸引、アトロピン硫酸塩水和物や制吐薬を投与する。

麻酔科医・ナース
- **要観察**：筋弛緩効果の再発。
- **理由**：深い筋弛緩時に投与した場合や、アミノグリコシド系などの抗菌薬や硫酸マグネシウムなどの筋弛緩薬の作用を増強する薬剤を投与すると、筋弛緩が再発することがある。スガマデクスナトリウムより起こりやすい。
- **対応**：呼吸状態や自覚症状を把握し、安全になるまで病棟に帰室しない。

術後

ナロキソン塩酸塩
（ナロキソン塩酸塩）

アンプル

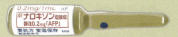

マスト3カ条

1. 効果発現が通常3分以内と早い。
2. 持続時間が比較的短いため、投与直後は改善しても、後の呼吸抑制に注意する。
3. 投与量が多いと鎮痛効果も拮抗されてしまうため、投与量を調節するか、代わりの鎮痛法を考慮する。

この薬剤のマスト知識

呼吸抑制に対する拮抗作用は、鎮痛作用に対する拮抗作用の2～3倍であるため、症状を見ながら少量ずつ投与すると、鎮痛作用を残しながら呼吸抑制を解除することができる。

ブプレノルフィン塩酸塩による呼吸抑制は完全には拮抗できない。

◉だからナースは何に注意する？
投与量が少ないと効果が不十分で、多すぎると疼痛が現れる。呼吸抑制の回復が不十分な場合や疼痛が生じそうな場合は、鎮痛効果に影響がないドキサプラム塩酸塩水和物の投与を考慮する。

術前評価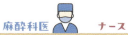

麻酔科医・ナース
- 禁忌患者：バルビツール系薬剤などの非麻薬性中枢神経抑制薬による呼吸抑制のある患者。
- 理由：無効であるため。
- 対応：呼吸抑制の原因を調べ、オピオイド投与歴を確認してから投与する。

麻酔科医・ナース
- 投与注意の患者：麻薬依存患者および麻薬依存、またはその疑いのある母親から生まれた新生児。
- 理由：麻薬の作用が急激に拮抗されて血圧上昇、頻脈、振戦、悪心・嘔吐などの退薬症候を起こす。
- 対応：患者の既往歴、投薬歴を把握する。

- 投与注意の患者：高血圧、心疾患患者。
- 理由：麻薬などによる抑制が急激に拮抗されると、血圧上昇、頻脈などを起こすことがある。
- 対応：症状を見ながら緩徐に投与する。必要に応じ降圧薬、β遮断薬を投与する。

投与

麻酔科医・ナース
- 要観察：疼痛の発現。
- 理由：投与量が多いとオピオイドの鎮痛作用が拮抗されて疼痛が発現する。
- 対応：症状を見ながら緩徐に投与する。必要に応じ消炎鎮痛薬や神経ブロックなど、ほかの鎮痛方法を行う。

麻酔科医・ナース
- 要観察：呼吸抑制の再発。
- 理由：効果のピークが5～15分で、30分で効果は著明に減少する。作用持続時間の長いオピオイドの場合、呼吸抑制が再び現れることがある。
- 対応：持続投与をするか、呼吸を十分に監視できる病室に帰室する。

麻酔科医・ナース
- 副作用：肺水腫。
- 理由：交感神経活動の亢進から肺水腫が現れることがある。
- 対応：呼吸困難の訴えやSpO$_2$の低下などに注意し、胸部X線写真を撮影する。

術後

【術前評価】

禁忌患者：長期間ベンゾジアゼピン系薬剤を投与されているてんかん患者。
理由：痙攣が現れることがある。
対応：既往歴や投薬歴を把握する。痙攣が現れた場合は、再度ベンゾジアゼピン系薬剤を緩徐に投与する。

慎重投与の患者：術前の精神的不安が強い患者。
理由：早期に覚醒させるより、ある程度鎮静状態を維持するほうがよい場合がある。
対応：覚醒させたほうがよいと判断した場合のみ少量ずつ投与する。

慎重投与の患者：ベンゾジアゼピン系薬剤と三（四）環系抗うつ薬を服用している患者。
理由：ベンゾジアゼピン系薬剤の作用低下に伴い、抗うつ薬の中毒症状が顕在化することがある。
対応：症状を観察しながら緩徐に投与する。

フルマゼニル（アネキセート®ほか）

アンプル

マスト3カ条

1. ミダゾラム、ジアゼパムのようなベンゾジアゼピン系薬剤の作用に、特異的に拮抗する。
2. 急速に投与すると、ベンゾジアゼピン系薬剤の離脱症状が出現することがあるので、緩徐に投与する。
3. 半減期が短いので、再鎮静に注意する。

この薬剤のマスト知識

副作用の発生率は1～2%で血圧上昇、悪心、頻脈などである[5,6]。本剤を用法・用量の範囲内で繰り返し投与しても意識レベルに変化がない場合は、吸入麻酔薬、プロポフォール、筋弛緩薬などベンゾジアゼピン系薬剤以外の原因を考慮する。
◉**だからナースは何に注意する？**
薬剤が確実に投与されているかを再確認する。

【投与】

投与のタイミング：筋弛緩薬を併用している場合には、筋弛緩薬を拮抗してから本剤を投与する。
理由：覚醒しているのに動けないという不快感を引き起こす。
対応：もし本剤を先に投与した場合は、声かけをして安心させるとともに早急に筋弛緩を拮抗する。

【術後】

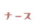

要観察：再鎮静が現れることがある。
理由：ベンゾジアゼピン系薬剤によっては、本剤より半減期が長いものがあり、鎮静効果が再び現れることがある。
対応：上気道閉塞がないかを確認し、必要なら本剤を追加投与する。

第1章　C〜E

引用・参考文献

1) Mertes, PM. et al. Anaphylactic and anaphylactoid reactions occurring during anesthesia in France in 1999-2000. Anesthesiology. 99 (3), 2003, 536-45.

2) Sadleir, PH. et al. Anaphylaxis to neuromuscular blocking drugs：incidence and cross-reactivity in Western Australia from 2002 to 2011. Br J Anaesth. 110, 2013, 981-7.

3) Sadove, MS. et al. Hepatitis after use of two different fluorinated anesthetic agent. Anesth Analg. 53 (2), 1974, 336-40,

4) Macario, A. et al. Meta-analysis of trials comparing postoperative recovery after anesthesia with sevoflurane or desflurane. Am J Health Syst Pharm. 62 (1), 2005, 63-8.

5) 各薬剤インタビューフォーム.

6) 日本麻酔科学会安全委員会医薬品適正評価対策ワーキンググループ. 麻酔薬および麻酔関連薬使用ガイドライン. 改訂第3版. 兵庫, 日本麻酔科学会, 2009-2012.

7) Apfelbaum, JL. et al. American Society of Anesthesiologists Task Force on Management of the Difficult Airway. Practice guidelines for management of the difficult airway：an updated report by the American Society of Anesthesiologists Task Force on Management of the Difficult Airway. Anesthesiology. 118 (2), 2013, 251-70.

8) 大路正人ほか. 眼内長期滞留ガス（SF_6, C_3F_8）使用ガイドライン. 日本眼科学会雑誌. 114 (2), 2010, 110-5.

第2章

局所麻酔に使用する薬剤

いつ何のために使う？

いつ使う？

局所麻酔施行時に使用する。成人の場合は意識下に投与することが多いが、小児では全身麻酔下に投与する場合もある。

使用する目的

痛み刺激が末梢神経を伝わり、脊髄に到達するのを抑制する鎮痛目的で使用される。

使い分けのおおまかなルール

必要とされる麻酔範囲、ブロックの強度、作用時間などから局所麻酔薬の種類と濃度を選択する。

注意点

投与総量が多くなったり血管内注入が起こったりすると、局所麻酔薬中毒の発生リスクが高くなるため注意が必要である。

（壽原朋宏）

第2章

A 脊髄くも膜下麻酔に使用する薬剤

医療法人財団明理会行徳総合病院 麻酔科 逢坂佳宗

どこにどう効く？この薬剤の これだけ ポイント

脊髄のすぐそばに注入！少量で、早く、すごく効く！

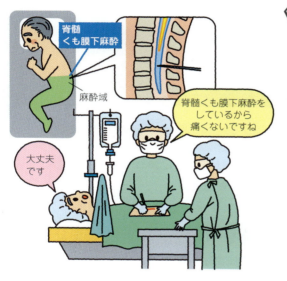

ズバリ！この薬の3 POINT

1. 比重によって、高比重、等比重、低比重の3つに分類される。高比重は、麻酔高の調節にすぐれ、効果発現が早い。等比重や低比重は、重力に反して効果が広がるので、患側を上にしたままで効果が出る。

2. そのため、帝王切開をはじめとした腹部手術では高比重液を使用し、下肢の手術では等比重液を使用する。

3. 副作用として低血圧が起こりやすい。また、長くても3〜4時間しか効かない。

いつ何に注意する？ 準備時・投与前・投与中・投与後のこれだけポイント

準備時
- 救急処置ができるように準備しておく。事前に静脈路を確保しておく。
- 消毒セット、薬液を用意する。

投与前
- 脊髄くも膜下麻酔を施行する際には体位が大切である（表1、2)[1]。

投与中
- 薬液が予定量入るまで体位をしっかり保持する。

投与後
- 高比重液では片効き（下になっていたほうにだけ効果が出ること）になることがあるので、薬液注入後は速やかに仰臥位に戻し、適切な麻酔域を得るためにベッドの角度を調整する。数分以内に効果が出てくる。低血圧、徐脈が生じやすいので、投与して1分後に血圧測定し、それ以降14分間は2分ご

とに血圧を測定する。15分以上経過した後は2.5〜5分ごとに1回血圧を測定する。必要があれば連続的に血圧を測定する。

表1 脊髄くも膜下麻酔に用いられる局所麻酔薬（文献1を参考に作成）

局所麻酔薬	濃度	溶解液	比重
ブピバカイン塩酸塩水和物	0.5%	注射用水	等比重
ブピバカイン塩酸塩水和物	0.5%	7.27%グルコース液	高比重

表2 脊髄くも膜下麻酔における体位と局所麻酔薬の拡散（文献1を参考に作成）

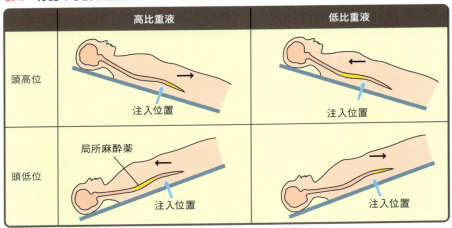

スグわかり！基礎知識　▶ この分類の薬剤一覧表

一般名（商品名）	適応・メリット	投与量・方法（年齢や患者状態により増減する）	作用発現時間（投与量により異なる）	持続時間（投与量により大きく異なる）	
ブピバカイン塩酸塩水和物（高比重）（マーカイン注脊麻用0.5%高比重）	●脊髄くも膜下麻酔 ●下腹部〜下肢	2〜4mL	5分以内	120〜180分	▶▶▶ p.92
ブピバカイン塩酸塩水和物（等比重）（マーカイン注脊麻用0.5%等比重）	●脊髄くも膜下麻酔 ●特に下肢	2〜4mL	5分以内	120〜180分	▶▶▶ p.93

スグわかり！共通ポイント ▶ 薬剤の特徴をまとめて覚えよう！

共通ポイント		薬剤名	解説
禁忌	● 大量出血やショック状態	● すべて	大量出血やショック状態では、過度の血圧低下が起こることがある。
	● 敗血症 ● 注射部位またはその周辺に炎症のある患者	● すべて	敗血症、注射部位に炎症のある患者では、髄膜炎症状を起こすことがある。
慎重投与	● 脊柱管や脊柱に変形のある患者	● すべて	脊髄損傷や神経根損傷による神経障害のおそれがあり、また麻酔範囲の予測も困難である。
	● 血液凝固障害や抗凝血薬を投与中の患者	● すべて	出血しやすいため、血腫形成や脊髄障害を起こすことがある。
	● 高齢者、妊婦	● すべて	仰臥位低血圧症候群を起こしやすく、麻酔範囲が広がりやすい。
副作用	● 低血圧、徐脈 ● 一過性神経症状	● すべて	投与後、少なくとも15分間は頻回に血圧を測定する。
	● アナフィラキシー	● テトラカイン塩酸塩＞ほかの薬剤	テトラカイン塩酸塩はエステル型のため、アナフィラキシーの頻度が高い。ただし、テトラカインは製造中止となっている。

「なぜ?」がわかる! ▶ 麻酔科医のファーストチョイス

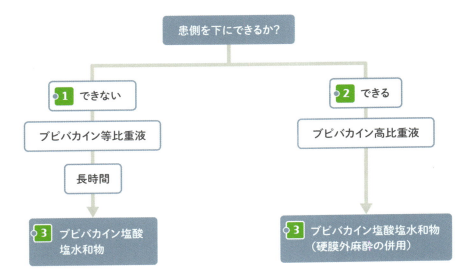

ファーストチョイスのなぜ?

1. 等比重、低比重の薬液は重力に逆らって拡散するため、患側を下にできない場合でも上側（患側）の麻酔ができる。
2. 上記以外の手術では調節のしやすい高比重の薬液を使用することが多い。
3. 取り扱いの簡便さからブピバカイン塩酸塩水和物（高比重、等比重）が主に使用される。

超速習！ 各薬剤の基礎知識

ブピバカイン塩酸塩水和物（高比重）
（マーカイン®注脊麻用 0.5%高比重）

アンプル

マスト3カ条

1. 下腹部〜下肢の手術に広く使用され、少量で済むので帝王切開で特に有効。
2. 等比重製剤に比べて作用発現時間が早く、作用持続時間は120〜180分である。
3. 麻酔範囲の広がりが比重に依存しているので、手術台の傾斜によって麻酔範囲の調節が可能である。

この薬剤のマスト知識

薬剤投与量は少量なので、局所麻酔薬中毒の可能性は低い。まれに知覚異常、膀胱直腸障害、麻痺などの脊髄神経障害が現れることがある。穿刺に際して患者が放散痛を訴えた場合や脳脊髄液が吸引しにくい場合、または血液混入を認めた場合は注入しない。術後の頭痛（硬膜穿刺後頭痛）を防ぐために、できるだけ細い脊椎穿刺針（25Gより細いもの）を用いる。

術後痛対策として投与する際は……?

日本では一般に脊髄くも膜下麻酔は、単回投与で用いられる。術後疼痛対策として、①薬剤にフェンタニルや塩酸モルヒネを混ぜる、②硬膜外麻酔を併用する、③IV-PCAを併用する、④アセトアミノフェン、NSAIDsを使用する、が挙げられる。

投与

麻酔科医
- 慎重投与の患者：妊娠後期の患者。
- 理由：仰臥位低血圧症候群を起こしやすく、麻酔範囲が広がりやすい。
- 麻酔科医の対応：頻回の血圧測定と輸液、昇圧薬を投与する。悪心や生あくびが出たら注意する。

ナース
高比重液では片効き（下になっていたほうにだけ効果が出ること）になることがあるので、薬液注入後は速やかに仰臥位に戻し、適切な麻酔域を得るためにベッドの角度を調整する。

麻酔科医
- 慎重投与の患者：高齢者、妊婦。
- 理由：低血圧になりやすく、麻酔範囲が広がりやすい。
- 麻酔科医の対応：頻回の血圧測定と輸液、昇圧薬を投与する。

麻酔科医
- 急変：ショック、中毒症状。
- 理由：まれにショックあるいは中毒症状を起こすことがある。
- 麻酔科医の対応：ただちに救急処置のとれる準備をしておくとともに、あらかじめ静脈路を確保する。

麻酔科医
- 急変：呼吸抑制。
- 理由：前投薬や術中に投与した鎮静薬、鎮痛薬などによる呼吸抑制が発現することがある。
- 麻酔科医の対応：鎮静薬、鎮痛薬などを使用する際は少量より投与し、必要に応じて追加投与することが望ましい。高齢者、小児、全身状態が不良な患者、肥満者、呼吸器疾患を有する患者では特に注意する。緊急気道確保の準備をする。

術後

麻酔科医・ナース
麻酔範囲を確認する。

投与

麻酔科医

慎重投与の患者：高齢者。
理由：低血圧になりやすく、麻酔範囲が広がりやすい。
麻酔科医の対応・注意：頻回の血圧測定と輸液、昇圧薬を投与する。骨折患者ではADLが低下しており、栄養状態も悪いことが多い。

ナース

手技の注意：体位変換時に注意する。
理由：急激に体位を変換すると麻酔範囲が高位に及ぶことがある。
ナースの対応：体位変換はゆっくりと行い、体位変換後も全身状態を十分に観察する。

麻酔科医

急変：ショック、中毒症状。
理由：まれにショックあるいは中毒症状を起こすことがある。
麻酔科医の対応：ただちに救急処置がとれるように準備しておくとともに、あらかじめ静脈路を確保する。

麻酔科医

急変：呼吸抑制。
理由：前投薬や術中に投与した鎮静薬、鎮痛薬などによる呼吸抑制が発現することがある。
麻酔科医の対応：鎮静薬、鎮痛薬などを使用する際は少量より投与し、必要に応じて追加投与することが望ましい。高齢者、小児、全身状態が不良な患者、肥満者、呼吸器疾患を有する患者では特に注意する。緊急気道確保の準備をする。

術後

麻酔科医

急変：麻酔域上昇。
理由：投与後1時間は麻酔域が上昇することがある。
麻酔科医の注意：術後数時間はバイタルサインをモニタリングする。

麻酔科医・ナース

麻酔範囲を確認する。

ブピバカイン塩酸塩水和物（等比重）

（マーカイン®注脊麻用 0.5%等比重）

アンプル

マスト3カ条

1. 重力に逆らって効果が出るため、患側（痛い側）を上にできるので、特に下肢の骨折手術で使用される。
2. 麻酔範囲の広がりが緩徐である。
3. 高比重製剤に比べて作用発現時間が遅い。作用持続時間は120〜180分である。

この薬剤のマスト知識

薬剤投与量は少量なので、局所麻酔薬中毒の可能性は低い。麻酔域の広がりが緩徐であるため、投与後1時間ほどしても麻酔域が固定していない場合がある。短時間で手術が終了した場合には、術後も継続して全身状態の観察を行う。厳密には、髄液に比べて比重はわずかに低い。

術後痛対策として投与する際は……？

日本では一般に脊髄くも膜下麻酔は、単回投与で用いられる。術後疼痛対策として、①薬剤にフェンタニルや塩酸モルヒネを混ぜる、②硬膜外麻酔を併用する、③IV-PCAを併用する、④アセトアミノフェン、NSAIDsを使用する、が挙げられる。

第2章 局所麻酔に使用する薬剤 A 脊髄くも膜下麻酔に使用する薬剤

第2章

B 硬膜外麻酔、伝達・浸潤・表面麻酔に使用する薬剤

医療法人財団明理会行徳総合病院 麻酔科　逢坂佳宗

どこにどう効く？ この薬剤のこれだけポイント

神経の周囲に局所麻酔薬を浸潤させて侵害刺激をブロック！ 伝達麻酔ではエコーもよく使われ、薬剤投与はナースの役目であることも。

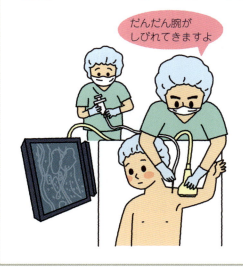

だんだん腕がしびれてきますよ

ズバリ！ この薬の3 POINT

1. 薬剤の効き方によって、短時間作用型、長時間作用型がある。
2. 手術時間や術後疼痛の程度によって使い分ける。硬膜外麻酔や伝達麻酔では、持続投与も使用される。薬剤の濃度を調節することで、運動機能を残したまま知覚遮断もできる。
3. 副作用として、硬膜外麻酔では低血圧や尿閉、伝達麻酔では知覚障害や運動障害が生じることがある。

いつ何に注意する？ 準備時・投与前・投与中・投与後のこれだけポイント

準備時
- 救急処置ができるように準備しておく。事前に静脈路を確保しておく。
- 消毒セット、薬液を用意する。リドカイン塩酸塩、ロピバカイン塩酸塩水和物、レボブピバカイン塩酸塩などではブリスター包装のものがあり、清潔野にそのまま出すことができる。

投与前
- 硬膜外麻酔を施行する際には体位が大切である。

投与中
- 体位の保持と穿刺中に異常感覚などがないかを確認する。また、血管内投与やくも膜下投与になっていないことを確認する。伝達麻酔では、ナースが投与する場合も多い。薬液は、頻回の吸引、2～3mLずつの分割投与を基本とする。

投与後
- 脊髄くも膜下麻酔に比べ、硬膜外麻酔や伝達麻酔では効果が出るまでに時間がかかる。

スグわかり！基礎知識　▶ この分類の薬剤一覧表

一般名（商品名）	適応・メリット	投与量・方法（年齢や患者状態により増減する）	作用発現時間（投与量により異なる）	持続時間（投与量により大きく異なる）	
リドカイン塩酸塩（キシロカインほか）	① 硬膜外麻酔 ② 伝達麻酔 ③ 浸潤・表面麻酔	① 1〜2%　5〜20mL ② 1〜1.5%　5〜20mL ③ 0.5〜1%　2〜40mL （7mg/kg）	① 15 分 ② 10〜20 分 ③ 数分以内	① 80〜120 分 ② 60〜120 分 ③ 60 分程度	▶▶▶ p.97
メピバカイン塩酸塩（カルボカイン）	① 硬膜外麻酔 ② 伝達麻酔 ③ 浸潤麻酔	① 1〜2%　5〜20mL ② 1〜1.5%　5〜20mL ③ 0.5〜1%　2〜40mL （7mg/kg）	① 15 分 ② 10〜20 分 ③ 数分以内	① 90〜140 分 ② 60〜120 分 ③ 60 分程度	▶▶▶ p.98
ロピバカイン塩酸塩水和物（アナペイン）	① 硬膜外麻酔 ② 伝達麻酔	① 0.75%　5〜20mL ② 0.5%　5〜20mL （3mg/kg）	① 20 分 ② 15〜30 分	① 140〜180 分 ② 120〜240 分	▶▶▶ p.99
ブピバカイン塩酸塩水和物（マーカイン）	① 硬膜外麻酔 ② 伝達麻酔	① 0.5%　5〜20mL ② 0.25%　5〜20mL （2mg/kg）	① 20 分 ② 10〜30 分	① 150〜180 分 ② 240〜480 分	▶▶▶ p.100
レボブピバカイン塩酸塩（ポプスカイン）	① 硬膜外麻酔 ② 伝達麻酔	① 0.75%　5〜20mL ② 0.5%　5〜20mL （3mg/kg）	① 20 分 ② 10〜30 分	① 150〜180 分 ② 240〜480 分	▶▶▶ p.101

全身麻酔を併用する場合や術後鎮痛に使用する場合には低濃度、低用量を用いる。
伝達麻酔は 1 神経あたりの量。（　）内には極量を示した。

スグわかり！共通ポイント　▶ 薬剤の特徴をまとめて覚えよう！

	共通ポイント	薬剤名	解説
禁忌	● 大量出血やショック状態	● すべて	大量出血やショック状態では、過度の血圧低下が起こることがある。
	● 敗血症 ● 注射部位またはその周辺に炎症のある患者	● すべて	敗血症、注射部位に炎症のある患者では、髄膜炎症状を起こすことがある。
慎重投与	● 脊柱管や脊柱に変形のある患者	● すべて	脊髄損傷や神経根損傷による神経障害のおそれがあり、また麻酔範囲の予測も困難である。
	● 血液凝固障害や抗凝血薬を投与中の患者	● すべて	出血しやすいため、血腫形成や脊髄障害を起こすことがある。
副作用	● 低血圧、徐脈	● すべて	投与後、少なくとも 15 分間は頻回に血圧を測定する。
	● 局所麻酔薬中毒	● すべて	不安、興奮、多弁、口周囲知覚麻痺、舌のしびれ、ふらつき、聴覚過敏、耳鳴、視覚障害、振戦、意識消失、全身痙攣が症状である。
	● 神経毒性	● すべて	神経毒性の強さ：リドカイン塩酸塩＞ブピバカイン塩酸塩水和物＝ロピバカイン塩酸塩水和物＝レボブピバカイン塩酸塩＞メピバカイン塩酸塩。

第 2 章　局所麻酔に使用する薬剤　B　硬膜外麻酔、伝達・浸潤・表面麻酔に使用する薬剤

OPE NURSING 2025 年 春季増刊　95

「なぜ？」がわかる！　麻酔科医のファーストチョイス

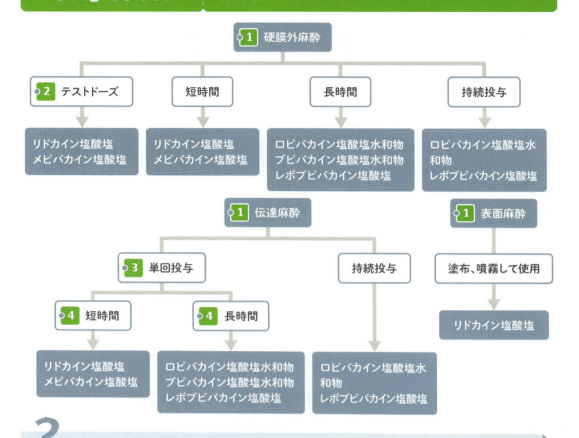

ファーストチョイスの なぜ？

1. 局所麻酔薬を多く使用するこれらの麻酔法では、ブピバカイン塩酸塩水和物は心毒性が高いため、最近では主により毒性の低いロピバカイン塩酸塩水和物やレボブピバカイン塩酸塩を使用する。

2. 硬膜外麻酔の試験投与（テストドーズ）や刺入部の浸潤麻酔には、リドカイン塩酸塩（キシロカイン®）を使用することが多い（血中濃度の安全域が広いため）。

3. 初回投与ではブピバカイン塩酸塩水和物は避けたほうがよい。

4. 伝達麻酔では2～3時間以内の処置、術後疼痛の程度が軽い手術ではリドカイン塩酸塩、メピバカイン塩酸塩を使用する。長時間手術、術後鎮痛が必要な場合にはロピバカイン塩酸塩水和物、ブピバカイン塩酸塩水和物、レボブピバカイン塩酸塩を使用する。必要に応じて持続投与を検討する。伝達麻酔では、ナースが投与する場合も多い。薬液は、頻回の吸引、少量ずつの分割投与を基本とする。

超速習！ 各薬剤の基礎知識

リドカイン塩酸塩（キシロカイン®ほか）

アンプル　バイアル　シリンジ

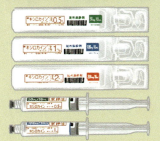

マスト3カ条

1. 硬膜外麻酔、伝達・浸潤・表面麻酔に使用できる。
2. 作用発現が早く、作用持続は60～120分で、1～2時間程度の手術に使用される。
3. 局所麻酔薬作用のほかに、抗不整脈作用や気管支収縮抑制作用がある。

この薬剤のマスト知識

0.5％は硬膜外麻酔、伝達麻酔、浸潤麻酔に、1％、2％はさらに表面麻酔でも適応がある。不整脈の治療薬としても重要である（心室性不整脈に有効）。血中濃度の安全域が広い。アドレナリン添加により持続時間が1.5～2倍に延長するとともに、止血作用により術中の出血を抑制する。炭酸水素ナトリウムの添加でアルカリ化することにより作用発現が早くなる。

術後痛対策として投与する際は……？

短時間作用型であるため、一般には持続投与には用いない。長時間作用型のロピバカインやレボブピバカインを用いる。

術前評価

麻酔科医
- 相互作用：アドレナリン添加時。
- 併用注意・禁忌：三環系抗うつ薬、MAO阻害薬、非選択性β遮断薬、ブチロフェノン、フェノチアジン系の向精神薬、α遮断薬、オキシトシン、麦角アルカロイド投与中。
- 麻酔科医の注意：循環変動が顕著になることがある。

投与

ナース
- 急変：血管内投与、くも膜下投与。
- 理由：注射針が血管内、くも膜下腔内に入っていないことを確認する。血管内投与で中毒症状が生じる。くも膜下腔内投与で全脊麻となるおそれがある。
- ナースの対応：ただちに気道確保を含めた救急処置がとれるよう準備しておく。

麻酔科医
- 副作用：表面麻酔時の局所麻酔薬中毒。
- 理由：表面麻酔では、粘膜から局所麻酔薬が吸収される。
- 麻酔科医の注意：吸収された局所麻酔薬により、局所麻酔薬中毒を生じることがある。

- 急変：徐脈、血圧低下に注意する。
- 理由：特に、硬膜外麻酔では高齢者や妊婦では麻酔範囲が広がりやすいので、投与量の減量を考慮する。
- 麻酔科医の対応：麻酔中はさらに増悪することがある。必要に応じて輸液、昇圧薬を投与する。

- 急変：鎮静薬、鎮痛薬などによる呼吸抑制。
- 理由：前投薬や術中に投与した鎮静薬、鎮痛薬などによる呼吸抑制が発現することがある。
- 麻酔科医の対応：使用する際は少量より投与する。気道確保の準備をする。

術後

- 急変：血管内誤投与、大量投与時の局所麻酔薬中毒。
- 理由：血中濃度の上昇に伴い、中毒が発現する。
- 麻酔科医の対応：気道確保、人工呼吸を行う。痙攣に対してジアゼパムまたはチオペンタールナトリウムなどを投与する。心停止に対してはただちに胸骨圧迫を行う。脂肪乳剤を投与する（リピッドレスキュー）。

メピバカイン塩酸塩（カルボカイン®）

アンプル　シリンジ

マスト3カ条

1. 硬膜外麻酔、伝達麻酔、浸潤麻酔に適応がある。
2. 作用発現はリドカイン塩酸塩と同等で早く、持続時間はリドカイン塩酸塩より少し長い。
3. アミド型局所麻酔薬のなかで最も神経毒性が低い。

この薬剤のマスト知識

0.5％、1％、2％製剤があり、硬膜外麻酔、伝達麻酔、浸潤麻酔に適応がある。作用時間はリドカイン塩酸塩よりも少し長く、主に2〜2.5時間の手術に用いられる。局所の血管収縮作用はない。肝臓の酸化酵素で代謝される。肝不全の患者では中毒を生じやすい。胎盤通過性がリドカイン塩酸塩より大きく、胎児中毒の可能性がある。

術後痛対策として投与する際は……？

短時間作用型であるため、一般には持続投与には用いない。長時間作用型のロピバカインやレボブピバカインを用いる。

術前評価 麻酔科医
- 相互作用：アドレナリン添加時。
- 併用注意・禁忌：三環系抗うつ薬、MAO阻害薬、非選択性β遮断薬、ブチロフェノン、フェノチアジン系の向精神薬、α遮断薬、オキシトシン、麦角アルカロイド投与中。
- 麻酔科医の注意：循環変動が顕著になることがある。

投与 麻酔科医
- 急変：血管内投与、くも膜下投与。
- 理由：注射針が血管内、くも膜下腔内に入っていないことを確認する。血管内投与で中毒症状が生じる。くも膜下腔内に多量の薬剤が入った場合には全脊麻となる。
- 麻酔科医の対応：ただちに気道確保を含めた救急処置のとれる準備をしておく。あらかじめ静脈路を確保しておく。

 麻酔科医
- 急変：徐脈、血圧低下に注意する。
- 理由：特に、高齢者や妊婦では麻酔範囲が広がりやすいので、投与量の減量を考慮する。
- 麻酔科医の対応：麻酔中はさらに増悪することがある。必要に応じて輸液、昇圧薬を投与する。

 麻酔科医
- 急変：鎮静薬、鎮痛薬などによる呼吸抑制。
- 理由：前投薬や術中に投与した鎮静薬、鎮痛薬などによる呼吸抑制が発現することがある。
- 麻酔科医の対応：使用する際は少量より投与し、必要に応じて追加投与する。緊急気道確保の準備をする。

- 急変：血管内誤投与、大量投与時の局所麻酔薬中毒。
- 理由：血中濃度の上昇に伴い、中毒が発現する。
- 麻酔科医の対応：気道確保、人工呼吸を行う。痙攣に対してジアゼパムまたはチオペンタールナトリウムなどを投与する。心停止に対してはただちに胸骨圧迫を行う。脂肪乳剤を投与する（リピッドレスキュー）。

術後

ロピバカイン塩酸塩水和物
（アナペイン®）

`アンプル` `バッグ`

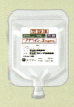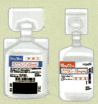

マスト3カ条

1. 低濃度での使用で、痛覚遮断と運動神経遮断の分離に優れている。
2. ブピバカイン塩酸塩水和物やレボブピバカイン塩酸塩と比較して知覚神経遮断作用はほぼ同等であるが、運動遮断作用は低い。
3. ブピバカイン塩酸塩水和物やレボブピバカイン塩酸塩に比べて心毒性が低い。

この薬剤のマスト知識

2mg/mL は術後鎮痛だけ、7.5mg/mL は硬膜外麻酔、伝達麻酔、10mg/mL は硬膜外麻酔だけに適応がある。初めて術後鎮痛に対する適応が認められた局所麻酔薬である。運動神経に対する作用が弱いため、動きを残したまま痛みを取るという、分離遮断が容易である。胎盤通過性が低いため、妊婦への投与や硬膜外無痛分娩でも使用される。結晶が析出するのでアルカリ化には適さない。

術後痛対策として投与する際は……？

硬膜外麻酔、伝達麻酔（末梢神経ブロック）の術後持続投与に用いる。濃度：0.1〜0.25％、投与量：4〜6mL/時、患者によって調整する。
注意点：カテーテル位置異常などにより、液漏れや効果が不良になることがある。また、運動障害や知覚障害を生じることがある。運動障害や知覚異常が遷延する場合には神経学的所見を観察し、進行するようなら硬膜外血腫を疑う。

術前評価 ← 麻酔科医
- 相互作用：フルボキサミンマレイン酸塩（ルボックス®、デプロメール®）等の内服。
- 理由：全身クリアランスが70％低下し、消失半減期が2倍に延長する。

投与 ← 麻酔科医
- 急変：血管内投与、くも膜下投与。
- 理由：注射針が血管内、くも膜下腔内に入っていないことを確認する。血管内投与で中毒症状が生じる。くも膜下腔内に多量の薬剤が入った場合には、全脊麻となる。
- 麻酔科医の対応：ただちに気道確保を含めた救急処置のとれる準備をしておく。あらかじめ静脈路を確保しておく。

← ナース
- 手技の注意：伝達麻酔ではナースが投与することも多い。注入時は血管内に入っていないことを吸引して確認してから、少量ずつ間欠投与をする。

← 麻酔科医
- 急変：徐脈、血圧低下に注意する。
- 理由：特に、高齢者や妊婦などでは麻酔範囲が広がりやすいので、投与量の減量を考慮する。
- 麻酔科医の対応：麻酔中はさらに増悪することがある。必要に応じて輸液、昇圧薬を投与する。

← 麻酔科医
- 急変：鎮静薬、鎮痛薬などによる呼吸抑制。
- 理由：前投薬や術中に投与した鎮静薬、鎮痛薬などによる呼吸抑制が発現することがある。
- 麻酔科医の対応：使用する際は少量より投与し、必要に応じて追加投与する。緊急気道確保の準備をする。

- 急変：血管内誤投与、大量投与時の局所麻酔薬中毒。
- 理由：血中濃度の上昇に伴い、中毒が発現する。
- 麻酔科医の対応：気道確保、人工呼吸を行う。痙攣に対してジアゼパムまたはチオペンタールナトリウムなどを投与する。心停止に対してはただちに胸骨圧迫を行う。

術後
- 局所麻酔薬中毒時のリピッドレスキュー：局所麻酔薬による心停止が、通常の治療に反応しない場合に、通常の心肺蘇生に加えて脂肪乳剤を投与する（リピッドレスキュー）。

ブピバカイン塩酸塩水和物（マーカイン®）

バイアル

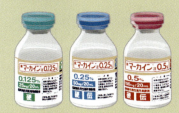

マスト3カ条

1. 作用時間が長い（効果発現は遅い）。
2. 局所麻酔薬中毒による循環虚脱や心停止が生じた場合には、ほかの局所麻酔薬に比べて蘇生率が非常に低い。
3. ジゴキシン投与中の患者では、中毒症状が発現しやすくなるため注意する。

この薬剤のマスト知識

0.125％は硬膜外麻酔、0.25％、0.5％は伝達麻酔、硬膜外麻酔に適応がある。リドカイン塩酸塩と比較すると毒性は弱く、一過性神経症候群を引き起こす頻度が低い。胎盤通過性が低いため、分娩麻酔に広く用いられてきた。脂質親和性が高いため、運動神経遮断効果が高い。血管内誤投与時や大量投与時における心毒性が強い。痙攣と同時に心停止が発現する可能性がある。心臓のナトリウムチャネルへの結合も強く、心停止が生じた場合の蘇生率は非常に低い。

術後痛対策として投与する際は……？

硬膜外麻酔、伝達麻酔（末梢神経ブロック）の術後持続投与に用いる。濃度：0.1〜0.25％、投与量：4〜6mL/時、患者によって調整する。注意点：心毒性が強いため、一般には安全性の高いロピバカインやレボブピバカインを用いる。

術前評価

麻酔科医
- 相互作用：ジゴキシン投与中の患者に注意する。
- 理由：ブピバカイン塩酸塩水和物の中毒症状が発現しやすい。

投与

麻酔科医
- 急変：血管内投与、くも膜下腔内投与。
- 理由：注射針が血管内、くも膜下腔内に入っていないことを確認する。血管内投与で中毒症状が生じる。くも膜下腔内に多量の薬剤が入った場合には全脊麻となる。
- 麻酔科医の対応：ただちに気道確保を含めた救急処置のとれる準備をしておく。あらかじめ静脈路を確保しておく。

ナース
- 手技の注意：伝達麻酔ではナースが投与することも多い。注入時は血管内に入っていないことを吸引して確認してから、少量ずつ間欠投与をする。

麻酔科医
- 急変：局所麻酔薬中毒。
- 理由：血管内誤投与、大量投与時に発現する可能性がある。
- 麻酔科医の注意：ほかの薬剤に比べて、局所麻酔薬中毒による循環虚脱およびそれに起因する心停止が生じた場合、蘇生率が非常に低い。
- 局所麻酔薬中毒時のリピッドレスキュー：局所麻酔薬による心停止が、通常の治療に反応しない場合に、通常の心肺蘇生に加えて脂肪乳剤を投与する（リピッドレスキュー）。

麻酔科医
- 急変：徐脈、血圧低下に注意する。
- 理由：特に、高齢者や妊婦では麻酔範囲が広がりやすいので、投与量の減量を考慮する。
- 麻酔科医の対応：麻酔中はさらに増悪することがある。必要に応じて輸液、昇圧薬を投与する。

麻酔科医
- 急変：鎮静薬、鎮痛薬などによる呼吸抑制。
- 理由：前投薬や術中に投与した鎮静薬、鎮痛薬などによる呼吸抑制が発現することがある。
- 麻酔科医の対応：使用する際は少量より投与し、必要に応じて追加投与する。緊急気道確保の準備をする。

術後

レボブピバカイン塩酸塩
（ポプスカイン®）

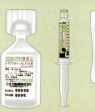

アンプル　シリンジ　バッグ

マスト3カ条

1. 硬膜外麻酔、伝達麻酔、術後鎮痛に適応がある、長時間作用タイプの局所麻酔薬である。
2. ブピバカイン塩酸塩水和物と同等の効力、持続時間をもつが、心血管系や中枢神経系への副作用が少ない。
3. 痙攣誘発や心原性致死量を生じる血中濃度は、ブピバカイン塩酸塩水和物の約2倍である。

この薬剤のマスト知識

0.25％は術後鎮痛、伝達麻酔、0.5％は伝達麻酔、0.75％は硬膜外麻酔に適応がある。ブピバカイン塩酸塩水和物のS（−）-エナンチオマー（ブピバカイン〔ラセミ体〕に含まれる2つの光学異性体のうち、心毒性がより少ない左旋性〔S〈−〉体〕）のみを製剤化したアミド型の長時間作用性の局所麻酔薬である。ブピバカイン塩酸塩水和物に比べて安全性は高いが、局所麻酔薬中毒の危険性がないわけではない。

術後痛対策として投与する際は……?

硬膜外麻酔、伝達麻酔（末梢神経ブロック）の術後持続投与に用いる。
濃度：0.1〜0.25％、投与量：4〜6mL/時、患者によって調整する。
注意点：カテーテル位置異常などにより、液漏れや効果が不良になることがある。また、運動障害や知覚障害を生じることがある。運動障害や知覚異常が遷延する場合には神経学的所見を観察し、進行するようなら硬膜外血腫を疑う。

投与

【麻酔科医】
- 急変：血管内投与、くも膜下投与。
- 理由：注射針が血管内、くも膜下腔内に入っていないことを確認する。血管内投与で中毒症状が生じる。くも膜下腔内に多量の薬剤が入った場合には全脊麻となる。
- 麻酔科医の対応：ただちに気道確保を含めた救急処置のとれる準備をしておく。あらかじめ静脈路を確保しておく。

【ナース】
- 手技の注意：伝達麻酔ではナースが投与することも多い。注入時は血管内に入っていないことを吸引して確認してから、少量ずつ間欠投与をする。

【麻酔科医】
- 急変：徐脈、血圧低下に注意する。
- 理由：特に、高齢者や妊婦では麻酔範囲が広がりやすいので、投与量の減量を考慮する。
- 麻酔科医の対応：麻酔中はさらに増悪することがある。必要に応じて輸液、昇圧薬を投与する。

【麻酔科医】
- 急変：鎮静薬、鎮痛薬などによる呼吸抑制。
- 理由：前投薬や術中に投与した鎮静薬、鎮痛薬などによる呼吸抑制が発現することがある。
- 麻酔科医の対応：使用する際は少量より投与し、必要に応じて追加投与する。緊急気道確保の準備をする。

【麻酔科医】
- 急変：血管内誤投与、大量投与時の局所麻酔薬中毒。
- 理由：血中濃度の上昇に伴い、中毒が発現する。
- 麻酔科医の対応：気道確保、人工呼吸を行う。痙攣に対してジアゼパムまたはチオペンタールナトリウムなどを投与する。心停止に対してはただちに胸骨圧迫を行う。
- 局所麻酔薬中毒時のリピッドレスキュー：局所麻酔薬による心停止が、通常の治療に反応しない場合に、通常の心肺蘇生に加えて脂肪乳剤を投与する（リピッドレスキュー）。

術後

第2章 A～B

引用・参考文献

1) 高崎眞弓編著. "脊髄くも膜下麻酔のときの局所麻酔薬の使い方". 周術期治療薬ガイド. 東京, 文光堂, 2003, 30-1, (麻酔科診療プラクティス, 9).
2) "硬膜外麻酔のときの局所麻酔薬の選択". 前掲書1), 32-3.
3) 吉山毅ほか. "腕神経叢ブロックのときの局所麻酔薬の使い方". 前掲書1), 34-5.
4) 鈴木尚志. "局所麻酔薬の副作用－全身毒性に対する予防策と対応策－". 麻酔科医がよく使う薬の副作用. 津崎晃一編. 東京, 克誠堂出版, 2011, 73-115.
5) 中本達夫ほか. "局所麻酔薬中毒の臨床". 局所麻酔薬中毒・アレルギー. 浅田章ほか編. 東京, 克誠堂出版, 2008, 166-95.
6) 井上壮一郎ほか. "術後鎮痛". オピオイド：基礎を知って臨床で使いこなす. 垣花学ほか編. 東京, 克誠堂出版, 2012, 108-37.
7) 横山和子ほか. "応用編". 局所麻酔：その基礎と臨床. 浅田章編. 東京, 克誠堂出版, 2004, 119-256.
8) 紫藤明美ほか. "局所麻酔薬". 新戦略に基づく麻酔・周術期管理 麻酔科医のための周術期の薬物使用法. 川真田樹人編. 東京, 中山書店, 2015, 141-66.
9) 日本麻酔科学会. "Ⅴ局所麻酔薬". 麻酔薬および麻酔関連薬使用ガイドライン. 第3版4訂. 2018, 123-40.
10) LipidRescue™Resuscitation. （http://www.lipidrescue.org）.

第3章

術中の循環管理に使用する薬剤

いつ何のために使う？

いつ使う？

麻酔中、強い侵害刺激が加わる状況では血管拡張薬や交感神経遮断薬が使用される。一方、侵害刺激がわずかで麻酔薬、鎮痛薬によるストレス反応抑制効果が優勢な状況では血管収縮薬、心収縮力増強薬が用いられる。

使用する目的

血圧、心拍数などの循環動態を適切な範囲に維持することを目的に使用する。

使い分けのおおまかなルール

単回投与する薬剤と持続投与する薬剤に大別される。最近は血行動態の安定化が重視されるため、持続投与する薬剤の使用頻度が増えている。

注意点

血管収縮薬には組織障害性の強い薬剤が多く、血管外に漏出した場合に皮膚潰瘍などが生じうるため注意が必要である。

（壽原朋宏）

第3章

A 昇圧薬

NTT 東日本関東病院 麻酔科・集中治療科　柏木政憲

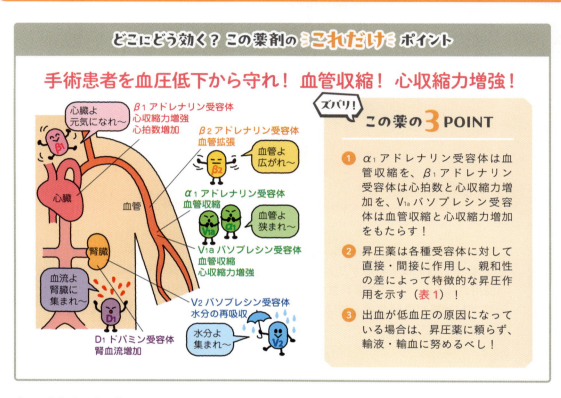

どこにどう効く？この薬剤のこれだけポイント

手術患者を血圧低下から守れ！ 血管収縮！ 心収縮力増強！

この薬の3 POINT

1. α₁アドレナリン受容体は血管収縮を、β₁アドレナリン受容体は心拍数と心収縮力増加を、V₁ₐバソプレシン受容体は血管収縮と心収縮力増加をもたらす！
2. 昇圧薬は各種受容体に対して直接・間接に作用し、親和性の差によって特徴的な昇圧作用を示す（表1）！
3. 出血が低血圧の原因になっている場合は、昇圧薬に頼らず、輸液・輸血に努めるべし！

表1 主な昇圧薬の作用
グループ分けの一例

カテコールアミン	強心薬*	血管収縮薬	薬剤		α₁受容体	β₁受容体	β₂受容体	心拍出量	心拍数	末梢血管抵抗・平均血圧	肺毛細血管圧
		○	エフェドリン塩酸塩		+	++	++	↑	↑	↑	0
		○	フェニレフリン塩酸塩		++	0	0	↓	↓	↑↑	↑
○	○	○	ノルアドレナリン		+++	++	0/+	0	0	↑↑↑	↑
○	○	○	アドレナリン		+++	+++	+++	↑↑	↑↑	↑	↑
○	○		ドパミン塩酸塩	中等度用量（2〜10μg/kg/分）	+	+	0	↑	↑	↑	↑
				高用量（10〜20μg/kg/分）	++	++	0	↑	↑	↑↑	↑
○	○		ドブタミン塩酸塩		+	+++	+	↑↑	↑	↓	↓
		○	バソプレシン		0	0	0	↓	↓	↑↑	0

*ホスホジエステラーゼⅢ阻害薬、ジギタリス等も強心薬と呼ばれることがある

いつ何に注意する？ 準備時・投与前・投与中・投与後のこれだけポイント

準備時
- 低血圧は程度と持続性に応じて、輸液負荷、ボーラス投与の昇圧薬、持続静注の昇圧薬の順で対応が行われることが多い。出血量や尿量などの情報をこまめに麻酔科医に提供する。
- 重症で持続する低血圧の場合、シリンジポンプや太い静脈路、Aライン確保の準備が遅れないように気を配る。

投与前
- 薬剤の濃度、種類、投与量・投与速度、ルートを確認・把握する。

投与中
- 血圧、心拍数、心電図および尿量を観察する。
- 高齢者や徐脈の患者では投与から効くまで時間がかかる。効果が現れる前に追加投与を行うと、過度の高血圧をきたすおそれがあるので注意する。
- 大量出血や低心機能、難治性の低血圧では、観血的動脈圧測定、心拍出量などのモニタリングを速やかに行えるように気を配る。
- 耐性を生じ、効果が次第に減少することがある。

投与後
- 低血圧の原因が解消されているかを考える。特に in-out バランス！
- 特に手術終了時の投与中止は、麻酔の影響からの回復と重なって血行動態が大きく変化するので、血圧、心拍数、心電図のモニタリングをしっかり行う。大量出血後や、汎発性腹膜炎、敗血症性ショックの患者で昇圧薬が持続静注されている場合、患者と一緒にシリンジポンプも移送するか麻酔科医に確認する。

スグわかり！基礎知識 ▶ この分類の薬剤一覧表

一般名（商品名）	適応・メリット	投与量・方法（年齢や患者状態により増減する）	作用発現時間（投与量により異なる）	持続時間（投与量により大きく異なる）	
エフェドリン塩酸塩（ヱフェドリン「ナガヰ」ほか）	●麻酔時の血圧降下	【静注】1回4〜8mg。1アンプルを10倍に希釈して使用する。	1〜2分	10〜15分	▶▶▶ p.110
		【筋注・皮下注】20〜40mg。	10〜15分	1時間以上	
フェニレフリン塩酸塩（ネオシネジンコーワほか）	●低血圧時の昇圧	【静注】1回0.05〜0.1mg。	1分	5分	▶▶▶ p.111
		【持続静注】0.6〜1.2mg/時で開始する。		（持続静注では開始から血圧上昇まで数分かかるので、まずは1回静注で使用する）	
	●発作性上室性頻脈（ファーストチョイスはアデノシン三リン酸二ナトリウム水和物（アデホス®ほか））	【静注】最大1mg。			
ノルアドレナリン（ノルアドリナリン）	●輸液やフェニレフリンで対応しきれない急性低血圧またはショック時の補助治療（強力・敗血症性ショック時のファーストチョイス）	【持続静注】成人：0.01〜0.2μg/kg/分。小児：0.1〜2μg/kg/分。	速やか	投与中止後1〜2分	▶▶▶ p.112
		【皮下注】成人：1回0.1〜1mg。	速やか	10数分間	

薬剤名	適応	用量	効果発現	作用持続	
アドレナリン （ボスミン、アドレナリン、エピペンほか）	● 気管支痙攣	【皮下注】0.01mg/kg を 3 回に分け、20 分間隔。	速やか	静注の場合 3〜5 分	▸▸▸ p.113
	● アナフィラキシー（上記の強力な救急薬として素早く投与可能）	成人：【筋注】0.3〜0.5mg を 15〜20 分ごとに反復する。 【静注】0.1mg を 5 分かけて 【持続静注】1〜4μg/ 分。 小児：【静注】0.01mg/kg、20 分ごと。			
	● 急性低血圧またはショック	【静注】初回投与量 1μg/分。			
	● 症候性徐脈	【持続静注】初回投与量 2〜10μg/ 分。			
	● 心停止（蘇生のファーストチョイス）	成人：【静注・骨髄内】1mg、20mL の生理食塩水で後押し。3〜5 分ごと。 【気管内】静注の 2〜2.5 倍。 小児：【静注・骨髄内】0.01mg/kg。 【気管内】0.1mg/kg。 新生児：【静注】0.01〜0.03mg/kg。3〜5 分ごと。			
	● 局所麻酔薬の血管内誤投与の早期診断	20 万〜40 万倍で混合。			
	● 局所の止血	【局所浸潤または散布】1 万〜20 万倍。			
	● 鼻出血	【外用】1,000〜5,000 倍。			
ドブタミン塩酸塩 （ドブトレックスほか）	● 急性循環不全による心収縮力増強（心拍出量増加のファーストチョイス）	【持続静注】2〜10μg/kg/分で投与開始。病態に応じて 0.5〜20μg/kg/ 分。	5 分以内	投与中止後 5 分以内	▸▸▸ p.115
ドパミン塩酸塩 （イノバンほか）	● 急性循環不全（心原性ショック・出血性ショック） ● （急性循環不全の前状態や、利尿を得たい時）	【中心静脈】初期投与量 3〜5μg/kg/ 分。 最大 20μg/kg/ 分。	5 分以内	10 分以内	▸▸▸ p.116
バソプレシン （ピトレシン）	● 血管拡張性ショック、敗血症性ショック	【持続静注】0.03 単位 /分。ノルアドレナリンとともに。	速やか	30〜60 分	▸▸▸ p.117

スグわかり！共通ポイント ▶ 薬剤の特徴をまとめて覚えよう！

共通ポイント		薬剤名	解説
禁忌 ＊薬剤名の（ ）内は慎重投与	● 心室性頻拍	● フェニレフリン塩酸塩 ● ノルアドレナリン ● （エフェドリン塩酸塩）	頻脈の悪化、心拍出量、脳血流量の減少のおそれがある。
	● 閉塞隅角緑内障・狭隅角	● フェニレフリン塩酸塩 ● アドレナリン ● （エフェドリン塩酸塩）	点眼により、閉塞隅角緑内障の発作を誘発することがある。エフェドリン塩酸塩では慎重投与。
	● 冠動脈硬化症	● バソプレシン ● （ドブタミン塩酸塩、アドレナリン）	バソプレシンでは心筋虚血を延長させることがある。ドブタミン塩酸塩では心筋酸素需給バランス悪化のおそれがある。
	● 糖尿病	● アドレナリン ● （ノルアドレナリン、エフェドリン塩酸塩）	血糖が上昇することがある。
慎重投与	● 頻脈性不整脈	● ドパミン塩酸塩 ● ドブタミン塩酸塩	頻脈を悪化させることがある。
	● 甲状腺機能亢進症	● エフェドリン塩酸塩 ● ノルアドレナリン	甲状腺機能亢進症が悪化することがある。
	● 末梢循環障害	● ノルアドレナリン ● アドレナリン ● ドパミン塩酸塩	糖尿病、凍傷、動脈硬化症、バージャー病などで末梢血管収縮による症状悪化のおそれがある。
併用禁忌 ＊薬剤名の（ ）内は併用注意	● 向精神薬	● アドレナリン ● （ノルアドレナリン）	α 遮断作用をもつ向精神薬を内服中の患者では、β 刺激作用が優位になり、低血圧が起こることがある。
	● コカイン中毒	● アドレナリン ● ノルアドレナリン	カテコールアミンの作用増強、症状悪化のおそれがある。
	● ジギタリス製剤使用	● アドレナリン ● （エフェドリン塩酸塩）	心室性不整脈が出現することがある。
併用注意	● デスフルラン ● セボフルラン	● アドレナリン ● ノルアドレナリン ● ドパミン塩酸塩 ● エフェドリン塩酸塩	頻脈、心室細動発現の危険性が増大する。デスフルランの方が不整脈が出やすい。 これらの薬剤により、心筋のカテコールアミン感受性が亢進すると考えられている。
	● カテコールアミン製剤の併用投与	● アドレナリン ● ドパミン塩酸塩 ● エフェドリン塩酸塩など	交感神経刺激作用が増強され、不整脈、時に心停止を起こすことがあることに注意しながらしばしば行われている。
	● β 遮断薬	● アドレナリン ● ドブタミン塩酸塩 ● フェニレフリン塩酸塩	血圧上昇、徐脈が現れることがある。β 遮断作用により、α 刺激作用が優位になると考えられている。
	● MAO-I（モノアミン酸化酵素阻害薬）	● アドレナリン ● ノルアドレナリン ● ドパミン塩酸塩 ● フェニレフリン塩酸塩	休薬 3 週間未満の患者では、代謝を阻害して作用延長・作用増強から異常高血圧をきたすことがある。

第 3 章　術中の循環管理に使用する薬剤　A　昇圧薬

OPE NURSING 2025 年 春季増刊　107

併用注意	● SNRI	● アドレナリン ● ノルアドレナリン	作用が増強され、異常高血圧をきたすおそれがある。
	● 三環系抗うつ薬	● アドレナリン ● ノルアドレナリン ● フェニレフリン塩酸塩 ● エフェドリン塩酸塩	作用が増強され、異常高血圧をきたすおそれがある。交感神経終末のノルアドレナリン枯渇により、効果が減弱するおそれがある。
	● 分娩促進薬（オキシトシンなど）	● ノルアドレナリン ● エフェドリン塩酸塩 ● フェニレフリン塩酸塩	血圧上昇作用が増強される。
	● 麦角アルカロイド（ジヒドロエルゴタミンメシル酸塩、メチルエルゴメトリンマレイン酸塩など）	● アドレナリン ● ノルアドレナリン ● フェニレフリン塩酸塩 ● エフェドリン塩酸塩	これらの片頭痛治療薬や子宮収縮薬のもつ血管収縮作用との相乗効果により、異常高血圧をきたすことがある。
	● 甲状腺製剤	● アドレナリン ● ノルアドレナリン	心筋のβ受容体を増加させ、心筋虚血発作が起こることがある。
	● 利尿薬（チアジド系、ループ利尿薬、スピロノラクトン）	● ノルアドレナリン ● アドレナリン	血管反応性を低下させることがある。エフェドリン塩酸塩では血清カリウム低下作用が増強される。

「なぜ？」がわかる！　麻酔科医のファーストチョイス

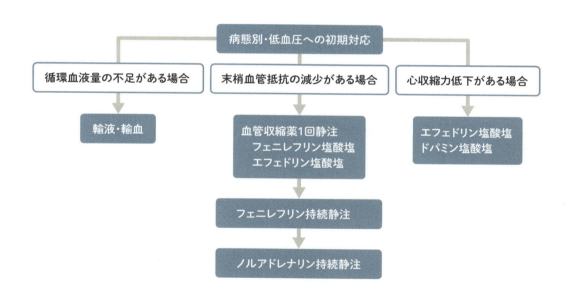

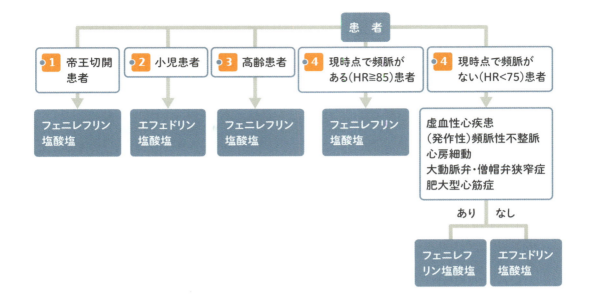

> ### ファーストチョイスの**なぜ？**
>
> 1. エフェドリン塩酸塩は、フェニレフリン塩酸塩よりも胎盤を通過しやすく、胎児がアシドーシスになりやすい。帝王切開患者の低血圧治療では、フェニレフリン塩酸塩を選択する。
> 2. 小児の心拍出量増加には、心拍数を増加させるエフェドリン塩酸塩を選択する。
> 3. 高齢者ではエフェドリンが効きにくい患者が一定数いるのと、エフェドリンはネオシネジンよりも投与から血圧上昇まで時間がかかる傾向があるため、ネオシネジンが選択されることがある。
> 4. 一般にエフェドリン塩酸塩が第1選択とされるが、「頻脈がある」「頻脈にしたくない」「心筋酸素消費量を増加させたくない」「心収縮力を増強させたくない」症例では、フェニレフリン塩酸塩を選択する。

超速習！ 各薬剤の基礎知識

エフェドリン塩酸塩
（ヱフェドリン「ナガヰ」ほか）

アンプル

マスト3カ条

1. 「血管収縮」「心収縮力増強」「心拍数増加」の3拍子揃った昇圧薬！
2. 心拍数が増加しても不都合がない「普通の患者」で、低血圧の一時的治療に用いられる第1選択薬！
3. 一時しのぎの薬剤として、その短い作用時間（数分間）の間に、出血、麻酔薬過剰、心臓など低血圧の原因を発見・修正するように努める！

この薬剤のマスト知識

反復投与を行うと、交感神経終末のノルアドレナリンが枯渇して間接作用が失われ、急速に効果が弱まる場合がある。高齢者では、血管収縮作用が弱く、強心作用が強く出現する傾向があるので、頻脈、不整脈、冠動脈攣縮が出現することがある。

◉だからナースは何に注意する？
心電図と血圧の監視を怠らないようにする。通常は、総量で1アンプル以内の使用にとどめ、それ以上になるようならば、ほかの昇圧薬の使用を提案する。

術前評価

　ナース

使用が予想されるケース：24時間以内にアンジオテンシン受容体Ⅱ拮抗薬（ARB）やアンジオテンシン変換酵素阻害薬（ACE-I）を常用している患者。導入時にレミフェンタニル塩酸塩（アルチバ®静注用）が使用される患者。高比重液による脊髄くも膜下麻酔が行われる患者。
理由：低血圧発生のリスクが高い。
ナースの確認：24時間以内のARBやACE-I投与が行われていないかを確認する。脊髄くも膜下麻酔では麻酔高が乳頭レベル（Th$_4$）付近まで達していないかを確認する。

　麻酔科医

注意すべき患者：甲状腺機能亢進症の患者。
理由：症状悪化のおそれがある。

準備

ナース

希釈：静注時には、エフェドリン塩酸塩1アンプル（40mg/1mL）を9mLの生理食塩水で希釈して計10mL（4mg/1mL）とする。

投与

麻酔科医

投与方法：血圧を頻回（たとえば2分30秒ごと）に測定しながら、1回4〜8mgを投与する。8mgを投与した場合は、その後の5分間は投与を控えることが多い。

5分後

麻酔科医

効果：最大効果が現れる頃である。さらに低血圧が持続するようなら追加投与を行う。

15分後

麻酔科医

効果：効果が切れる頃なので、反復投与が必要かもしれないと予想しておく。

麻酔科医

副作用・急変：心室細動、心室頻拍、冠動脈攣縮（スパスム）など。
麻酔科医の対応：投与を中止する。血清カリウム値をチェックし、適切な処置を行う。

術後

フェニレフリン塩酸塩
（ネオシネジン®コーワほか）

`アンプル` `点眼液`

マスト3カ条

1. 末梢血管収縮による昇圧を行う。冠動脈疾患や、大動脈弁狭窄症など、頻脈を避けて血圧を上昇させたい時に使用！
2. 腸間膜牽引症候群による頻脈を伴う低血圧にも良い適応！
3. 点眼液が眼科で散瞳薬として使用される。

この薬剤のマスト知識

◉帝王切開時の昇圧薬
2000年代途中から、帝王切開時の脊髄くも膜下麻酔・硬膜外麻酔中の低血圧に対してはフェニレフリン塩酸塩が第1選択とされることが多くなった。

◉だからナースは何に注意する？
徐脈の発生に注意する。徐脈時にはアトロピン硫酸塩水和物を使用する。胎児娩出後に子宮復古目的で投与されるオキシトシンやメチルエルゴメトリンマレイン酸塩とフェニレフリン塩酸塩の相互作用で異常高血圧が起こることがあるので注意する。

第3章 術中の循環管理に使用する薬剤　A 昇圧薬

術前評価（麻酔科医・ナース）

- **禁忌患者**：カテコールアミンを投与中の患者。
- **理由**：不整脈・心停止を起こすことがある。
- **禁忌患者**：心室細動、心室頻拍、冠動脈攣縮またはその既往歴のある患者。
- **理由**：症状が悪化または再発するおそれがある。
- **注意すべき患者**：動脈硬化症、徐脈、閉塞隅角緑内障、前立腺肥大症の患者。
- **理由**：疾患悪化のおそれがある。
- **注意すべき患者**：モノアミン酸化酵素阻害薬（MAO-I）・三環系抗うつ薬使用の患者。
- **理由**：異常高血圧を引き起こす可能性がある。
- **麻酔科医・ナースの確認**：病歴・薬歴を確認する。禁忌・注意はいろいろあるが、低血圧は放置してよいものではない。輸液速度を上げて、とりあえず使用する。少量ずつの使用であれば大事に至ることはほとんどない。

準備（麻酔科医・ナース）

- **希釈**：静注時には、1アンプル（1mg/1mL）を9ないし19mLの生理食塩水で希釈して、0.1または0.05mg/mLとする。
- **麻酔科医・ナースの確認**：1mLで1mg（赤ラベル）と5mg（青ラベル）のアンプルが市販されているので誤薬に注意する。

投与（麻酔科医・ナース）

- **投与方法**：単回静注または持続静注を行う。
- **麻酔科医・ナースの観察**：血圧と心電図波形を観察する。

5分後（麻酔科医）

- **効果**：5分ほどで作用が消失してしまうので、再投与の必要性を検討する。末梢の冷感やチアノーゼが進行していないかを観察する。

（麻酔科医）

- **副作用・急変**：①異常な血圧の上昇、②徐脈。
- **麻酔科医の対応**：投与を中止する。

術後

ノルアドレナリン
（ノルアドリナリン）

アンプル

マスト3カ条

1. 強力な血管収縮・強心薬！
2. ドパミン塩酸塩やフェニレフリン塩酸塩で血圧を維持できない重症のショック（敗血症性ショック、心筋梗塞や人工心肺後の低血圧など）の治療に用いられる。
3. 過度の血圧上昇に注意しながら慎重に使用する！

この薬剤のマスト知識

血管収縮により、臓器の虚血を起こすこともある。

◉だからナースは何に注意する？
末梢組織が循環不全を起こして壊死に陥る徴候はないかを観察する。血液ガス分析でアシドーシスの程度や、乳酸値を測定する。また、中心静脈血酸素飽和度（プリセップCVオキシメトリーカテーテル）、混合静脈血酸素飽和度（スワンガンツ®オキシメトリー・サーモダイリューション・カテーテル）をモニタリングする。

麻酔科医　ナース

術前評価

禁忌患者：コカイン中毒の患者。
理由：異常高血圧のおそれがある。
禁忌患者：心室頻拍の患者。
理由：心室頻拍の悪化と心拍出量・脳血流量の減少が生じる。
注意すべき患者：「スグわかり！共通ポイント」参照（p.107）。血圧の異常な上昇に注意する。
麻酔科医・ナースの確認：病歴と心電図波形を確認する。慎重投与患者でも、救命のため必要であれば、少量から慎重に投与する。

麻酔科医・ナース

準備

希釈：施設ごとに希釈の方法は異なる。0.01μg/kg/分単位で調節ができるように希釈する。
麻酔科医・ナースの確認：一般的なショックの治療（気道確保、輸液）が行われているか、太い静脈の確保、観血的動脈圧測定（Aラインによる血圧モニター）が行われているかを確認する。

麻酔科医・ナース

投与

投与方法：シリンジポンプを用いて、中心静脈ルートから投与することが多かったが、近年では中心静脈確保にこだわって投与開始が遅れるのを嫌い、前腕などの漏れなさそうな太めの静脈から早期に投与されるケースが増加してきた。
麻酔科医・ナースの注意：血圧と心電図を厳重に監視する。末梢静脈からの投与の場合、皮下への点滴漏れに注意する。適切な血管収縮能を評価するためには、フロートラック™や、スワンガンツ®・カテーテルを使用して体血管抵抗係数（SVRI）をモニタリングする。

麻酔科医

副作用・急変：①過度の昇圧反応。②不整脈、心停止。
麻酔科医の対応：減量・中止する。①はフェントラミンメシル酸塩などで治療し、②は状況に応じて対応する。

術後

麻酔科医

投与：投与継続のまま搬送する。効果が低下した時には、点滴漏れ、点滴終了、後押しの輸液速度の低下がないか確認する。急性耐性を生じた可能性があれば、投与速度を増加させる。

術前評価

 麻酔科医　 ナース

禁忌患者：ブチロフェノン系・フェノチアジン系などの抗精神病薬、α遮断薬使用中の患者。
理由：β刺激作用が優位になり、低血圧が起こることがある。
禁忌患者：狭隅角で眼圧上昇の素因のある患者。
理由：閉塞隅角緑内障の発作のおそれがある。
禁忌患者：ほかのカテコールアミン製剤、アドレナリン作動薬を使用中の患者。
理由：不整脈、時に心停止を起こすおそれがある。ただし、蘇生などの緊急時は許容される。
麻酔科医・ナースの確認：病歴と心電図波形を確認する。慎重投与患者であっても、救命のため必要であれば、慎重に投与し、厳重に監視する。

アドレナリン
（ボスミン®、アドレナリン、エピペン®ほか）

アンプル　シリンジ

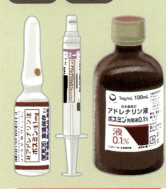

マスト3カ条

1. アナフィラキシー時の気道浮腫、心血管虚脱の救急薬として静注や筋注で使用する。また、心停止時の蘇生薬として使用。
2. 皮下注で、気管支喘息などによる気管支痙攣に対し静注で使用する。
3. 外用または局注で局所の止血薬として、また、作用時間延長目的で局所麻酔薬に混合して使用。

この薬剤のマスト知識

セボフルラン、デスフルランなどの吸入麻酔薬により、心筋のカテコールアミン感受性が亢進すると考えられており、アドレナリンやドパミン塩酸塩による頻脈、心室細動発現の危険性が増大する。
◉だからナースは何に注意する？
止血目的でアドレナリン希釈液や、アドレナリン添加局所麻酔薬の局所浸潤、アドレナリン外用液、関節手術用灌流液にアドレナリンが混注されて使用される際には、濃度と使用量を麻酔科医に逐次報告しつつ、心電図波形に注意する。

局所の止血目的で使用する場合

急変時に使用する場合 p.114 へ↓

準備
 ナース
ナースの確認：濃度の誤りがないか、外用薬と注射薬の取り違えがないかを確認する。

投与
 ナース
投与方法：局所注入または散布で用いられる。
ナースの注意：耳介、指趾、陰茎に投与しないことを確認する。頻脈、血圧上昇、不整脈発生に注意する。

 麻酔科医
副作用：過度の昇圧と頻脈、不整脈、肺水腫。
麻酔科医の対応：投与を中止する。呼吸管理を行う。超短時間作用性β₁遮断薬、抗不整脈薬、利尿薬などを投与する。

術後

第3章 術中の循環管理に使用する薬剤　A 昇圧薬

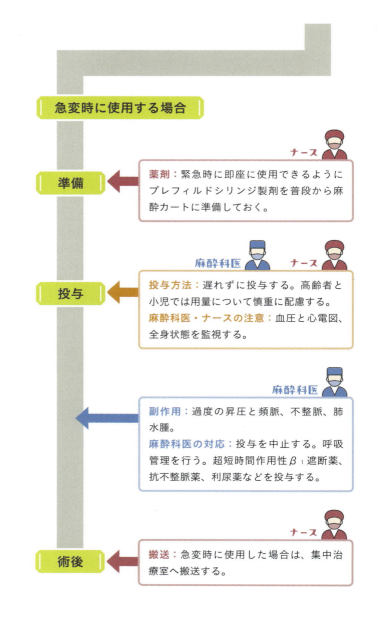

術前評価

麻酔科医

禁忌患者：閉塞性肥大型心筋症の患者。
理由：左室流出路の閉塞が増強される。
注意すべき患者：心房粗動・細動の患者。
理由：頻脈をきたしやすい。
注意すべき患者：糖尿病患者。
理由：血糖値上昇のおそれがある。

準備

ナース

希釈・濃度確認：アンプル製剤では、生理食塩水、5％ブドウ糖液などで希釈し、プレフィルドシリンジ製剤では濃度を確認して、シリンジポンプにセットする。
ナースの確認：濃度の誤りがないかを注意する。

麻酔科医　ナース

適応・投与方法：著明な低血圧や循環血液量不足がなく、末梢血管抵抗が高く、心拍出量が低い場合によい適応になる。観血的動脈圧測定を行い、フロートラック™などで、循環血液量、末梢血管抵抗、心拍出量をモニタリングしながら投与する。
麻酔科医・ナースの対応：輸液・輸血量や出血量・尿量の情報をよく把握し、循環血液量不足があれば急速輸液を行う。

投与

麻酔科医・ナース

投与方法：シリンジポンプを用いて投与する。
麻酔科医・ナースの注意：心拍数、血圧、尿量、心拍出量をモニタリングし、投与速度を調整する。

麻酔科医

副作用・急変：心室性期外収縮や心室頻拍、心房細動などの不整脈や、心筋虚血をきたすことがある。
麻酔科医の対応：減量・休薬・抗不整脈薬使用など。

術後

麻酔科医

投与方法：継続投与し、集中治療室で徐々に減量する。

ドブタミン塩酸塩（ドブトレックス®ほか）

アンプル　バッグ　シリンジ

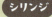

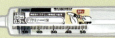

マスト3カ条

1. 心臓・大血管手術、心筋症、右心不全/肺高血圧、肺塞栓症、心原性ショックによる左心不全、敗血症における低心拍出量状態の患者で、心収縮力を増加させたい時に使用。
2. 血管拡張作用もあり、血圧維持は保証されない！
3. 心筋虚血を強めるおそれがある！

この薬剤のマスト知識

ドブタミン塩酸塩は、α_1受容体とβ_2受容体の両方を刺激するので、通常は血管収縮作用と血管拡張作用が相殺されて、β_1受容体刺激による心拍出量増加作用が前面に現れ、血圧低下はそれほど多くない。5μg/kg/分以下の低用量では軽度の血管拡張作用による全身末梢血管抵抗低下をもたらす。血圧維持、尿量不足の場合にはドパミン塩酸塩、または、（添付文書には併用禁忌とあるが）ノルアドレナリンとの併用が必要になる。

第3章　術中の循環管理に使用する薬剤　A　昇圧薬

ドパミン塩酸塩（イノバン®ほか）

アンプル　バッグ　シリンジ

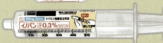

マスト3カ条

1. 心臓・血管・腎臓への作用を期待して使用する。
2. 用量に応じて作用が変化する！3μg/kg/分以下では利尿が、3〜10μg/kg/分では心収縮力の増強が、10μg/kg/分以上では末梢動脈の収縮により血圧上昇が得られる。
3. 頻脈や不整脈の発生に注意！

この薬剤のマスト知識

頻脈になりやすく、頻脈性不整脈をきたすことがあるので、心電図波形を監視する。血圧と心拍数の増加は心筋酸素消費量を増加させ、心不全や急性心筋梗塞の時には不利になる。ドブタミン塩酸塩やノルアドレナリンの使用を検討する。状況に応じて、大動脈内バルーンパンピング（IABP）などの補助循環も考慮する。

少数ではあるが、3μg/kg/分の投与で10mL/kg/時近い尿量が得られてしまうD₁受容体感受性の高い患者が存在する。

術前評価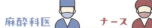

- **禁忌患者**：褐色細胞腫の患者。
- **理由**：症状悪化のおそれがある。
- **注意すべき患者**：未治療の頻脈性不整脈の患者。
- **理由**：症状が悪化することがある。
- **注意すべき患者**：モノアミン酸化酵素阻害薬使用の患者。
- **理由**：作用が増強・延長することがある。
- **麻酔科医・ナースの確認**：病歴と心電図波形、血圧を確認する。

準備 （ナース）

- **希釈・モニタリング**：アンプル製剤では、生理食塩水、5％ブドウ糖液などで希釈し、プレフィルドシリンジ製剤やバッグ製剤ではそのままポンプにセットする。中心静脈ラインを確保する。昇圧目的で中等量以上を使用する場合には観血的動脈圧を測定し、フロートラック™などを使用して心拍出量をモニタリングする。
- **ナースの確認**：濃度の誤りがないかを注意する。

（麻酔科医）
- **注意すべき患者**：循環血液量不足の患者。
- **麻酔科医の対応**：出血性ショックでは、輸液・輸血による治療を優先させる。

投与 （麻酔科医・ナース）

- **投与方法**：3〜5μg/kg/分で中心動脈または太い末梢静脈から持続注入を開始する。
- **麻酔科医・ナースの注意**：心拍数、血圧、尿量、心拍出量をモニタリングし、投与速度を調節する。

（ナース）
- **副作用**：高用量で末梢血管障害の増悪。重症では壊疽となる。
- **ナースの観察**：四肢末梢の色調や温度に注意する。

術後（麻酔科医）

- **投与方法**：継続投与し、集中治療室で少しずつ減量する。

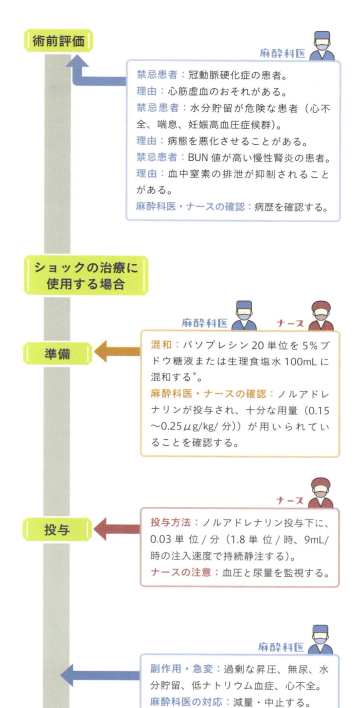

バソプレシン（ピトレシン®）

アンプル

マスト3カ条

1. 脳下垂体後葉の抗利尿ホルモンで、腎臓で水を再吸収する。
2. 血管平滑筋を収縮させ、心収縮力を増強させる！フェニレフリン塩酸塩やノルアドレナリンだけでは十分に昇圧できない循環血液量減少性ショック、心原性ショックによる左心不全、右心不全/肺高血圧、肺塞栓症、敗血症性ショックで使用。
3. 心肺蘇生時にアドレナリンの代わりに使用されたりしたこともあったが、近年は使用されなくなった。

この薬剤のマスト知識

バソプレシンは、非妊娠時の子宮を収縮させる作用が強く、腹腔鏡下子宮筋腫核出術などの出血量減少目的で使用される。20単位を5%ブドウ糖液または生理食塩水100mLに混和し、数mLずつ術野で子宮筋層内筋注が行われる。
⊙だからナースは何に注意する？
不整脈、血圧変動、心電図変化、気管支喘息発作に注意する。

術前評価

麻酔科医
- 禁忌患者：冠動脈硬化症の患者。
- 理由：心筋虚血のおそれがある。
- 禁忌患者：水分貯留が危険な患者（心不全、喘息、妊娠高血圧症候群）。
- 理由：病態を悪化させることがある。
- 禁忌患者：BUN値が高い慢性腎炎の患者。
- 理由：血中窒素の排泄が抑制されることがある。
- 麻酔科医・ナースの確認：病歴を確認する。

ショックの治療に使用する場合

準備（麻酔科医・ナース）
- 混和：バソプレシン20単位を5%ブドウ糖液または生理食塩水100mLに混和する*。
- 麻酔科医・ナースの確認：ノルアドレナリンが投与され、十分な用量（0.15～0.25μg/kg/分））が用いられていることを確認する。

投与（ナース）
- 投与方法：ノルアドレナリン投与下に、0.03単位/分（1.8単位/時、9mL/時の注入速度で持続静注する）。
- ナースの注意：血圧と尿量を監視する。

麻酔科医
- 副作用・急変：過剰な昇圧、無尿、水分貯留、低ナトリウム血症、心不全。
- 麻酔科医の対応：減量・中止する。

術後

＊救急外来やICU・CCUでは、1Aを5%ブドウ糖液や生理食塩水19mLで希釈したり、2Aを45mLに希釈したりして、1単位/mLにすることも多いので、麻酔科医によってはそのように希釈することもある。

第3章

B-1 【降圧薬、血管・冠血管拡張薬】カルシウム拮抗薬

NTT東日本関東病院 麻酔科・集中治療科　柏木政憲

どこにどう効く？ この薬剤のこれだけポイント

**高血圧といえば、とりあえずニカルジピン！
カルシウムが入らないと、心臓や血管に力が入らない！**

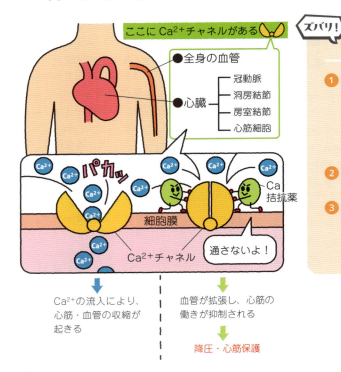

ズバリ！この薬の3 POINT

1. 細胞膜のカルシウムイオン（Ca^{2+}）の入り口をふさいで、Ca^{2+}の細胞内流入をブロック！ Ca^{2+}流入が減少すると、血管平滑筋細胞や心筋細胞の働きは抑制される。
2. 心不全患者への投与は慎重に！
3. 降圧作用（全身の血管拡張）、心筋保護作用、上室性頻脈性不整脈抑制作用（心臓の電気的興奮を抑制）を示す。

いつ何に注意する？ ▶ 準備時・投与前・投与中・投与後のこれだけポイント

投与前

- 「鎮痛が十分か」「麻酔深度が浅くないか」「麻酔薬や鎮痛薬の投与が確実に行われているか」、また静脈ラインの漏れ、三方活栓の開け忘れ、シリンジポンプの作動忘れや、吸入麻酔薬の薬液残量を確認する。
- 自動血圧計の測定間隔を短く設定する。
- 不整脈の場合は、心電図波形をプリントアウトする。

準備時
- 2mg/mLのアンプルを吸い上げる。

投与中
- 心電図と血圧を注意深く監視する。
- 降圧目的で使用する場合は、効果発現時間が経過するまで追加投与は控える。
- ターニケット（駆血帯）使用の手術、脳血管手術、心臓血管手術では術者と情報共有を図る。
- 頻拍に対して使用する場合は、心電図波形に変化が現れるかを見守りながら、危険な血圧低下がないことを確認しつつ、少量ずつゆっくりと投与する。

投与後
- 心電図と血圧の監視を続ける。
- 心電図変化があれば紙に記録する。
- 単回静注で効果が認められ、その効果を持続させたい場合、シリンジポンプによる持続静注を準備する。

スグわかり！基礎知識　この分類の薬剤一覧表

一般名（商品名）	適応・メリット	投与量・方法（年齢や患者状態により増減する）	作用発現時間（投与量により異なる）	持続時間（投与量により大きく異なる）	
ニカルジピン塩酸塩（ペルジピンほか）	・手術時の異常高血圧 ・高血圧緊急症（血管への選択性が高く、急激な血圧低下も少ない。心臓への影響が少ない）	【単回静注】0.5～1mg。 【持続静注】0.5～5μg/kg/分。	2分 5～10分	60分 15～30分	▶▶▶ p.123
ジルチアゼム塩酸塩（ヘルベッサーほか）	・不安定狭心症（冠動脈スパスムの特効薬）	【持続静注】1～5μg/kg/分。	5分以内	30～60分	▶▶▶ p.124
	・上室性頻脈性不整脈	【単回静注】5～10mg、3分間で投与する。			
	・高血圧性緊急症	【持続静注】5～15μg/kg/分。			
	・術中異常高血圧（心筋虚血を起こしにくい。急性心筋梗塞に対しては禁忌ではなく、慎重投与）	【単回静注】5～10mg、1分間で投与する。 【持続静注】5～15μg/kg/分。			
ベラパミル塩酸塩（ワソランほか）	・頻脈性不整脈。（発作性上室性頻脈の停止、発作性心房細動の心室拍数調節、発作性心房粗動の心室拍数調節）（β遮断薬より陰性変力作用が少ない）（ATP製剤よりも、再発予防が期待できる）	【静注】成人：5～10mg、5分以上かけて投与する。 【静注】小児：1回0.1～0.2mg/kg、ただし1回5mgを超えない。 【持続静注】成人：0.05～0.2mg/分。	5～10分	資料なし	▶▶▶ p.125

スグわかり！共通ポイント ▶ 薬剤の特徴をまとめて覚えよう！

共通ポイント		薬剤名	解説
禁忌 ＊薬剤名の（　）内は慎重投与	● 急性心筋梗塞	● ニカルジピン塩酸塩 ● ベラパミル塩酸塩 ●（ジルチアゼム塩酸塩）	血行動態や心機能をさらに悪化させるおそれがある。
	● 重篤な低血圧 ● 心原性ショック ● 重篤なうっ血性心不全 ● 重篤な心筋症	● ジルチアゼム塩酸塩 ● ベラパミル塩酸塩 ● ニカルジピン塩酸塩	陰性変力作用と血管拡張作用で、病態を悪化させるおそれがある。
	● 50/ 分未満の徐脈 ● 洞房ブロック ● Ⅱ度以上の房室ブロック	● ジルチアゼム塩酸塩 ● ベラパミル塩酸塩	心刺激抑制作用と心伝導抑制作用により、さらに病態が悪化する。
慎重投与	● 低血圧	● ニカルジピン塩酸塩 ● ジルチアゼム塩酸塩 ● ベラパミル塩酸塩	症状を増悪させるおそれがある。
	● 重篤な肝・腎機能障害	● ニカルジピン塩酸塩 ● ジルチアゼム塩酸塩 ● ベラパミル塩酸塩	代謝・排泄の遅延で、作用が増強・遷延するおそれがある。
	● 徐脈 ● Ⅰ度房室ブロック	● ジルチアゼム塩酸塩 ● ベラパミル塩酸塩	症状を増悪させるおそれがある。
	● WPW、LGL 症候群	● ジルチアゼム塩酸塩 ● ベラパミル塩酸塩	心房興奮が副伝導路を通りやすくなり、心室細動に至るおそれがある。
併用禁忌 ＊薬剤名の（　）内は併用注意	● 静注β遮断薬	● ベラパミル塩酸塩 ●（ジルチアゼム塩酸塩、ニカルジピン塩酸塩）	徐脈、房室ブロック、洞房ブロックのおそれがある。 陰性変力作用が増強するおそれがある。 過度の血圧低下のおそれがある。
併用注意	● ほかの降圧薬	● ニカルジピン塩酸塩 ● ジルチアゼム塩酸塩 ● ベラパミル塩酸塩	降圧作用増強のおそれがある。
	● ジギタリス製剤	● ニカルジピン塩酸塩 ● ジルチアゼム塩酸塩 ● ベラパミル塩酸塩	ジギタリスの血中濃度上昇により高度徐脈・房室ブロックを生じるおそれがある。
	● 抗不整脈薬	● ニカルジピン塩酸塩 ● ベラパミル塩酸塩	徐脈、房室ブロック、高度の不整脈に発展するおそれがある。
	● ミダゾラム ● カルバマゼピン ● セレギリン塩酸塩 ● シクロスポリン	● ジルチアゼム塩酸塩 ● ベラパミル塩酸塩	これらの薬剤の代謝酵素を阻害し、血中濃度を上昇させ、薬効の増強と遷延を起こすおそれがある。
副作用	● 徐脈 ● 徐脈性不整脈 ● 血圧低下	● ジルチアゼム塩酸塩 ● ベラパミル塩酸塩	アトロピン硫酸塩水和物、イソプレナリン塩酸塩や昇圧薬で治療する。

「なぜ?」がわかる！　麻酔科医のファーストチョイス

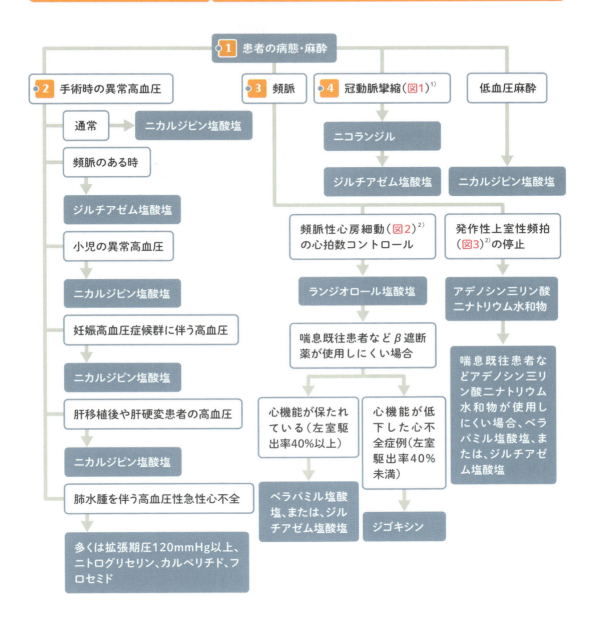

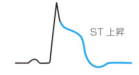

図1　冠動脈攣縮
（文献1を参考に作成）

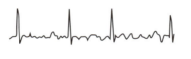

図2　頻脈性心房細動
（文献1を参考に作成）

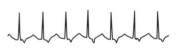

図3　発作性上室性頻拍
（文献1を参考に作成）

ファーストチョイスの**なぜ？**

1 ニカルジピン塩酸塩は、血管平滑筋細胞に対して、ベラパミル塩酸塩は心臓の房室結節に対して強く作用する。ジルチアゼム塩酸塩は血管平滑筋と心筋細胞の両方に作用する。ニカルジピンは、妊娠20週以降の妊婦に対して安全性の問題は少ないと考えられている。

2 高血圧の時は、ニカルジピン塩酸塩を投与して血管を拡張させる。効果が迅速・確実で、心臓への副作用が少ない。

3 頻脈性心房細動や上室性頻拍の時は、ベラパミル塩酸塩よりもほかの薬剤が好まれるようになった。心筋伝導抑制作用は危うさを感じるほど強力で、心機能の低下した心不全患者（左室駆出率40％未満）では禁忌、心筋梗塞の既往のある患者では極めて慎重に使用しなければならない。心拍数低下作用だけでなく、心収縮力や血圧低下のリスクも大きく使用した結果、もしも致命的な低血圧や心停止をひきおこしてしまうと手術続行は困難になってしまう。最終兵器の使用には覚悟と責任が伴うのである。ちなみに、ジルチアゼムも心機能の低下した心不全患者では同様に禁忌である。

4 冠動脈攣縮には、ジルチアゼム塩酸塩が特効薬で第一選択ではあるが、術中に冠動脈攣縮と自信をもって診断することができない場合も少なくない。術中に必要なことは、病因の精密な特定よりも、心筋虚血を軽快させ、手術続行を可能にすることである。心筋虚血全般に対し有効性が明らかとされているニコランジル、またはニトログリセリン等の硝酸薬を投与しておくほうがその目的にかなっているのではないかと考える。血管を拡張、心拍数と心収縮力を減少させ、心筋の酸素需給バランスを改善させる。

超速習！ 各薬剤の基礎知識

術前評価 麻酔科医　ナース

禁忌患者：「スグわかり！共通ポイント」参照（p.120）。高度な大動脈弁狭窄・僧帽弁狭窄、肥大型閉塞性心筋症、発症直後で病態が安定していない重篤な急性心筋梗塞患者。
理由：容易に循環虚脱を起こす。
注意すべき患者：肝機能障害の患者。
理由：作用が増強・遷延するおそれがある。
注意すべき患者：腎機能障害の患者。
理由：急激な降圧で腎機能低下をきたす可能性がある。
併用注意：ニトログリセリンなどほかの降圧薬、β遮断薬。
理由：過度の低血圧を起こしやすい。
麻酔科医・ナースの対応：病歴・薬歴を確認する。

ナース

準備
濃度：2mg製剤の単回投与では原液のまま用いる。

麻酔科医

投与
投与方法：心電図と血圧を監視しながら単回投与を行う。

麻酔科医

5〜15分後
モニタリング：血圧低下が不十分、または再上昇が観察されたら、再度単回投与を行う。
投与：追加投与が必要と判断されたら、シリンジポンプで持続静注を行う。末梢から持続静注するときには静脈炎を避けるため、生理食塩水で5倍に希釈することが推奨されている。
麻酔科医の注意：妊娠高血圧症候群患者の帝王切開では、硫酸マグネシウムとニカルジピンを併用すると血圧が想定よりも低下することがあるので注意する。娩出まで拡張期血圧を90mmHg以下にしない。
理由：子宮胎盤血流が低下するおそれがある。

麻酔科医

副作用：反射性頻脈が起こることがある。SpO₂の低下が起こることがある。
理由：低酸素性肺血管収縮の抑制、筋弛緩薬の作用増強が起こることがある。

麻酔科医・ナース

術後
投与継続：血圧が正常範囲に戻らなければ、持続静注を継続したまま病棟へ搬送する。

ニカルジピン塩酸塩（ペルジピン®ほか）

アンプル

マスト3カ条

① 周術期異常高血圧に対するファーストチョイス！低血圧維持にも使用。

② 急激な降圧が少なく使用が容易で、小児、妊娠高血圧症候群患者の帝王切開、褐色細胞腫、肝移植後にも使用。

③ 徐脈をきたしにくい。

この薬剤のマスト知識

脳出血急性期や、脳卒中急性期の頭蓋内圧亢進患者に対し、血腫の増大抑制や血腫周囲浮腫拡大・再出血防止を目的にファーストチョイスの降圧薬として広く使用されているが、出血を促進させる可能性、頭蓋内圧を高めるおそれがあることが薬剤添付文書で警告されている。

◉だからナースは何に注意する？
ニカルジピン塩酸塩を使用中の脳出血患者においては、血圧と意識レベルを観察する。意識レベルの悪化があれば、出血の拡大を疑い、CTの再検あるいは緊急手術を行う。

第3章 術中の循環管理に使用する薬剤　B-1 降圧薬、血管・冠血管拡張薬：カルシウム拮抗薬

ジルチアゼム塩酸塩
（ヘルベッサー®ほか）

アンプル　バイアル

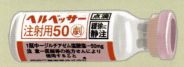

マスト3カ条

1. 異型狭心症（冠動脈スパズム）に対する第1選択薬！冠動脈拡張と虚血心筋の収縮抑制により、心筋保護作用を示す。
2. 左室駆出率低下のある患者や、心筋梗塞既往患者では使用を避けたほうがよい。
3. 降圧作用はニカルジピン塩酸塩より弱く、上室性頻拍抑制作用はベラパミル塩酸塩より弱い。

この薬剤のマスト知識

術中の降圧薬としてはやや頻脈傾向のある高血圧患者に使われることが多かったが、レミフェンタニル塩酸塩の発売以来、ほとんど使用されなくなった。術中の心電図にST上昇（p.121 図1[1]）参照）が認められた時、異型狭心症（冠動脈スパズム）か、急性心筋梗塞かを鑑別する目的で、ジルチアゼム塩酸塩を慎重投与することがある。

術前評価 ← 麻酔科医・ナース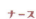

禁忌患者：Ⅱ度以上の房室ブロック、洞不全症候群の患者。重篤な低血圧、心原性ショック、うっ血性心不全、心筋症の患者。
理由：症状を悪化させることがある。
禁忌患者：妊婦や妊娠している可能性のある女性。
理由：添付文書にて動物実験での胎児毒性、催奇形性が報告されている。
注意すべき患者：肝機能障害、腎機能障害の患者。
理由：代謝や排泄の遅延で作用が増強する。
麻酔科医・ナースの確認：病歴・薬歴を確認する。

準備 ← ナース

溶解・モニタリング：生理食塩水か、5%ブドウ糖液に溶解して使用する。「低血圧がないか」「心拍数は50/分以上あるか」「徐脈や洞房ブロックはないか」「ニコランジルでもよいのではないか」を確認する。

冠動脈スパズムを疑っている場合

投与 ← 麻酔科医

投与方法：心電図と血圧を観察しながら1μg/kg/分で投与を開始する。
観察：心電図波形を観察する。副作用がなく、波形の改善がなければ増量していく。増量のペースは、術前評価で慎重投与のリスクがない患者ならば、緩徐になりすぎないようにする。

麻酔科医

副作用・急変：①血圧低下、②高度徐脈、房室ブロック。静注β遮断薬との併用は、特に慎重に行うこと！
麻酔科医の対応：投与中止。①はフェニレフリン塩酸塩静注、②はアトロピン硫酸塩水和物静注を行う。

術後 ← ナース

ナースの対応：集中治療室への収容、循環器科コンサルトを行う。

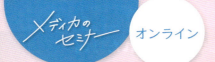

最新のラインナップは
オンラインストアへ!

20,000人[※1]の看護師にご視聴いただいています。

受講者満足度[※2]
「期待通り」「期待以上」 **84%**

※1：2020年4月以降オンラインセミナー延べ受講者数　※2：2024年10月時点でのオンラインセミナー受講者アンケート調べ

その波形、ヤバイの？ ヤバくないの？
もう怖くない！ モニター心電図の見かた・考えかた

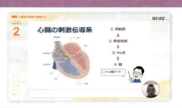
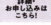

現場で必要な判読力と、行動につながるポイントを解説！「その波形のヤバイ？ or ヤバくない？」の判別を確実におさえられる！

収録時間 約90分　スライド資料 54ページ

受講料：スライド資料ダウンロード 3,000円（税込）
講師　後藤 順一

病棟ナースに気づいてほしい 検査値のレッドフラッグ

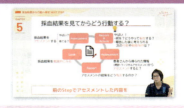
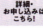

検査値の異常にいち早く気づいて正しくアセスメントできる！検査値の考え方・変動の要因・採血結果の見かたなどを解説。

収録時間 約120分　スライド資料 40ページ

受講料：スライド資料ダウンロード 6,000円（税込）
講師　酒井 博崇／松田 奈々

Dr.上田が教える「悪化させない」「突然死を防ぐ」高齢者の急変予防

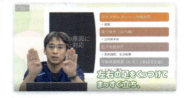

病院、施設、在宅…高齢患者さんに関わるすべての看護師、必聴。
感染・転倒予防、生活指導などの要点がつかめる！

収録時間 約80分　スライド資料 39ページ

受講料：スライド資料ダウンロード 6,000円（税込）
講師　上田 剛士

※視聴期間は受講証メール受信日より30日間です
※2025年1月現在の情報です

すべての医療従事者を応援します

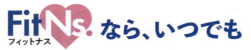

FitNs.なら、いつでも
看護系専門誌19誌の
記事が**読み放題！**
1,500本以上の動画も**見放題！**

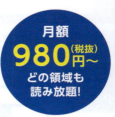

月額
980円（税抜）～
どの領域も
読み放題！

＼ササッと知りたいときは…／
多領域を一気に検索
知りたいことだけ読める

＼じっくり学びたいときは…／
NEW **約500冊の専門誌が**
まるごと1冊読める

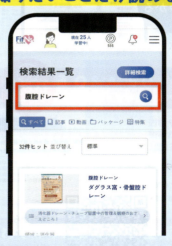

×

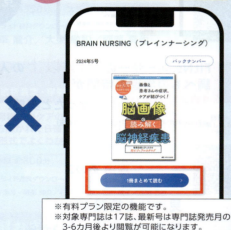

※有料プラン限定の機能です。
※対象専門誌は17誌、最新号は専門誌発売月の3-6カ月後より閲覧が可能になります。

2つの使い方で
日々の学習を強力サポート！

まずは無料体験！

株式会社メディカ出版
〒532-8588
大阪市淀川区宮原3-4-30 ニッセイ新大阪ビル16F

ベラパミル塩酸塩
（ワソラン®ほか）

アンプル

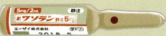

マスト3カ条

1. 喘息既往患者など、アデノシン三リン酸二水和物や、ランジオロール塩酸塩などのβ遮断薬を使用しにくい患者の発作性上室性頻拍の停止や、発作性心房細動・粗動の心拍コントロールに使用。

2. 心筋伝導抑制作用が非常に強力であるため、1/10アンプル（0.5mg）ずつ、心電図から目を離さずに、数分をかけて緩徐に投与しないと危険！ 高度徐脈の危険と隣り合わせ！

3. 心収縮力低下や血圧低下のリスクも大きいため、左室駆出率低下のある患者や、心筋梗塞既往患者、BNP値上昇症例では使用を避けたほうがよい。

この薬剤のマスト知識

WPW症候群に伴う頻拍では、ベラパミル塩酸塩が禁忌である場合と、禁忌ではない場合があるが、術中に鑑別することは難しいので、ベラパミル塩酸塩の使用を避けてプロカインアミド塩酸塩を用いる。

【術前評価】 麻酔科医

- **禁忌患者**：「スグわかり！共通ポイント」参照（p.120）。高度の徐脈や低血圧、心拍出量の重篤な低下がすでに存在する患者。β遮断薬を静注中の患者。
- **注意すべき患者**：「この薬剤のマスト知識」参照。WPW、LGL症候群の患者。
- **理由**：房室結節伝導抑制作用により、心房興奮が副伝導路を通りやすくなる結果、心室細動を生じることがある。
- **注意薬剤**：ほかの降圧薬、ジギタリス製剤、ほかの抗不整脈薬。
- **理由**：過度の血圧低下や徐脈を生じるおそれがある。

【準備】 ナース

- **希釈**：生理食塩水または5％ブドウ糖液で希釈する。

【投与】 麻酔科医

- **目標**：発作性上室性頻拍では発作の停止を、発作性心房細動では心室拍数60〜80/分を、発作性心房粗動では99/分を目標とする。
- **投与方法**：心電図を観察しながら1mg/分を超えない速度で静注する。
- **投与中止**：投与途中で頻拍が停止、または心室拍数が目標値に達したら、投与を中止する。収縮期血圧80mmHg未満の危険な低血圧を伴っていればカーディオバージョン（QRSに同期させて100Jの電気ショック）を行う。

【副作用・急変】 麻酔科医

- **副作用・急変**：①高度徐脈、房室ブロック。②血圧低下。
- **麻酔科医の対応**：①はアトロピン硫酸塩水和物を静注、②はフェニレフリン塩酸塩を静注する。

【術後】 麻酔科医／ナース

- **モニタリング**：心電図モニタリングを行い、再発がないかを観察する。

第3章

B-2 【降圧薬、血管・冠血管拡張薬】 硝酸薬

NTT東日本関東病院 麻酔科・集中治療科　柏木政憲

どこにどう効く？ この薬剤の これだけ ポイント

**拡張させます、動脈・静脈・冠動脈！
狭心症・急性心不全・低血圧麻酔に活躍！**

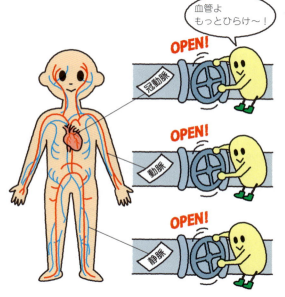

ズバリ！ この薬の 3 POINT

1. ニトログリセリン、硝酸イソソルビド、ニコランジルは低用量では静脈系を拡張させる。だから、心不全治療では前負荷を軽減させ、うっ血を改善する。

2. 高用量では動脈系を拡張させる。だから、心不全治療では後負荷を軽減し、心拍出量を増加させる。低血圧麻酔にも利用できる。

3. 細くなっている冠動脈を拡張させ、血流を増加させる。だから、狭心症や心筋梗塞の治療薬として用いられる。

いつ何に注意する？ 準備時・投与前・投与中・投与後のこれだけポイント

準備時

- 心筋虚血を疑った場合、周囲に心筋虚血発生を知らせ、人手と救急セットを集める。
- 舌下スプレーまたは舌下錠が準備から効果発現まで最速である。シリンジポンプの準備中に使用する。
- ニトログリセリン、硝酸イソソルビドでは、ポリエチレン製、ポリプロピレン製のラインを使用する。塩化ビニル製ラインには薬剤が吸着するので、点滴速度を60mL/時以上とし、ラインを細く短くし、留置針からできるだけ近い三方活栓から投与する。

投与前
- 末梢静脈路が1本のみの場合は、別に硝酸薬投与用の点滴ルートを準備する。
- 心電図モニターの波形を記録する。

投与中
- 投与中は、血圧、心拍数、心電図を厳重に監視する。収縮期血圧90〜100mmHgを維持するよう投与量を調節する。
- ただし、高齢患者、高血圧患者、強い動脈硬化のある患者などでは、目標血圧を高めに設定したほうがよいことが多い。心電図に加え、尿量や末梢循環を観察しながら適切な血圧コントロールの範囲を探っていく。
- 血圧低下が激しい場合には減量・中止・輸液・昇圧薬などで対処する。
- Aラインが必要かを麻酔科医に確認する。
- 次第に耐性を生じ、効果が得られにくくなっていくこともある。

投与後
- 低血圧麻酔では投与終了後、血圧が完全に回復するまで監視を続ける。

スグわかり！基礎知識　この分類の薬剤一覧表

一般名（商品名）	適応・メリット	投与量・方法（年齢や患者状態により増減する）	作用発現時間（投与量により異なる）	持続時間（投与量により大きく異なる）
ニトログリセリン（ミリスロール、ニトロペン、ミオコールほか）	●狭心症・心筋梗塞の一時的寛解（迅速！）●狭心症発作の寛解（迅速！）●不安定狭心症	【舌下】1回1〜2錠（0.3〜0.6mg）。	2分以内	30分
		【舌下】1回1〜2噴霧（0.3〜0.6mg）。	2分以内	60分
		【持続静注】0.05〜0.1μg/kg/分で開始する。5〜15分ごとに0.1〜0.2μg/kg/分ずつ増量し、1〜2μg/kg/分で維持する。	2〜5分	5〜10分
	●手術時の低血圧維持	【持続静注】1〜5μg/kg/分。		
	●手術時の異常高血圧の緊急処置	【持続静注】0.5〜5μg/kg/分。		
	●急性心不全	【持続静注】0.05〜0.1μg/kg/分で開始し、5〜15分ごとに0.1〜0.2μg/kg/分ずつ増量する。		
ニトロプルシドナトリウム水和物（ニトプロ）	●手術時の低血圧維持 ●術中異常高血圧 ●褐色細胞腫の高血圧クリーゼ ●大動脈解離の血圧管理（強力！）	【持続静注】0.5〜2.5μg/kg/分。希釈して使用する。3μg/kg/分超でシアン中毒の危険がある。	1分	2〜3分

≫ p.132

≫ p.133

硝酸イソソルビド（ニトロール、フランドルほか）	● 急性心不全	【持続静注】成人：1.5〜8mg/時。小児：0.5〜2μg/kg/分。	数分	5〜60分	▶▶▶ p.134
	● 不安定狭心症（おだやかな作用）	【持続静注】2〜5mg/時。			
ニコランジル（シグマートほか）	● 不安定狭心症	【持続静注】2〜6mg/時。	数分	数十分	▶▶▶ p.135
	● 急性心不全	【持続静注】初期負荷投与0.2mg/kgを5分間で、以後0.05〜0.2mg/kg/時。			
	● 術中心筋虚血の予防	【持続静注】0.08mg/kg/時。			
	● 術中心筋虚血の治療	【単回静注】4〜6mg。			
	● 冠動脈バイパス時の心筋保護	【単回静注】0.1mg/kg。			
	● そのほかの心臓手術時の心筋保護（血圧や心拍数への影響が少ない、耐性を生じにくい）	冠動脈バイパス時に準ずる。			

スグわかり！共通ポイント ▶ 薬剤の特徴をまとめて覚えよう！

	共通ポイント	薬剤名	解説
禁忌 *薬剤名の（ ）内は慎重投与	● 閉塞隅角緑内障	● ニトログリセリン ● 硝酸イソソルビド ● ニコランジル	眼圧上昇、失明のおそれがある。
	● 高度の貧血	● ニトログリセリン ● ニトロプルシドナトリウム水和物	めまい、立ちくらみが増悪する。
	● 重篤な低血圧・心原性ショック	● ニトログリセリン ● 硝酸イソソルビド ● ニコランジル ● （ニトロプルシドナトリウム水和物）	症状を悪化させるおそれがある。
	● 頭部外傷・脳出血	● ニトログリセリン ● 硝酸イソソルビド	頭蓋内圧を上昇させるおそれがあると添付文書には記載されているが、ガイドラインでは、頭蓋内出血患者の降圧薬として、ニトログリセリン、ニトロプルシドの使用は可とされている。頭蓋内圧亢進により、臨床的に転帰に悪影響を及ぼしたという報告はないとのことである。なお、ファーストチョイスはニカルジピンである。
	● 脳に高度の機能障害・循環障害のある患者	● ニトロプルシドナトリウム水和物 ● ニコランジル	過度の低血圧により、脳機能障害に悪影響を及ぼすおそれがある。

禁忌 ＊薬剤名の（ ）内は慎重投与	● Eisenmenger 症候群 ● 原発性肺高血圧症 ● 右室梗塞 ● 脱水症状	● 硝酸イソソルビド ● ニコランジル	静脈還流量減少により、心拍出量と血圧低下のおそれがある。
慎重投与	● 肝機能障害	● ニトロプルシドナトリウム水和物 ● ニトログリセリン ● ニコランジル	肝循環抑制のおそれがある。 代謝、排泄障害による血中濃度上昇により、副作用が強く現れるおそれがある。
	● 腎機能障害	● ニトロプルシドナトリウム水和物 ● ニコランジル	腎循環抑制のおそれがある。 代謝、排泄障害による血中濃度上昇のおそれがある。
併用禁忌	● ホスホジエステラーゼ5 阻害薬（勃起不全治療薬） ● シルデナフィルクエン酸塩（バイアグラ®） ● バルデナフィル塩酸塩水和物など（レビトラ®） ● タダラフィル（シアリス®）など	● ニトログリセリン ● ニトロプルシドナトリウム水和物 ● 硝酸イソソルビド ● ニコランジル	併用により、過度の低血圧を生じるおそれがある。 cGMP の分解を抑制し、降圧作用を増強する。
併用注意	● 利尿薬 ● ほかの血管拡張薬	● ニトログリセリン ● 硝酸イソソルビド ● ニトロプルシドナトリウム水和物	血圧低下が増強されることがある。 カルシウム拮抗薬＋β遮断薬＋硝酸薬は血圧低下をきたしやすいので注意する。
副作用	● 急激な血圧低下・過度の血圧低下 ● 頻脈、不整脈 ● 動脈血酸素分圧低下	● ニトログリセリン ● ニトロプルシドナトリウム水和物 ● 硝酸イソソルビド ● ニコランジル	高齢者や心原性ショックの患者では血圧低下をきたしやすい。 反射性の頻脈をきたすことがある。 低酸素性肺血管収縮が抑制される。

第3章　術中の循環管理に使用する薬剤

B-2　降圧薬、血管・冠血管拡張薬：硝酸薬

「なぜ？」がわかる！　麻酔科医のファーストチョイス

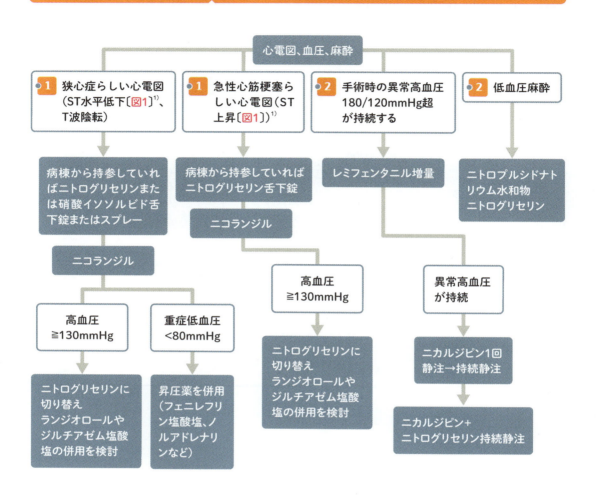

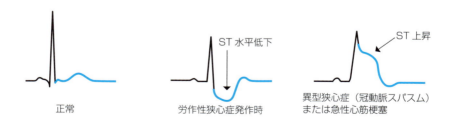

図1 心筋虚血の波形（文献1を参考に作成）

ファーストチョイスの**なぜ？**

1 狭心症や急性心筋梗塞では、硝酸薬の舌下投与が最速の治療である。次に、ニコランジルの持続静注が行われる。血圧、心拍数、心機能への影響が少なく、安心・安全であるという理由からである。以前は心筋虚血疑いで血圧が高ければニトログリセリンが選択されることも多かったが、現在は「とりあえずニコランジル」のようである。

2 ニトロプルシドナトリウム水和物は、静脈系よりも動脈系への作用が強い。低血圧麻酔や異常高血圧では、ニトロプルシドナトリウム水和物が最強の降圧薬であるが、強力すぎて、血圧が下がり過ぎるリスクが大きいので、使用経験が豊富な医師以外は使用を避ける傾向にある。ニトロプルシドナトリウム水和物は、太い冠動脈も末梢の冠動脈も拡張させ、虚血部位を拡大させるおそれがある（冠盗血現象）ので、心筋虚血疑いがある時には使用しない。

第3章

術中の循環管理に使用する薬剤

B-2 降圧薬、血管・冠血管拡張薬：硝酸薬

OPE NURSING 2025年 春季増刊 **131**

超速習！　各薬剤の基礎知識

ニトログリセリン
（ミリスロール®〔注〕ほか、ニトロペン®〔舌下錠〕ほか、ミオコール®〔スプレー〕ほか）

- アンプル
- バイアル
- キット製剤（シリンジ、バッグ）
- 舌下錠
- 貼付薬
- スプレー

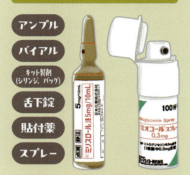

マスト3カ条

1. 冠動脈を拡張させる狭心症治療薬。肝臓で分解されやすいため内服では効果が出ない。肝臓を通過せずに血液中へ薬を届けるため、舌下投与、静注、貼付薬として用いられる。
2. 降圧作用が期待でき低血圧麻酔にも使用される。頭蓋内出血患者でニカルジピン単独では降圧が不十分な時にも併用される。
3. 冠動脈を拡張させる狭心症治療薬として使用されたり、急性心不全による肺うっ血の治療に血管拡張薬として使用されたりする。

この薬剤のマスト知識

静注薬は、低用量では静脈拡張が、高用量では動脈拡張が優位になり、降圧作用を示す。頭蓋内圧亢進患者への使用が問題視された時期もあったが、脳卒中急性期の降圧薬としてガイドラインでも使用が認められている。ニカルジピン単剤でコントロールしきれない時にしばしばニトログリセリンが併用される。
保険適用外であるが、緊急子宮筋弛緩薬として、帝王切開中の児娩出困難などに対して、初回投与量0.1mgを静注すると、約40秒で子宮筋弛緩が得られ、1〜2分持続する。

麻酔科医 　ナース

術前評価
- 禁忌・投与注意患者：「スグわかり！共通ポイント」参照（p.128）。血管内容量不足患者で著明な血圧低下をきたしやすい。閉塞隅角緑内障の患者。
- 麻酔科医・ナースの対応：病歴・薬歴を確認する。出血量の確認と必要に応じた輸液を行う。

ナース

準備
- 各剤形の準備：スプレー剤は空噴きする。舌下錠は口腔粘膜が乾燥している場合、生理食塩水などで湿らせる。錠を砕いてもよい。静注薬は輸液セットの吸着を避けて投与する（p.126参照）。

麻酔科医

投与
- 投与方法：スプレー剤は容器を立て、2cmの距離から舌下投与する。
- 投与量・投与速度：静注薬は不安定狭心症には、0.1〜0.2μg/kg/分で開始し、発作の経過、血圧を見ながら、約5分ごとに0.1〜0.2μg/kg/分ずつ増量し、1〜2μg/kg/分で維持する。手術時の低血圧維持には1〜5μg/kg/分で開始し、目標値（収縮期血圧で90〜100mmHg）まで血圧を下げ、以後血圧をモニタリングしながら投与速度を調節する。手術時の異常高血圧の救急処置として、0.5〜5μg/kg/分の投与量で投与を開始し、目標値まで血圧を下げ、以後血圧をモニタリングしながら点滴速度を調節する。

麻酔科医

- 副作用・急変：①血管内容量不足による急激な血圧低下、反射性頻脈。②肺内シャント増加によるSpO₂の低下。
- 理由：②は低酸素性肺血管収縮の抑制や代謝産物の蓄積によるメトヘモグロビン血症で生じる。
- 麻酔科医の対応：減量・中止する。①は輸液、昇圧薬、②は吸入酸素濃度を上げる、メトヘモグロビン血症にはメチレンブルーを投与する。

麻酔科医

術後
- 投与中止：高い頻度で耐性を生じるので、毎日8〜12時間投与を中止することが必要である。眼痛や霧視があれば緑内障発作を疑う。

ニトロプルシドナトリウム水和物（ニトプロ®）

アンプル

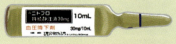

マスト3ヵ条

1. 動脈系の拡張作用が特に強力で、降圧・復圧が迅速！ 過度の低血圧をきたしやすい！
2. 冠動脈多枝病変の症例では冠動脈スティールによる虚血を生じやすいため使用しない！
3. 褐色細胞腫や解離性大動脈瘤、脳卒中急性期の降圧目的で、最終兵器として使用される。

この薬剤のマスト知識

シアン（青酸化合物）中毒を避けるため、投与速度が2μg/kg/分以上の時には、総投与量が0.5mg/kgを超えないようにする。全身の細胞で酸素が利用できず、頻呼吸、頻脈、顔面紅潮、静脈血酸素飽和度上昇、代謝性アシドーシスの進行、重症例は心停止に至る。
発症時には、投与中止、100％酸素吸入、チオ硫酸ナトリウム水和物（デトキソール®）1回12.5〜25mgを10〜20分かけて静注、または、亜硝酸アミル1アンプルを呼吸回路内に投入し、2分ごとに吸入させる。

術前評価

 麻酔科医

- **禁忌患者**：「スグわかり！ 共通ポイント」参照（p.128）。レーベル病（遺伝性視神経萎縮症）、タバコ弱視、ビタミンB₁₂欠乏症の患者。肝不全・腎不全患者。
- **理由**：シアンの解毒処理能力や排泄が低下している場合がある。
- **禁忌患者**：甲状腺機能不全の患者。
- **理由**：代謝物チオシアンにより甲状腺機能が低下する場合がある。
- **注意すべき患者**：「スグわかり！ 共通ポイント」参照（p.128）。シアン中毒の危険が大きい患者と、著明な低血圧を起こしやすい患者、血圧低下が危険に直結する患者に注意する。例として、高齢者や冠動脈硬化症患者への投与。
- **麻酔科医・ナースの確認**：病歴・薬歴を確認する。

準備

 ナース

- **希釈・モニタリング**：5％ブドウ糖液などで希釈し、ポンプで投与する。Aラインによる血圧モニタリングは必須である。

投与

 麻酔科医

- **慎重投与**：0.25〜0.5μg/kg/分の速度で投与を開始し、血圧と心拍数を監視しながら慎重に投与する。吸入麻酔薬やほかの降圧薬との併用で過度の低血圧を起こしやすい。
  肥満患者では血中シアン濃度が上昇しやすいので慎重に投与する。

 麻酔科医

- **副作用・急変**：過度の低血圧、シアン中毒、SpO₂の低下。
- **理由**：低酸素性肺血管収縮の抑制。

術後

 麻酔科医

- **投与中止後**：急激な血圧上昇（リバウンド現象）が現れることがある。

第3章 術中の循環管理に使用する薬剤　8-2 降圧薬、血管・冠血管拡張薬：硝酸薬

硝酸イソソルビド

（ニトロール®〔注、スプレー、舌下錠〕ほか、フランドル®〔テープ〕ほか）

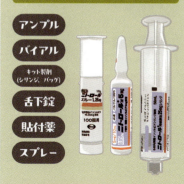

- アンプル
- バイアル
- キット製剤（シリンジ、バッグ）
- 舌下錠
- 貼付薬
- スプレー

マスト3カ条

1. 不安定狭心症患者の冠血管の拡張や、急性心不全患者の肺うっ血の治療に使用。

2. ニトログリセリンと比べ血圧低下が少なめだが、ニコランジルよりも血圧は下がりやすい。

3. 舌下錠やスプレー剤では投与後2分前後と即効性があり、救急現場向き。静注は即効性と調節性を兼ね備え、手術室やICUに適している。貼付薬は、効果が得られるまで時間がかかる半面、長時間の作用が得られるので、一般病棟や外来患者に良い。

この薬剤のマスト知識

硝酸イソソルビドの中毒症状として、メトヘモグロビン血症が有名である。SpO_2は低値を示すが、血液ガス分析による動脈血酸素飽和度（SaO_2）はそれほど低下していない。この差（saturation gap）が大きい場合、メトヘモグロビン血症を疑う。硝酸イソソルビドを中止し、酸素投与を行い、メチレンブルーでFe^{3+}をFe^{2+}に還元する。

術前評価 ← 麻酔科医・ナース

禁忌患者：「スグわかり！ 共通ポイント」参照（p.128）。Eisenmenger（アイゼンメンゲル）症候群または原発性肺高血圧症、右室梗塞、脱水症状の患者にも禁忌である。
理由：血圧低下によりショックを起こすことがある。
注意すべき患者：左室充満圧の低い患者は、血圧低下および心拍出量低下が起こることがある。
麻酔科医・ナースの対応：病歴・薬歴を確認する。

準備 ← ナース

投与方法：静注薬はニトログリセリン同様、輸液セットへの吸着を避けて投与する（p.126参照）。

投与 ← 麻酔科医

投与方法：スプレー剤、舌下錠の投与法はニトログリセリンと同様である。
投与速度：静注薬は、低用量では静脈を拡張させて左室充満圧が低下し、高用量では動脈の拡張が優位になり降圧作用を示す。不安定狭心症には、2〜5mg/時で点滴静注をする。急性心不全では、1.5〜8mg/時で点滴静注する。

数分後 ← 麻酔科医

効果：数分で効果が現れるので、血行動態を注意深く監視し、血圧低下に注意する。過度の低血圧には、減量、中止や昇圧薬の併用を行う。

← 麻酔科医

副作用・急変：血圧低下、SpO_2の低下。
理由：低酸素性肺血管収縮の抑制、メトヘモグロビン血症。

術後 ← 麻酔科医

投与時間・注意：耐性を生じやすいので、毎日8〜12時間投与を中止する。眼痛や霧視があれば緑内障発作を疑う。

ニコランジル（シグマート®ほか）

バイアル

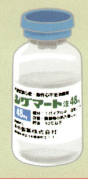

マスト3カ条

1. 不安定狭心症と急性心不全の治療薬。
2. 冠動脈拡張作用に比べて体血管拡張作用が弱く、血圧や心拍数、心機能への影響が少なく、使用しやすい。
3. 心筋梗塞の既往がある患者に対して狭心症発作の予防に有効である可能性が高いことがガイドラインで示されている。

この薬剤のマスト知識

ニコランジルは、ほかの硝酸薬と同様に、静脈系と太い冠血管を拡張させるほか、カリウムチャネル開口作用をもつ。比較的細い冠血管でも血管拡張が起こる。
虚血に陥った心筋細胞についても同様に働くことで、心筋保護作用を有すると考えられている。

第3章 術中の循環管理に使用する薬剤　B-2 降圧薬、血管・冠血管拡張薬：硝酸薬

術前評価
（麻酔科医・ナース）

禁忌患者：「スグわかり！共通ポイント」のとおり、ほかの硝酸薬3剤と重なっており、ニコランジル独自のものはない（p.128）。
注意すべき患者：急性心不全で、左室流出路狭窄、肥大型閉塞性心筋症、または、大動脈弁狭窄症のある患者。
理由：圧較差を増強し、症状を悪化させるおそれがある。
麻酔科医・ナースの確認：病歴を確認する。

準備
（ナース）

溶解：通常は生理食塩水または5％ブドウ糖液に溶解して、1mg/mL溶液とし、シリンジポンプを用いて投与する。

投与
（麻酔科医）

投与速度：不安定狭心症には、開始量2mg/時で持続静注し、6mg/kgを超えない範囲で適宜増減する。急性心不全では、5分間かけて0.2mg/kgを静注し、引き続き0.2mg/kg/時で持続静注を行い、その後は0.05〜0.2mg/kgの範囲で調整する。
モニタリング：投与中は血圧測定と血行動態のモニタリングを頻回に行い、投与量の調節は徐々に行う。

（麻酔科医）

副作用・急変：血圧低下、心拍数増加。
麻酔科医の対応：減量または中止する。低血圧には昇圧薬を投与する。

術後
（麻酔科医）

副作用：頭痛、血小板減少、肝機能障害などの出現に注意する。

第3章

B-3 【降圧薬、血管・冠血管拡張薬】
PDE Ⅲ阻害薬

NTT東日本関東病院 麻酔科・集中治療科　**柏木政憲**

どこにどう効く？ この薬剤の これだけ ポイント

強心作用や血管拡張作用はまるでβアドレナリン作動薬、でもβアドレナリン受容体を介さない！

今から心筋細胞・血管平滑筋細胞のところに行っていい？

βアドレナリン作動薬

あ、はい、今混乱しておりますので、連絡がつくのに少々お時間いただきます。

βアドレナリン受容体（総合案内）

今すぐ向かうね！

PDE Ⅲ阻害薬

直接 Call

今すぐ来て！

はよ来て！

心筋細胞や血管平滑筋細胞

ズバリ！ この薬の3POINT

❶ アドレナリンβ受容体を介さずに、心血管系のβアドレナリン受容体にカテコールアミンが作用した場合と同様の効果をもたらす。

❷ β_1作動薬の心収縮力増強作用と、β_2受容体作動薬の全身血管拡張作用を併せもつ。

❸ だから、β遮断薬を内服中の患者でも心収縮力を増強させることができる。ドブタミン、アドレナリン、ノルアドレナリン等のカテコールアミンと同様に、「強心薬」のカテゴリーで語られることも非常に多い。

いつ何に注意する？ 準備時・投与前・投与中・投与後のこれだけポイント

準備時

➤ ポンプで持続静注を行う。

投与前

➤ 左室収縮能低下があり、血管内容量負荷所見があり、血圧がある程度保たれている心不全が良い適応であることから、Aライン、フロートラック™をはじめとするモニター類や、経食道心エコーによる心機能評価が可能な状態になっていることを確認する。

➤ 血管内容量が保たれていること、収縮期血圧が90mmHg以上あること、腎機能障害の有無、虚血性心疾患が背景にないかを確認する。

投与中

- 最初から維持量で投与されることが多く、開始後30～60分ほどで効果が現れる。改善しない場合は、大動脈内バルーンパンピング（IABP）などほかの療法が検討される。改善がみられたら、少しずつ減量する。
- 初期負荷投与が行われる時には、過度の血圧低下や頻脈性不整脈の発生がないか、血圧と心電図を厳重に監視する。
- 心臓手術では人工心肺離脱時に使用されることが多い。
- 硝酸薬よりも耐性を生じにくい。

投与後

- 中止後も効果が持続する。数時間が経過してから薬効消失が原因の心不全に陥ることもあるので注意する。

スグわかり！基礎知識　▶ この分類の薬剤一覧表

一般名（商品名）	適応・メリット	投与量・方法（年齢や患者状態により増減する）	作用発現時間（投与量により異なる）	持続時間（投与量により大きく異なる）	
ミルリノン（ミルリーラほか）	・急性心不全、急性心原性肺水腫、慢性心不全急性増悪 ・β遮断薬服用中などドブタミン塩酸塩が使用しにくい状況で、ドブタミン塩酸塩の代替薬として ・心拍出量が低下しており、ドブタミン塩酸塩を使用して心拍出量増加を図っているが、末梢血管抵抗が高く、心拍出量の増加が得られない場合	【持続静注】初期負荷投与5μg/kg/分で10分間、その後0.25～0.75μg/kg/分。 最近では、血圧低下や不整脈発生などの副作用を避けるため、初期負荷投与を行わず、0.1μg/kg/分で開始し、0.2～0.3μg/kg/分を目標とすることで症状の改善が得られるという米国ガイドライン準拠の投与法が行われることが多い。	【初期負荷投与時】10分 【初期負荷投与をしない時】30～60分	30～60分（心不全・腎機能低下患者で延長）	▶▶▶ p.140
オルプリノン塩酸塩水和物（コアテック、コアテックSB）	・β遮断薬を使用中の心原性ショック患者で心拍出量を増加させたい場合、ドブタミン塩酸塩の代わりとして ・ノルアドレナリンやバソプレシンにより体血圧が維持された肺高血圧患者の低心拍出状態からの離脱目的で	【持続静注】初期負荷投与2μg/kg/分で5分間、その後0.1～0.3μg/kg/分。 最近では、血圧低下を避けるために初期投与は行わないか、減量することが多い。	【初期負荷投与時】10～30分 【初期負荷投与をしない時】30～60分	2時間（心不全・腎機能低下患者で延長）	▶▶▶ p.141

スグわかり！共通ポイント ▶ 薬剤の特徴をまとめて覚えよう！

共通ポイント		解説
禁忌	● 肥大型閉塞性心筋症	流出路狭窄が悪化する可能性がある。
慎重投与	● 腎機能低下	作用の増強・延長が起こる。
	● 重症低血圧	血圧がさらに低下するおそれがある。
	● 重篤な頻脈性不整脈	薬剤の陽性変時作用と圧受容器反射のため、不整脈を増悪させることがある。
併用注意	● カテコールアミン系強心薬	ドパミン塩酸塩・ドブタミン塩酸塩などの併用で不整脈の発現を助長することがある。
改善が得られない可能性	● 高度の大動脈弁狭窄・僧帽弁狭窄	これらの弁膜症患者では、後負荷減少により過度の低血圧をまねくおそれがある。
	● 大量の利尿薬投与	利尿により前負荷が減少したところへさらに本剤の血管拡張作用が加わると、過度の低血圧を起こすおそれがある。利尿により電解質バランスが乱れたところへ本剤のような強心作用をもつ薬剤を投与すると、不整脈を起こす危険が高まる。
副作用	● 血圧低下	体液減少患者、過量投与で起こりやすい。頻度はオルプリノン塩酸塩水和物＞ミルリノン。
	● 頻脈・頻脈性不整脈	心室頻拍、心房細動、心室細動、上室性または心室性期外収縮など。ジギタリス併用患者で起こりやすい。
	● 腎機能障害	腎機能低下患者でさらに腎機能を悪化させることがある。
	● 血小板減少	頻度はミルリノン＞オルプリノン塩酸塩水和物。

「なぜ?」がわかる！ 麻酔科医のファーストチョイス

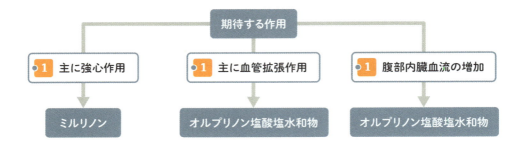

ファーストチョイスの なぜ？

- 1 ミルリノンとオルプリノン塩酸塩水和物の基本的な特性はほぼ変わらない。ミルリノンとオルプリノン塩酸塩水和物を同等用量で投与して比較した場合、強心作用はミルリノンのほうが、末梢血管抵抗や前負荷減少作用はオルプリノン塩酸塩水和物のほうが強い。

超速習！ 各薬剤の基礎知識

ミルリノン（ミルリーラ®ほか）

アンプル　バイアル　キット製剤（バッグ）

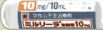

マスト3カ条

1. ドパミン塩酸塩、ドブタミン塩酸塩投与だけでは効果が不十分、または不整脈が誘発されるため、これらの薬剤を増量しにくい低拍出量患者に使用。
2. 人工心肺離脱時や、肺高血圧患者に用いられる。
3. 血圧低下に注意して使用する！

この薬剤のマスト知識

ミルリノンは、ドブタミン塩酸塩と異なり、心筋酸素消費量をあまり増加させない。

ミルリノンは用量によって強心作用と血管拡張作用の比が異なる。強心作用は低用量から出現し、体血管抵抗係数減少と心拍数増加は用量が増してから現れるので、低用量で使用したい。初期負荷投与は低血圧と不整脈をきたしやすいので、初めから維持投与量で用いられることがほとんどではないかと思われる。

術前評価　麻酔科医・ナース

- 禁忌患者：肥大型閉塞性心筋症の患者。
- 理由：流出路閉塞悪化のおそれがある。
- 注意すべき患者：高度の大動脈弁狭窄・僧帽弁狭窄の患者。
- 注意すべき患者：利尿薬の大量投与の患者。
- 理由：改善がみられない可能性がある。
- 注意すべき患者：腎機能障害の患者。
- 理由：血清クレアチニン値3.0mg/dL超は排泄遅延のおそれが大きい。
- 注意すべき患者：血清カリウム値低下の患者。
- 理由：重篤な不整脈のおそれがある。
- 麻酔科医・ナースの対応：病歴確認と電解質補正を行う。

準備　麻酔科医

- 確認：フロートラック™などで循環血液量不足がないことを確認する。
- 濃度：原液のまま、あるいは生理食塩水や5％ブドウ糖液で希釈し、シリンジポンプを用いて投与する。

投与　麻酔科医

- 患者の状態をチェック：「収縮期血圧が90mmHg以上あるか」「頻脈がないか」「低血圧が増悪した時の用意ができているか」をチェックする。「中心静脈圧10〜15mmHg、肺動脈楔入圧14〜18mmHg」を維持するように投与する。
- 理由：低血圧や不整脈が起こりやすい。
- 麻酔科医の対応：通常は最初から持続投与量で開始する。

 30〜60分後　麻酔科医・ナース

- モニタリング：投与中は血圧、心拍数、心電図、心拍出量、中心静脈血酸素飽和度（$ScvO_2$）または混合静脈血酸素飽和度（$S\bar{v}O_2$）、循環血液量、尿量をモニタリングし、血液ガス分析、血中乳酸値測定を行う。

麻酔科医

- 副作用・急変：過度の血圧低下、頻脈。カテコールアミンとの併用では不整脈が起こりやすい。
- 麻酔科医の対応：減量または中止する。

術後　麻酔科医

- 投与量・注意：改善がみられたら徐々に減量する。血小板減少、肝腎機能障害などに注意する。

オルプリノン塩酸塩水和物
（コアテック®、コアテック® SB）

アンプル　キット製剤（バッグ）

マスト3カ条

1. 人工心肺離脱時などで、ドパミン塩酸塩、ドブタミン塩酸塩投与でも改善しない低心拍出量患者に用いられる。
2. 輸液が足りていて、血圧が保たれているが、肺うっ血や末梢低灌流状態がある患者がよい適応とされる。
3. ミルリノンよりも血圧低下をきたしやすく、初期ローディングを避けることが多い。

この薬剤のマスト知識

添付文書に、カテコールアミンとは併用注意と記載されているが、現実には血圧を保つためにノルアドレナリンなどと併用されることも多い。心筋虚血が原因の急性心不全患者には、強心薬の使用が不利に作用することがある。さらなる重症患者や治療抵抗患者では、大動脈内バルーンパンピング（IABP）などの補助循環法が適応となる。

術前評価　麻酔科医・ナース
- **禁忌患者**：ミルリノンになく、オルプリノン塩酸塩水和物特有の禁忌患者は、重篤な冠動脈疾患のある患者。
- **理由**：陽性変力作用により、冠動脈疾患を増悪させるおそれがある。
- **禁忌患者**：妊娠またはその可能性のある女性。
- **注意すべき患者**：ミルリノンと共通。
- **麻酔科医・ナースの対応**：病歴を確認する。

準備　ナース
- **濃度・確認**：原液のまま、あるいは生理食塩水や5％ブドウ糖液で希釈して、シリンジポンプまたは輸液ポンプを用いて投与する。体液量不足、電解質異常の是正がないことを確認する。

投与　麻酔科医
- **患者の状態をチェック**：投与開始時におけるチェックポイントはミルリノンと共通。
- **麻酔科医の対応**：通常は最初から持続投与量で開始する。高齢者では0.1μg/kg/分で開始する。

30〜60分後　麻酔科医・ナース
- **モニタリング**：投与中は血圧低下に特に注意し、心拍数、心電図、心拍出量、循環血液量、尿量をモニタリングし、血液ガス・電解質分析を行う。

麻酔科医
- **副作用・急変**：血圧低下がミルリノンよりも起こりやすい。頻脈、不整脈はミルリノンと同様。過度の利尿と低カリウム血症を起こす可能性がある。
- **麻酔科医の対応**：減量または中止する。昇圧薬を併用する。電解質補正を行う。

術後　麻酔科医
- **投与量・注意**：改善がみられたら、少しずつ減量する。血小板減少、肝機能障害などの出現に注意する。

第3章　術中の循環管理に使用する薬剤　B-3　降圧薬、血管・冠血管拡張薬：PDEⅢ阻害薬

第3章

B-4 【降圧薬、血管・冠血管拡張薬】
プロスタグランジン E₁

NTT東日本関東病院 麻酔科・集中治療科　柏木政憲

どこにどう効く？ この薬剤の これだけ ポイント

**末梢血管、赤血球、血小板に作用して血流を改善！
重症四肢虚血に！**

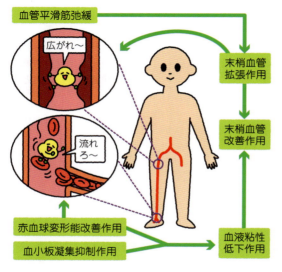

ズバリ！ この薬の 3 POINT

1. 血管平滑筋を弛緩させ、血小板凝集を抑制して血液粘性を低下させる。

2. 末梢動脈疾患（PAD）や糖尿病などにより、間欠性跛行に加えて安静時疼痛や潰瘍を併発し、血行再建術や肢切断手術も検討されるような重症虚血四肢の血流改善に使われる。

3. アルプロスタジルアルファデクスと、アルプロスタジルがある。後者はリポソーム製剤で病巣部に薬剤を集中させ副作用も軽減でき人気がある。

スグわかり！基礎知識　▶ この分類の薬剤一覧表

一般名（商品名）	適応・メリット	投与量・方法（年齢や患者状態により増減する）	作用発現時間（投与量により異なる）	最大効果発現時間	持続時間（投与量により大きく異なる）
アルプロスタジル（リプル、パルクスほか）	● 慢性動脈閉塞症（バージャー病・閉塞性動脈硬化症）における四肢潰瘍ならびに安静時疼痛 ● 振動病の末梢血行障害 ● 進行性全身性硬化症・SLE・糖尿病における皮膚潰瘍	【静注または点滴静注】5〜10μg 1日1回。	速やか	2.5分	5分以内
	● 動脈管依存性先天性心疾患における動脈管の開存	開始量 5ng/kg/分。以後は症状に応じて有効最小量を投与する。			
アルプロスタジルアルファデクス					
（プロスタンディン20）	● 慢性動脈閉塞症（バージャー病・閉塞性動脈硬化症）における四肢潰瘍ならびに安静時疼痛	【動注】20μg を生理食塩水 5mL に溶解し、0.05〜0.2ng/kg/分。1日量 10〜15μg。【静注】40〜60μg を輸液 500 mL に溶解し、2時間かけて投与する。1日1〜2回。	速やか	2.5分	5分以内
	● 振動病の末梢血行障害 ● 血行再建術後の血流維持	【静注】40〜60μg を輸液 500 mL に溶解し、2時間かけて投与する。1日1〜2回。			
	● 動脈管依存性先天性心疾患における動脈管の開存	開始量 50〜100ng/kg/分。以後は症状に応じて有効最小量を投与する。			
（プロスタンディン500）	● 外科手術時の低血圧維持*（臓器血流が保たれる）● 外科手術時の異常高血圧の救急処置* ＊肝・腎・軽度の虚血性心疾患がある高血圧患者に限る	● 【静注】500μg を生理食塩水 100mL に溶解し、0.05〜0.2μg/kg/分。	速やか	2.5分	5分以内

▶▶▶ p.144

▶▶▶ p.144

第3章　術中の循環管理に使用する薬剤

B-4　降圧薬、血管・冠血管拡張薬：プロスタグランジンE₁

超速習! 各薬剤の基礎知識

アルプロスタジル
（リプル®、パルクス®ほか）、
アルプロスタジルアルファデクス
（プロスタンディン®（点滴静注用、注射用）ほか）

アンプル　バイアル　シリンジキット

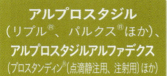

マスト3カ条

1. 頭蓋内出血、消化管出血、喀血等の急性期では禁忌。注射部位に静脈炎を起こすことがあり、血管痛や発赤の有無を観察する。
2. 末梢動脈疾患の患者は脳梗塞や狭心症を合併することが多く、術中の急変に注意する。
3. 外科手術時の低血圧維持、術中異常高血圧の治療目的での使用はほぼ行われなくなった。

この薬剤のマスト知識

新生児科領域では、動脈管依存性先天性心疾患の初期治療として、アルプロスタジルを用いて動脈管の開存を手術時まで維持する。
産科領域では、オキシトシンやメチルエルゴメトリンマレイン酸塩などの麦角製剤で子宮収縮が不十分な場合に使用される。HELLP（溶血性貧血、肝逸脱酵素上昇、血小板数低下）症候群での有用性が報告されている。

術前評価 ← 麻酔科医　ナース

禁忌患者：重篤な心不全の患者。
理由：増悪することがある。
麻酔科医・ナースの対応：動悸・胸部不快感・呼吸困難・浮腫・血圧低下・SpO₂低下に注意。
禁忌患者：出血（頭蓋内出血、消化管出血、喀血等）している患者。
理由：出血を助長することがある。
麻酔科医・ナースの対応：出血傾向を認めたら投与を中止する。
禁忌患者：妊婦または妊娠している可能性のある女性。
理由：子宮収縮作用が認められている。

準備 ← ナース

器具：アルプロスタジルアルファデクスでは容量負荷とは別ルートを確保したり、シリンジポンプを準備する場合もある。

投与 ← 麻酔科医・ナース

麻酔科医・ナースの対応：血圧を測定し、心電図、尿量を監視する。

麻酔科医・ナース

副作用・急変：①低血圧、②頻脈、③SpO₂低下、④静脈炎。
理由：①過量投与、②圧受容器反射、③低酸素性肺血管収縮の抑制、④血管透過性亢進作用。
麻酔科医・ナースの対応：①②は減量・中止、輸液負荷を行う。③は吸入酸素濃度を調節する。④はなるべく太い血管や中心静脈から投与する。

術後 ← 麻酔科医

管理：血圧低下があれば、患者の血圧が完全に回復するまで管理する。投与部位に静脈炎がないか確認する。

第3章

B-5 【降圧薬、血管・冠血管拡張薬】α₁遮断薬

NTT東日本関東病院 麻酔科・集中治療科　柏木政憲

どこにどう効く？この薬剤のこれだけポイント

**褐色細胞腫といえば昔からこの薬！
診断や術前術中の発作性高血圧に活躍！**

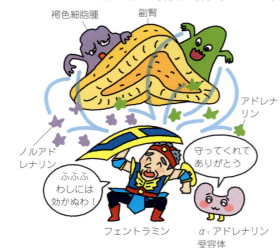

この薬の3 POINT

1. α₁遮断薬は、血管平滑筋細胞のα₁アドレナリン受容体へのノルアドレナリンやアドレナリンの結合を妨げる。血管平滑筋の収縮を弱める。
2. 過剰の循環アドレナリンやノルアドレナリンを生じる褐色細胞腫の発作性高血圧の治療に使用する。
3. 褐色細胞腫以外では出番が少ない。

スグわかり！基礎知識　●この分類の薬剤一覧表

一般名（商品名）	適応・メリット	投与量・方法（年齢や患者状態により増減する）	作用発現時間（投与量により異なる）	持続時間（投与量により大きく異なる）
フェントラミンメシル酸塩（レギチーン）	●褐色細胞腫の術前の血圧調整	【静注・筋注】成人：5mg 小児：1mg	【静注】1〜2分 【筋注】5分程度	【静注】3〜10分 【筋注】1時間程度
	●褐色細胞腫の術中の血圧調整	【静注】2〜5mg	【静注】1〜2分 必要に応じ、最終投与後3〜5分毎に同様に反復投与したり、0.5〜2mg/分の速度で持続静注を行う。	【静注】3〜10分
	●褐色細胞腫の診断	【静注・筋注】成人：5mg 小児：【静注】1mg 【筋注】3mg	【静注】1〜2分 【筋注】5分程度	【静注】3〜10分 【筋注】1時間程度

p.146

超速習！ 各薬剤の基礎知識

術前評価
麻酔科医・ナース
麻酔科医・ナースの対応：術前内服薬とバイタルサインの確認を行う。褐色細胞腫の腫瘍摘出術が予定されている患者では、α遮断薬の内服が行われていることを確認する（ドキサゾシンメシル酸塩〔カルデナリン®〕、テラゾシン塩酸塩水和物〔バソメット®〕、ウラピジル〔エブランチル®〕、ブナゾシン塩酸塩〔デタントール®〕など）。術前にこれらが使用されていれば、同効のフェントラミンメシル酸塩は術中に使用しやすく、十分な血圧コントロールが行われていれば術中の血圧変動のリスクが小さくなる。

準備
ナース
希釈：1mg/mLに希釈する。

投与
麻酔科医
投与速度：1mg/分の速度で血圧の反応を見ながら投与する。

2分後
麻酔科医・ナース
効果：降圧効果を観察する。追加投与が必要なら、最終投与後3～5分ごとに同様に反復投与したり、0.5～2mg/分の速度で持続静注を行う。
麻酔科医・ナースの観察：術野での腫瘍とその近辺の手術操作を行う時には血圧が上昇しやすい。

麻酔科医・ナース
麻酔科医・ナースの観察：副腎静脈結紮後は、一転して血圧低下が起こりやすく、フェントラミンメシル酸塩の出番はほぼなくなる。

術後
麻酔科医
副作用・急変：血圧低下。
麻酔科医の対応：フェニレフリン塩酸塩やノルアドレナリンの持続静注、輸液を行う。アドレナリンはさらなる血圧低下のおそれがあるため、使用しない。
副作用・急変：頻脈。
麻酔科医の対応：エスモロール塩酸塩やランジオロール塩酸塩などの短時間作用型のβ遮断薬を投与する。

フェントラミンメシル酸塩（レギチーン®）

バイアル

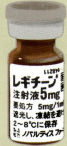

マスト3カ条
1. 褐色細胞腫患者の気管挿管や腫瘍操作時の異常高血圧の治療に用いる。
2. ランジオロール塩酸塩やエスモロール塩酸塩などのβ₁遮断薬と併用されることが多い。
3. 作用時間が短く、急激な血圧低下の副作用が起こることがある！

この薬剤のマスト知識
ノルアドレナリン、ドパミン塩酸塩の血管外漏出に対し、1mg/mLに希釈したフェントラミンメシル酸塩1～5mLを局部部位に皮下注射して皮膚壊死の予防・治療を図る方法がある。

第3章 A〜B

📖 **引用・参考文献**

1) 田中克哉. "3.7 循環作動薬". 臨床麻酔科学書. 森田潔編. 東京, 中山書店, 2022, 225-39.

2) 福島豊ほか. "9章 循環作動薬関連". 臨床麻酔薬理学書. 日本麻酔科医会連合出版部編. 東京, 中山書店, 2023, 217-42.

3) 日本麻酔科学会. "Ⅷ 循環作動薬". 麻酔薬および麻酔関連薬使用ガイドライン（第3版第4訂）. 2015, 183-278. https://anesth.or.jp/files/pdf/circulating_agonist_20190905.pdf〈2024年10月参照〉

4) 日本麻酔科学会. "Ⅸ 産科麻酔学". 麻酔薬および麻酔関連薬使用ガイドライン（第3版第4訂）. 2019. 279-393. https://anesth.or.jp/files/pdf/obstetric_anesthetic_20190905.pdf〈2024年10月参照〉

5) 新沼廣幸. "6. 薬物治療　Ⅳ 循環". 日本集中治療専門医テキスト第3版. 日本集中治療医学会教育委員会編. 東京, 真興交易医書出版部, 2019, 287-97.

6) 日本集中治療医学会／日本救急医学会. "CQ3. 初期蘇生・循環作動薬". 日本版敗血症診療ガイドライン2024. 日本集中治療医学会雑誌 2024/06/06 J-STAGE先行公開. 114-56. https://doi.org/10.3918/jsicm.2400001〈2024年10月参照〉

7) 日本循環器学会／日本心不全学会. "X. 急性心不全" 急性・慢性心不全診療ガイドライン（2017年改訂版）. 75-95. https://www.j-circ.or.jp/cms/wp-content/uploads/2017/06/JCS2017_tsutsui_h.pdf〈2024年10月参照〉

8) 日本麻酔科学会. 術中心停止に対するプラクティカルガイド（2022年改訂版）. https://anesth.or.jp/files/pdf/practical_guide_for_central_arrest_20220228.pdf〈2024年10月参照〉

9) アメリカ心臓協会. ACLSプロバイダーマニュアル AHAガイドライン2020準拠 日本語版. 東京, シナジー, 2021.

10) 日本蘇生協議会. "第2章 成人の二次救急措置". JRC蘇生ガイドライン2020. 47-150. https://www.jrc-cpr.org/wp-content/uploads/2022/07/JRC_0279-0313_ACS.pdf〈2024年10月参照〉

11) 日本高血圧学会高血圧治療ガイドライン作成委員会. "第12章 特殊条件下高血圧". 高血圧治療ガイドライン2019. 168-79. https://www.jpnsh.jp/data/jsh2019/JSH2019_noprint.pdf〈2024年10月参照〉

12) 日本脳卒中学会脳卒中治療ガイドライン委員会. "2-1 血圧の管理　2高血圧性脳出血の急性期治療　Ⅲ 脳出血". 脳卒中治療ガイドライン2021［改訂2023］. 121-23（72-4）. https://www.jsts.gr.jp/img/guideline2021_kaitei2023.pdf〈2024年10月参照〉

13) 日本循環器学会. "2. 薬物療法, Ⅲ 治療". 冠攣縮性狭心症の診断と治療に関するガイドライン（2013年改訂版）. 27-31. https://www.j-circ.or.jp/cms/wp-content/uploads/2013/10/JCS2013_ogawah_h.pdf〈2024年10月参照〉

14) 日本循環器学会／日本不整脈心電学会. "第4章 発作性上室性頻脈", "第5章 心房細動". 2020年改訂版不整脈薬物治療ガイドライン. 28-79. https://www.j-circ.or.jp/cms/wp-content/uploads/2020/01/JCS2020_Ono.pdf〈2024年10月参照〉

15) 日本循環器学会. "薬物治療, 第6章 入院中の評価・管理". 急性冠症候群ガイドライン（2018年改訂版）. 53-6. https://www.j-circ.or.jp/cms/wp-content/uploads/2018/11/JCS2018_kimura.pdf〈2024年10月参照〉

16) 日本循環器学会／日本血管外科学会. "第4章 慢性下肢動脈閉塞". 2022年改訂版末梢動脈疾患ガイドライン. 25-82. https://www.j-circ.or.jp/cms/wp-content/uploads/2022/03/JCS2022_Azuma.pdf〈2024年10月参照〉

17) 日本蘇生協議会. "第6章 急性冠症候群". JRC蘇生ガイドライン2020. 279-313. https://www.jrc-cpr.org/wp-content/uploads/2022/07/JRC_0279-0313_ACS.pdf〈2024年10月参照〉

第 3 章

C 抗不整脈薬

東海大学 医学部医学科外科学系 麻酔科 教授　鈴木武志

どこにどう効く？ この薬剤のこれだけポイント

興奮して取り乱す心臓を見事に鎮めて、循環動態の安定化を図る！

ズバリ！ この薬の 3 POINT

1. 心筋細胞上のナトリウム（Na）チャネル、β受容体、カリウム（K）チャネル、カルシウム（Ca）チャネルに作用して、不整脈を抑える。
2. 循環動態の変動をきたす上室性・心室性の不整脈に対して使用する。
3. その作用機序によって、Ⅰ群（a、b、c）（Naチャネル）、Ⅱ群（β受容体）、Ⅲ群（Kチャネル）、Ⅳ群（Caチャネル）の4つに分類できる。

いつ何に注意する？ 準備時・投与前・投与中・投与後のこれだけポイント

準備時
- まずは、致死性不整脈かどうかを見極める（図1）。
- 上室性なのか心室性なのかを鑑別する。
- 除細動器が必要な不整脈の場合は、すぐに準備する。

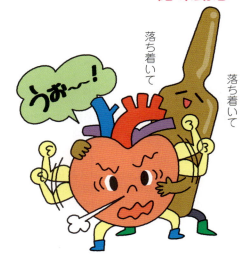

図1　致死性不整脈（心室細動の波形）

投与前
- 血圧、心拍数、心電図波形をチェックする。
- 除細動器がすぐに使用できるかをチェックしておく。
- 薬剤の種類ならびに希釈法に間違いがないかを再確認する。

| | 投与中 | ▶ 血圧、心拍数、心電図の変化を絶えずモニタリングする。 |
| ▶ 致死性不整脈への移行がないかを常に監視する。 |

| | 投与後 | ▶ 抗不整脈薬投与に伴う血圧低下や新たな不整脈の誘発がないかをモニタリングする。 |
| ▶ 致死性不整脈の有無を確認する。 |
| ▶ 次に準備すべき薬剤があるかを確認しておく。 |
| ▶ いつでも除細動器を使用できるようにしておく。 |

スグわかり！基礎知識 ▶ この分類の薬剤一覧表

一般名（商品名）	適応・メリット	投与量・方法（年齢や患者状態により増減する）	作用発現時間（投与量により異なる）	持続時間（投与量により大きく異なる）	
プロカインアミド塩酸塩（アミサリン）	● 上室性期外収縮 ● 発作性上室性頻拍 ● 心房細動	1回200〜1,000mgを50〜100mg/分で静注。 【小児の場合】 2〜10mg/kgを10分以上かけて静注。	即効性	血中濃度半減期（t1/2α）約10分	▶▶▶ p.152
リドカイン塩酸塩（キシロカイン、リドカインほか）	● 心室性期外収縮 ● 心室頻拍、心室細動	1回50〜100mgを1〜2分かけて静注。 【小児の場合】 1〜2mg/kgを1〜2分かけて静注。	2〜3分	作用持続時間10〜20分	▶▶▶ p.153
ジソピラミド（リスモダンP）	● 上室性期外収縮 ● 発作性上室性頻拍 ● 心房細動	1回50〜100mgを5分以上かけて静注。 【小児の場合】 1〜2mg/kgを5分以上かけて静注。	即効性	血中濃度半減期（t1/2α）約4分	▶▶▶ p.154
アミオダロン塩酸塩（アンカロンほか）	● ほかの抗不整脈薬が無効な心室頻拍、心室細動、心房細動	125mgを5%ブドウ糖液100mLに加え、600mL/時で10分間投与する。その後750mgを5%ブドウ糖液500mLに加え、33mL/時で6時間投与する。	数分	血中濃度半減期（t1/2α）約3分	▶▶▶ p.155
ニフェカラント塩酸塩（シンビット）	● 心室頻拍、心室細動	1回0.3mg/kgを5分かけて静注。その後0.4mg/kg/時で持続静注。	即効性	血中濃度半減期（t1/2β）約1.5時間	▶▶▶ p.156

第3章

術中の循環管理に使用する薬剤　C　抗不整脈薬

OPE NURSING 2025年 春季増刊　149

スグわかり！共通ポイント 薬剤の特徴をまとめて覚えよう！

共通ポイント		薬剤名	解説
副作用	● 催不整脈作用 ● 反射性頻脈	● プロカインアミド塩酸塩 ● ジソピラミド	Ia群の薬剤では、抗コリン作用や血圧低下に伴う反射などにより、頻脈を呈することがある。
	● QT延長	● プロカインアミド塩酸塩 ● ジソピラミド ● アミオダロン塩酸塩 ● ニフェカラント塩酸塩	QTを延長させるIa群とIII群の抗不整脈薬では、torsades de pointes（トルサデポアン）型の心室性不整脈を誘発する可能性がある。
	● 陰性変力作用	● プロカインアミド塩酸塩 ● ジソピラミド	心機能が低下した患者では、心不全を悪化させるおそれがある。
禁忌	● QT延長症候群	● プロカインアミド塩酸塩 ● ジソピラミド ● アミオダロン塩酸塩 ● ニフェカラント塩酸塩	上記のQT延長の副作用がある点から、QT延長症候群に対する使用は禁忌となる。
排泄経路	● 肝	● アミオダロン塩酸塩 ● リドカイン塩酸塩	肝および腎機能が低下した患者では、薬剤の代謝に影響を及ぼすため、その排泄経路を理解しておく必要がある。
	● 腎	● ジソピラミド	
	● 肝・腎	● プロカインアミド塩酸塩 ● ニフェカラント塩酸塩	

「なぜ？」がわかる！ 麻酔科医のファーストチョイス

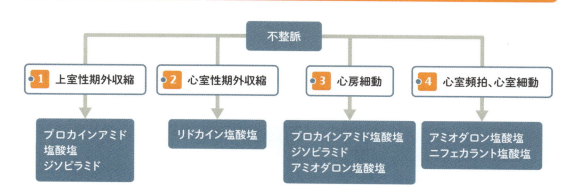

ファーストチョイスの **なぜ？**

1 上室性期外収縮に対しては、ナトリウムチャネルを抑制して活動電位持続時間ならびに不応期を延長させる Ia 群が第 1 選択となる。

2 心室性期外収縮には、ナトリウムチャネルを抑制して活動電位持続時間および不応期を短縮させるリドカイン塩酸塩が第 1 選択となるが、致死性不整脈である心室細動に移行しやすい R on T 型や 3 連発以上の Short Run または多源性でなければ、経過観察でよい場合が多い。

3 心房細動の心拍数のコントロールには、β 遮断薬やカルシウム拮抗薬が第 1 選択となるが、除細動目的には、Ia 群が第 1 選択となる。難治性の場合には、ナトリウムチャネルの抑制作用も有するアミオダロン塩酸塩の投与も考慮する。

4 心室頻拍や心室細動などの致死性不整脈に対しては電気的除細動をまず行うが、停止不能の場合には、カリウムチャネルを遮断して活動電位持続時間および不応期を延長できる Ⅲ群薬を投与する。

第 3 章

術中の循環管理に使用する薬剤

C 抗不整脈薬

超速習！ 各薬剤の基礎知識

プロカインアミド塩酸塩（アミサリン®）

アンプル

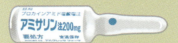

マスト3カ条

1. ナトリウムチャネルを抑制するⅠa群の抗不整脈薬に属する。
2. 上室性期外収縮や心房細動の除細動化を図る際の第1選択となる。
3. QT延長や心機能の抑制に注意する必要がある。

この薬剤のマスト知識

プロカインアミド塩酸塩の排泄には肝・腎ともに関わっているため、クレアチニンが2mg/dL以上の患者やビリルビンが3mg/dL以上の患者に対しては、投与すべきでない。
腎機能障害がある患者に投与する場合には投与量を50％に減らし、心不全患者に対しては25％減量するなどの対応が必要である。

術前評価 麻酔科医

- **禁忌患者**：QT延長症候群を認める患者。
- **理由**：術前にQT延長を認める患者では、さらにQTを延長させ、torsades de pointes型の致死性不整脈を誘発する可能性がある。
- **麻酔科医の対応**：術前の心電図を必ず確認しておく。

準備

投与 ナース

- **患者アセスメント**：投与が本当に必要かを判断する。
- **理由**：循環動態にあまり影響のない上室性不整脈や心拍数がコントロールされた心房細動では、投与の必要がないことが多い。
- **ナースの対応**：血圧、心拍数が安定しているかを確認する。

 ナース

- **モニタリング**：血圧低下や新たな不整脈の出現に注意する。
- **理由**：急速な血中濃度の上昇は血圧低下を誘発し、反射性の頻脈を起こす可能性がある。
- **ナースの対応**：引き続き、バイタルサインの継続的な観察を行う。

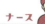 ナース

- **副作用・急変**：心室頻拍や心室細動の出現に注意する。
- **理由**：ごくまれに致死性不整脈を引き起こすことがある。
- **ナースの対応**：抗不整脈薬使用時には、除細動器がどこにあるかを必ず確認しておく。

術後

リドカイン塩酸塩
（キシロカイン®、リドカイン静注用2％ほか）

`アンプル` `シリンジ`

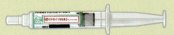

マスト3カ条

1. ナトリウムチャネルを抑制し活動電位持続時間を短縮するⅠb群の抗不整脈薬に属する。
2. 心室性期外収縮に対する第1選択薬であり、難治性の致死性不整脈に対する第2選択薬である。
3. 大量投与や持続投与に伴う血中濃度の上昇さえ生じなければ、単回投与では比較的副作用が少ない薬剤である。

この薬剤のマスト知識

単回投与後に持続静注を行う場合があるが、その場合には血中濃度上昇に伴う、興奮性神経毒性症候群に注意を要する。意識障害、振戦、痙攣を起こすことがあり、特に高齢者、β遮断薬またはシメチジン投与中の患者で生じやすい。
治療には脂肪乳剤を用いる。また、挿管の際に頭蓋内圧上昇を抑える目的にて1～1.5mg/kgの静注を行う場合がある。

【術前評価】 ← ナース
- **禁忌患者**：重篤な刺激伝導障害、アミド型局所麻酔薬過敏症の患者。
- **理由**：刺激伝導障害を増悪させる危険性があり、リドカイン塩酸塩に対してアナフィラキシー反応を呈する患者もいる。
- **ナースの対応**：術前に心電図を確認し、病歴を聴取して、以前歯科治療などでリドカイン塩酸塩を使用した際に問題がなかったかを確認しておく。

【準備】

【投与】 ← 麻酔科医
- **患者アセスメント**：本当に治療が必要な心室性不整脈かを評価する。
- **理由**：R on T型、3連発以上のShort Run、多源性である場合は、致死性不整脈に移行する可能性があるために治療が必要となる。
- **麻酔科医の対応**：心電図による正しい診断が重要となる。

← ナース
- **モニタリング**：心電図および血圧の監視を継続する。
- **理由**：致死性不整脈へ移行しやすい心室性不整脈は要注意である。
- **ナースの対応**：心電図および血圧の継続的監視を行う。

【術後】 ← ナース
- **急変**：心室性期外収縮の致死性不整脈への移行に注意する。
- **理由**：リドカイン塩酸塩による治療にもかかわらず、心室頻拍や心室細動に移行する場合がある。
- **ナースの対応**：いつでも除細動器が使えるように準備しておく。

第3章 術中の循環管理に使用する薬剤　C 抗不整脈薬

ジソピラミド
（リスモダン®P）

アンプル

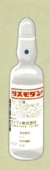

マスト3カ条

1. プロカインアミドと同様、ナトリウムチャネルを抑制するⅠa群の抗不整脈薬に属し、ムスカリン受容体遮断作用を有する点で異なる。
2. 上室性期外収縮や心房細動の除細動化に対する第1選択となる。
3. QT延長や心機能の抑制に注意する必要がある。

この薬剤のマスト知識

Ⅰa群の抗不整脈薬といっても、作用部位はナトリウムチャネルだけではない。プロカインアミド塩酸塩やジソピラミドは、弱いながらもカリウムチャネルに対する遮断作用も有する。
また、ジソピラミドにはムスカリン受容体への弱い拮抗作用も有するため、副作用として尿閉や口渇感などがある。

術前評価

 ナース

- **禁忌患者**：QT延長症候群を認める患者。
- **理由**：術前にQT延長を認める患者では、torsades de pointes型の致死性不整脈を誘発する可能性がある。
- **ナースの対応**：QT延長の有無を術前に確認しておく。

準備

投与

 ナース

- **患者アセスメント**：投与の必要性を再確認する。
- **理由**：循環動態にあまり影響のない上室性不整脈や心拍数がコントロールされた心房細動では、投与の必要がないことが多い。
- **ナースの対応**：血圧、心拍数が安定していることを確認する。

 ナース

- **モニタリング**：血圧低下や頻脈性不整脈の出現に注意する。
- **理由**：急速な血中濃度の低下は血圧低下を誘発し、反射性の頻脈を起こすことがある。
- **ナースの対応**：心電図、血圧の監視を継続する。

 ナース

- **副作用・急変**：心室頻拍や心室細動の出現に注意する。
- **理由**：まれな合併症として、致死性不整脈の誘発がある。
- **ナースの対応**：抗不整脈薬使用時には、除細動器の場所を確認しておく。

術後

アミオダロン塩酸塩
（アンカロン®ほか）

アンプル

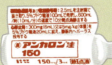

マスト3カ条

1. Ⅲ群に属し、カリウムチャネルを遮断することで活動電位時間および不応期を延長させることで効果を発揮する薬剤である。
2. 心機能低下症例にも使用可能であり、難治性の心室頻拍や心室細動に対し第1選択となる。
3. 間質性肺炎などの重篤な合併症に注意を要する。

この薬剤のマスト知識

本剤は、カリウムチャネル遮断作用のみならず、ナトリウムチャネルやカルシウムチャネルに対する抑制作用やαならびにβ受容体に対する遮断作用も併せもつ。抗不整脈作用が優れている一方で、間質性肺炎、肺線維症、肝障害、甲状腺炎などの重篤な合併症に注意を払わなくてはいけない。

第3章 術中の循環管理に使用する薬剤　C 抗不整脈薬

術前評価

ナース
- **禁忌患者**：torsades de pointesの患者。
- **理由**：torsades de pointesはQT延長症候群にみられる特殊な心室頻拍で、QTを延長させるⅢ群抗不整脈薬は禁忌となる。
- **ナースの対応**：torsades de pointesの特徴的な心電図をよく理解しておく。

準備

投与

ナース
- **患者アセスメント**：致死性不整脈の出現を確認する。
- **理由**：本剤が使用される状況は、致死性不整脈が出現している緊急事態である。
- **ナースの対応**：できるだけ人手を集めて、除細動器をすぐに準備しておく。

ナース
- **モニタリング**：致死性不整脈が継続しているかをモニタリングする。
- **理由**：致死性不整脈が持続している場合には、電気的除細動と胸骨圧迫を繰り返しながら、本剤を投与することになる。
- **ナースの対応**：心肺蘇生に必要な本剤以外のアドレナリンやバソプレシンの準備を必要に応じて行う。

ナース
- **急変**：心室頻拍や心室細動の再発に注意する。
- **理由**：いったん自己心拍が再開しても、再度致死性不整脈が出現する可能性も十分にある。
- **ナースの対応**：除細動器を再度すぐに使用できるように準備し、心肺蘇生時に必要な薬剤をすぐに準備できるかを確認する。

術後

OPE NURSING 2025年 春季増刊　155

ニフェカラント塩酸塩（シンビット®）

バイアル

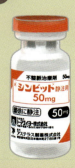

マスト3カ条

1. Ⅲ群に属するカリウムチャネル遮断作用のみを有する薬剤で、活動電位時間と不応期を延長することで効果を発揮する。
2. 陰性変力作用はなく、難治性の心室頻拍や心室細動に第1選択となる。
3. QT延長症候群やアミオダロン投与中の患者には禁忌！

この薬剤のマスト知識

本剤は、純粋なカリウムチャネル遮断薬である。アミオダロン塩酸塩と比較すると抗不整脈薬としての作用は劣るものの、副作用に関しては少ない。即効性の点ではアミオダロン塩酸塩よりも優れている。日本国内のみの販売のため、世界的なエビデンスには欠ける。

術前評価 ← ナース
- **禁忌患者**：torsades de pointes の患者。
- **理由**：QT延長症候群にみられる特殊な心室頻拍である torsades de pointes に対しては、投与してはいけない。
- **ナースの対応**：torsades de pointes の特徴的な心電図をよく理解しておく。

準備

投与 ← ナース
- **患者アセスメント**：致死性不整脈の出現を確認する。
- **理由**：難治性の致死性不整脈が出現している緊急事態において、本剤は使用されることが多い。
- **ナースの対応**：除細動器をすぐに準備して、できるだけ多くの人手を集める。

←  ナース
- **モニタリング**：致死性不整脈が継続しているかを監視する。
- **理由**：致死性不整脈が継続していれば、電気的除細動と胸骨圧迫を繰り返しながら、本剤を投与することになる。
- **ナースの対応**：アドレナリンやバソプレシンなどのほかに必要な薬剤を準備し、心肺蘇生の介助にあたる。

← ナース
- **急変**：心室頻拍や心室細動の再発に注意する。
- **理由**：血圧が安定した後でも、致死性不整脈が再度生じる可能性は十分にある。
- **ナースの対応**：除細動器を再度すぐに使用できるように準備し、心肺蘇生時に必要な薬剤をすぐに準備できるかを確認する。

術後

第3章

D β遮断薬

東海大学 医学部医学科外科学系 麻酔科 教授　鈴木武志

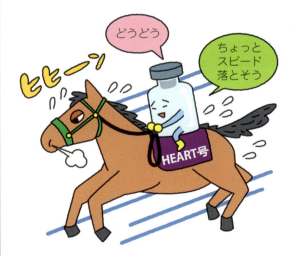

どこにどう効く？ この薬剤のこれだけポイント

先を急ぎ過ぎる心臓の手綱を引いて、心拍数を抑えてマイペースに！

ズバリ！ この薬の3 POINT

1. β受容体の$β_1$から$β_3$のなかで主に$β_1$受容体を遮断することによって、心拍数を抑える。
2. 洞性頻脈、心房粗動や心房細動に伴う頻脈性不整脈に対して使用する。上室性の期外収縮に対して用いることもある。
3. 短時間作用型と長時間作用型の薬剤があるが、現在、周術期で使用されているのは短時間作用型である。

いつ何に注意する？　準備時・投与前・投与中・投与後のこれだけポイント

準備時
- まずは、血圧が保たれているかを確認する。
- 頻脈性不整脈が持続性であるかをチェックする。
- 洞性頻脈、発作性上室性頻拍または心房細動（粗動）に伴う頻脈性不整脈かを鑑別する。

投与前
- 血圧、心拍数を再度確認する。
- 薬剤の種類ならびに希釈法に間違いがないかを再確認する。

投与中
- 血圧、心拍数、頻脈性不整脈（図1）に対する薬剤の効果を絶えずモニタリングする。

投与後

- 過量投与に伴う徐脈に注意する。
- 目標とする心拍数に到達できているかをモニタリングする。
- 薬剤投与に伴う血圧低下がないかを確認する。
- 血圧低下があれば、すぐに昇圧薬（フェニレフリン塩酸塩やエフェドリン塩酸塩）を準備する。

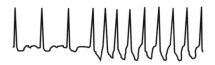

図1 頻脈性不整脈（発作性上室性頻拍の波形）

スグわかり！基礎知識　▶ この分類の薬剤一覧表

一般名（商品名）	適応・メリット	投与量・方法（年齢や患者状態により増減する）	作用発現時間（投与量により異なる）	持続時間（投与量により大きく異なる）	
ランジオロール塩酸塩（オノアクト）	・頻脈性不整脈に対する心拍数コントロール ・$β_1$選択性は非常に高い	【手術時】 0.125mg/kg/分で1分間持続静注後、0.04mg/kg/分で持続静注して適宜調整。 【術後】 0.06mg/kg/分で1分間持続静注後、0.02mg/kg/分で持続静注して適宜調整。 （添付文書では上記投与法だが、10μg/kg/分以下の低用量で効果を発揮する場合も多い）。	即効性。	血中濃度半減期（t1/2α）は約4分	▶▶▶ p.161
エスモロール塩酸塩（ブレビブロック）	・頻脈性不整脈に対する心拍数コントロール ・$β_1$選択性はランジオロール塩酸塩と比較して劣る	1mg/kgを30秒間かけて静注後、9mg/kg/時で持続静注して適宜調整。	1〜2分。	単回投与時の血中濃度半減期（t1/2α）は約4分	▶▶▶ p.162

スグわかり！共通ポイント ▶ 薬剤の特徴をまとめて覚えよう！

共通ポイント		薬剤名	解説
副作用	・高度徐脈 ・血圧低下 ・房室ブロック	・ランジオロール塩酸塩 ・エスモロール塩酸塩	$β_1$遮断作用による徐脈、血圧低下、房室ブロックには注意が必要である。血圧低下に関しては、ランジオロール塩酸塩のほうが生じにくい。
禁忌	・心原性ショック ・糖尿病性ケトアシドーシス ・房室ブロック（Ⅱ度以上） ・洞不全症候群 ・うっ血性心不全 ・未治療の褐色細胞腫	・ランジオロール塩酸塩 ・エスモロール塩酸塩	$β_1$遮断作用による循環動態への影響が大きい患者に対する投与は禁忌となる。糖尿病性ケトアシドーシス患者では、$β_1$遮断により脂肪分解が抑制されるとエネルギー産生ができなくなるために禁忌となる。褐色細胞腫では、まずはα遮断薬から投与しなくてはいけない。
適応	・術中の投与	・ランジオロール塩酸塩 ・エスモロール塩酸塩	ランジオロール塩酸塩は術中および術後、エスモロール塩酸塩については術中のみの適応である。ランジオロール塩酸塩については、心機能低下例における頻脈性不整脈や敗血症に伴う頻脈性不整脈にも適応がある。

「なぜ？」がわかる！ ▶ 麻酔科医のファーストチョイス

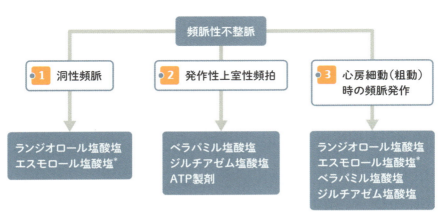

＊喘息や慢性閉塞性肺疾患（COPD）患者に対しては、使用を控えたほうがよい。

ファーストチョイスの**なぜ？**

1 洞性頻脈では、β遮断薬が第1選択となる。

2 発作性上室性頻拍では、カルシウム拮抗薬やATP製剤が第1選択となることが多いが、WPW症候群に伴うものではカルシウム拮抗薬は副伝導路の不応期を短縮するために禁忌であり、プロカインアミド塩酸塩やジソピラミドなどのⅠa群の抗不整脈薬を使用する。

3 心房細動（粗動）時の頻脈発作では、β遮断薬またはカルシウム拮抗薬が第1選択となる。エスモロール塩酸塩に比べてランジオロール塩酸塩はβ_1選択性が非常に高いため、喘息や慢性閉塞性肺疾患患者に対しては、ランジオロール塩酸塩を使用すべきである。

超速習！ 各薬剤の基礎知識

ランジオロール塩酸塩（オノアクト®）

バイアル

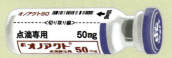

マスト3カ条

1. 非常にβ₁選択性が高い（β₁：β₂＝277：1）β遮断薬である。
2. 喘息や慢性閉塞性肺疾患を合併した患者でも使用できる。
3. 作用時間も非常に短いため、調節性に優れたβ遮断薬である。

この薬剤のマスト知識

2013年に周術期投与に加えて心機能が低下した内科系患者の頻脈性不整脈に対する適応が追加された。血圧低下を生じにくいため、安全に使用できる。
また、2020年より、敗血症に伴う頻脈性不整脈に対する適応も追加された。

術前評価 ← 麻酔科医
- 禁忌患者：房室ブロック（Ⅱ度以上）、洞不全症候群、うっ血性心不全の患者など。
- 理由：β₁遮断作用により、症状を悪化させる可能性がある。
- 麻酔科医の対応：術前評価をきちんと行う。

準備 ← 麻酔科医
- 患者アセスメント：頻脈性不整脈のタイプをきちんと鑑別する。
- 理由：頻脈性不整脈の種類によっては、β遮断薬以外の薬剤が第1選択となる場合がある。
- 麻酔科医の対応：心電図を正しく読み取る。

投与 ← ナース
- モニタリング：血圧低下や徐脈に注意する。
- 理由：急速な血中濃度の上昇による血圧低下や高度徐脈を引き起こすことがあるため、注意を要する。
- ナースの対応：継続的にバイタルサインを確認する。

術後 ← ナース
- 副作用・急変：洞停止や完全房室ブロックを引き起こすことがある。
- 理由：重大な副作用として起こることがあり、特にカルシウム拮抗薬を併用した時に生じやすい。
- ナースの対応：除細動器による経皮的ペーシングがすぐにできるようにしておく。

第3章 術中の循環管理に使用する薬剤　D β遮断薬

エスモロール塩酸塩
（ブレビブロック®）

バイアル

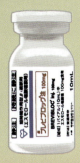

マスト3カ条

1. β_1選択性が高いものの（$\beta_1 : \beta_2 = 44.7 : 1$）、ランジオロール塩酸塩よりは劣る。
2. 喘息や慢性閉塞性肺疾患を合併した患者には、使用すべきでない。
3. 調節性には優れたβ遮断薬である。

この薬剤のマスト知識

β_1受容体に対する選択性からは、ランジオロール塩酸塩より使用しづらい薬剤である。しかし、エスモロール塩酸塩は以前より世界的に使われている薬剤のため、世界的エビデンスの観点からは、これまでの蓄積されたデータが多い薬剤である。

【術前評価】 ← 麻酔科医
- **禁忌患者**：房室ブロック（Ⅱ度以上）、洞不全症候群、うっ血性心不全喘息、慢性閉塞性肺疾患の患者。
- **理由**：β_1遮断作用により心症状を、β_2遮断作用により呼吸器症状を悪化させる可能性がある。
- **麻酔科医の対応**：術前の問診をきちんと行う。

【準備】 ← 麻酔科医
- **患者アセスメント**：β遮断薬が第1選択であるかを判断する。
- **理由**：頻脈性不整脈の種類によっては、β遮断薬以外の薬剤が第1選択となる場合がある。
- **麻酔科医の対応**：心電図を正しく読み取る。

【投与】 ← ナース
- **モニタリング**：血圧低下や徐脈に注意して、呼吸状態も十分に観察する。
- **理由**：急速投与によって、血圧低下や高度徐脈を引き起こすことがあるため、注意を要する。また、気管支痙攣や喘息を誘発する可能性もある。
- **ナースの対応**：継続的にバイタルサイン、呼吸状態を観察する。

【術後】 ← ナース
- **副作用・急変**：完全房室ブロックや換気困難に注意する。
- **理由**：β_1およびβ_2遮断作用に伴う重大な副作用として起こることがあるため、注意を要する。
- **ナースの対応**：経皮的ペーシングを準備して、胸郭の動きなどをよく観察する。

第3章

E 副交感神経遮断薬

東海大学 医学部医学科外科学系 麻酔科 教授　鈴木武志

どこにどう効く？ この薬剤の これだけ ポイント

のんびりペースの心臓の後押しをして、心拍数上昇でペースアップ！

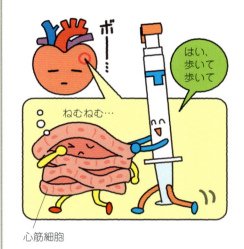

心筋細胞

ズバリ！ この薬の 3 POINT

1. 副交感神経節後線維にあるムスカリン性アセチルコリン受容体にアセチルコリンが結合するのを阻害し、副交感神経が抑制されて交感神経優位になることで、心拍数が上昇する。
2. 徐脈性不整脈に対して使用する薬剤である。
3. β受容体には作用しない。

スグわかり！基礎知識　● この分類の薬剤一覧表

一般名（商品名）	適応・メリット	投与量・方法（年齢や患者状態により増減する）	作用発現時間（投与量により異なる）	持続時間（投与量により大きく異なる）
アトロピン硫酸塩水和物（アトロピン注0.05％シリンジ）	・徐脈性不整脈	0.5mgを静注 【小児の場合】 0.01mg/kgを静注	数分	血中濃度半減期（t1/2β）約3.8時間

p.164

OPE NURSING 2025年春季増刊　163

超速習！ 各薬剤の基礎知識

アトロピン硫酸塩水和物
（アトロピン注 0.05% シリンジ）

アンプル　シリンジ

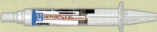

マスト3カ条

1. 副交感神経節後線維のアセチルコリン受容体を阻害する。
2. 副交感神経を抑制することによって、心拍数の上昇を促す。
3. 徐脈性不整脈に対する第一選択薬である。

この薬剤のマスト知識

本剤の副作用としては、ショック、アナフィラキシーといった重大なもの以外では、口渇、嚥下障害、皮膚発赤がある。閉塞隅角緑内障患者に対するアトロピン硫酸塩水和物の点眼は禁忌であるが、静注の場合は眼内の濃度は微々たるものであり、特に問題はないといわれている[1]。

術前評価　麻酔科医
- **禁忌患者**：麻痺性イレウス、前立腺肥大による排尿障害の患者。
- **理由**：副交感神経の抑制によって腸管運動は抑制され、排尿障害が出ることがある。
- **麻酔科医の対応**：術前の問診をきちんと行う。

準備　ナース
- **患者アセスメント**：処置をすべき徐脈かを判断する。
- **理由**：β遮断薬服用中の患者もいるため、普段の心拍数との比較も重要であり、薬剤投与を行うほどの徐脈かを再度検討する。
- **ナースの対応**：薬歴ならびに普段の心拍数を把握しておく。

投与
- **モニタリング**：急激な心拍数の上昇に注意する。
- **理由**：思わぬ頻脈を呈することもあるため、特に虚血性心疾患を合併している患者では注意を要する。
- **ナースの対応**：継続的にバイタルサインを確認する。

術後
- **副作用・急変**：ショック、アナフィラキシー症状を起こすことがある。
- **理由**：重大な副作用として起こることがあり、投与後は厳重なモニタリングが必須である。
- **ナースの対応**：アドレナリンなど、救急処置に必要な薬剤をすぐに出せるようにしておく。

第3章　C～E

📖 引用・参考文献

1) 小川聡ほか．心房細動治療（薬物）ガイドライン．2008年改訂版．Circ J. 72（Suppl IV），2008，1581-638．
2) 児玉逸雄ほか．不整脈薬物治療に関するガイドライン．2009年改訂版．2009，1-82．

第4章

そのほかの術中管理に使用する薬剤

いつ何のために使う？

抗凝固薬・拮抗薬

いつ使う？ 心臓血管外科手術などでは、術中に抗凝固薬を使用する。操作が終わったら術後出血を防ぐため、多くの場合、抗凝固薬は拮抗する。

使用する目的 一時的な血流遮断や人工心肺などを用いる場合、手術操作に伴って血栓ができやすくなるため、それを予防する目的で使用する。

使い分けのおおまかなルール ほとんどの場合、術中の抗凝固薬にはヘパリンを用いてプロタミンで拮抗する。禁忌（ヘパリン誘発性血小板減少症など）がある場合にはほかの抗凝固薬を選択する。

注意点 プロタミンはアナフィラキシー反応やショックを起こしやすい薬剤のため注意が必要である。ヘパリン以外の抗凝固薬は拮抗できないので、薬剤の効果が切れるまでは出血リスクが高くなる。

止血効果のある凝固因子製剤、抗線溶薬、局所止血薬、抗糖尿病薬、抗アレルギー薬（抗ヒスタミン薬）、気管支拡張薬、利尿薬など

いつ使う？ 術中に起こるイベントに対処するために、それぞれ使用する。

使用する目的 止血薬は術野の止血を得るため、抗糖尿病薬（主にインスリン製剤）は血糖値をコントロールするため、抗アレルギー薬はほかの薬剤や輸血のアレルギー反応を抑えるため、気管支拡張薬は術中喘息発作治療のため、利尿薬は尿量確保のために適宜使用する。

使い分けのおおまかなルール 作用発現が速やかなものを選択する。多くは静注薬だが、気管支拡張薬は吸入薬で麻酔回路に組み込んで使用するものもある。

注意点 各薬剤の項に譲る。

制吐薬

いつ使う？ 過去には術後悪心・嘔吐（PONV）の症状が出現した時点で使用していたが、最近では術中から予防的に投与することが多くなっている。

使用する目的 PONV の予防、治療を目的として用いる。

使い分けのおおまかなルール PONV のリスクは大きく患者因子、麻酔因子、手術因子に分かれる。これらを考慮して制吐薬を選択する。

注意点 患者因子と手術因子は介入できないことが多いため、PONV リスクが高いと判断された場合は制吐薬のほかに PONV を起こしにくい麻酔計画を立てる。

（壽原朋宏）

第4章

A 抗凝固薬・拮抗薬

慶應義塾大学 名誉教授　武田純三

どこにどう効く？ この薬剤の これだけ ポイント

凝固因子を抑えて血液サラサラ！ 術中の血栓を予防する！

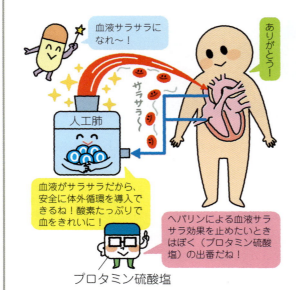

ズバリ！ この薬の 3 POINT

1. 抗凝固薬は体内のアンチトロンビンの作用を増強して間接的に抗凝固作用を示す薬剤と、凝固因子を直接阻害して抗凝固作用を示す薬剤に分類される。
2. 人工心肺装置や血液透析装置など医療機器内を血液が循環する症例や、血管外科手術など動脈を遮断する手術で血栓予防に使用する。
3. 意図的に血が止まりにくい状態にするので、投与後の出血量に注意。

いつ何に注意する？　準備時・投与前・投与中・投与後のこれだけポイント

準備時
> 投与量を計算する。製剤によって体重あたりの投与量が異なるので注意する。ナファモスタットメシル酸塩はブドウ糖液に溶解して使用するので、希釈率を確認する。

投与前
> 投与前の凝固能をACT（活性凝固時間）、APTT（活性化部分トロンボプラスチン時間）、PT（プロトロンビン時間）などの検査で確認する。点滴ラインの漏れがないか確認する。プロタミン硫酸塩を使用する際には人工心肺装置や血液透析装置が停止していることを確認する。

投与中
> ACTなどの凝固検査で効果を確認する。30分〜1時間間隔でACTなどの検査を行い、値に応じて追加投与を行う。術野や機器内に血栓を生じていないか確認する。

 投与後
> 拮抗薬があれば投与して、血液凝固能を回復させる。凝固検査を行って値の回復を確認する。出血傾向に注意し、必要に応じて拮抗薬の追加投与や輸液や輸血を行い、循環動態を安定させる。

スグわかり！基礎知識 ▶ この分類の薬剤一覧表

一般名（商品名）	適応・メリット	投与量・方法	作用発現時間（投与量により異なる）	作用持続時間（投与量により異なる）	
ヘパリンナトリウム（ヘパリンナトリウム、ヘパリンNa、ヘパフィルド）	●体外循環装置使用時の血液凝固防止、術中術後の血栓塞栓症予防など ●効果発現が早い	人工心肺時は300〜400単位/kg、血管外科手術では50〜100単位/kgを初回投与し、ACTに応じて適宜追加	1〜2分で効果が現れる	1〜1.5時間	▶▶▶ p.170
アルガトロバン（スロンノンHI、ノバスタンHI、アルガトロバン）	●先天性アンチトロンビン欠乏症患者やヘパリン起因性血小板減少症患者の体外循環時の血液凝固防止など ●効果発現が早い	10mgを回路内に投与し、体外循環開始後は25mg/時で始めて5〜40mg/時を目安に調節	1〜2分で効果が現れる	1〜1.5時間	▶▶▶ p.170
ナファモスタットメシル酸塩（フサン、ナファモスタットメシル酸塩）	●出血傾向患者の体外循環時の血液凝固防止など ●ヘパリンと比較すると出血傾向が少ない	20mgを生理食塩水50mLに溶解した液で血液回路内の洗浄・充填を行い、体外循環開始後は、20〜50mgを持続注入する	数分	15分〜30分	▶▶▶ p.171
プロタミン硫酸塩（プロタミン硫酸塩）	●ヘパリン作用の中和	ヘパリン1,000単位に対し10〜15mgを、生理食液水またはブドウ糖液で希釈して10分以上かけて投与	1〜2分で効果が現れる	1〜2時間	▶▶▶ p.171

スグわかり！共通ポイント ▶ 薬剤の特徴をまとめて覚えよう！

共通ポイント		薬剤名	解説
主効果による注意すべき変化	●出血傾向	●すべて	●術野での出血増加に注意。血管穿刺部などからの出血増加に注意。ACTなどの凝固検査結果をみながら適宜追加。 ●プロタミン硫酸塩はヘパリンの拮抗薬だが過剰投与で出血傾向となる。
副作用	●血小板減少	●ヘパリンナトリウム	●投与後早期に減少する場合と数日経過してから低下する場合がある。 ●ヘパリン起因性血小板減少症を疑った場合はすべてのヘパリン投与を中止する。
血栓症	●血栓塞栓	●ヘパリンナトリウム ●アルガトロバン ●ナファモスタットメシル酸塩 ●プロタミン硫酸塩	●過小投与や点滴漏れ、誤薬投与などで血栓症を生じる。体外循環回路内の血栓は致命的となるので、投与ラインの確認が必要。

「なぜ？」がわかる！ ▶ 麻酔科医のファーストチョイス

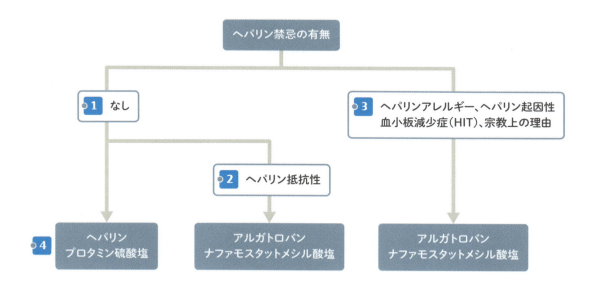

168　OPE NURSING 2025年 春季増刊

ファーストチョイスの **なぜ？**

1 ヘパリンナトリウムの作用時間は比較的短く、プロタミン硫酸塩で中和できるため、ほとんどの症例では術中の抗凝固薬としてヘパリンが使用される。

2 数パーセントの患者でヘパリンが効きにくいことがあるため（ヘパリン抵抗性）、ヘパリンの追加投与やアンチトロンビンの補充を行っても目標とする抗凝固を達成できない場合は、アルガトロバンやナファモスタットメシル酸塩の併用や薬剤変更を考慮する。

3 ヘパリン起因性血小板減少症患者の抗凝固にはアルガトロバンを使用する。

4 プロタミン硫酸塩の中和作用はヘパリンに対してのみ有効である。

超速習！ 各薬剤の基礎知識

ヘパリンナトリウム
（ヘパリンナトリウム、ヘパリンNa、ヘパフィルド®）

バイアル
シリンジ

マスト3カ条

1. HITでは禁忌！
2. 投与中の硬膜外麻酔・脊髄くも膜下麻酔では硬膜外血腫による対麻痺、深部神経ブロック・血管穿刺では重篤な出血を生じる可能性あり！
3. ヘパリンの抗凝固作用はプロタミン硫酸塩で拮抗する！

準備時：アナフィラキシーやHIT（ヘパリン起因性血小板減少症）の既往がないことを確認する。術前にヘパリン持続投与を行っていた患者ではヘパリン抵抗性を示すことがあるので、術前情報をチェックする。投与前に、アンチトロンビン活性や凝固検査の値を確認する。静脈路の漏れや接続不良がないことを確認する。効果判定にACTを使用するので、ACT測定機器を準備する。

使用時：人工心肺装置の使用など確実な抗凝固が迅速に必要な症例では中心静脈路から投与する。投与後はACTで効果を確認し、必要に応じて追加投与を行う。

マスト知識：ヘパリンはブタ腸粘膜由来の製剤なので、宗教上の理由で使用できない患者もいることに注意。HIT患者へのヘパリン投与は血栓症による多臓器障害、四肢切断など重篤な病態から死亡する場合もあるので、HITの診断が確定した場合はただちにヘパリン投与を中止して、アルガトロバンの投与を開始する。

アルガトロバン
（スロンノン®HI、ノバスタン®HI、アルガトロバン）

アンプル

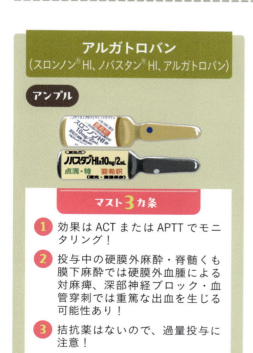

マスト3カ条

1. 効果はACTまたはAPTTでモニタリング！
2. 投与中の硬膜外麻酔・脊髄くも膜下麻酔では硬膜外血腫による対麻痺、深部神経ブロック・血管穿刺では重篤な出血を生じる可能性あり！
3. 拮抗薬はないので、過量投与に注意！

準備時：術中はボーラス投与に続いて持続投与するのでシリンジポンプを準備する。術中の抗凝固作用の評価にACTを使用する場合が多いので、ACT測定機器を準備する。

使用時：ACTまたはAPTTで効果を確認する。血管外投与によって血腫を形成することもあるので、投与中は静脈路の確認を怠らない。

マスト知識：アルガトロバンには拮抗薬がなく、人工心肺中にヘパリンの代替抗凝固薬としてアルガトロバンを高用量で使用した場合に出血をコントロールできなくなり、大量輸血が必要となった症例が報告されている。大量出血を想定し、輸血オーダーの確認が必要。

ナファモスタットメシル酸塩
（フサン®、ナファモスタットメシル酸塩）

バイアル

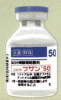

マスト3カ条
1. 電解質液では白濁・結晶析出を生じることがあるので、希釈は5％ブドウ糖液を使用する！
2. 末梢静脈路からの投与では血管炎に注意！
3. 術中は人工心肺装置・血液浄化装置の抗凝固以外にも、播種性血管内凝固症候群（DIC）や膵臓手術などで投与する場合がある！

準備時：製剤の準備に溶解・希釈が必要なので希釈率を確認する。持続投与で使用するのでシリンジポンプまたは輸液ポンプを準備する。効果判定にACTまたはAPTTを使用するので、測定機器を準備する。

使用時：末梢静脈路からの投与では血管炎を生じることがあるので、投与中の観察を怠らない。血管炎を生じた場合は中心静脈からの投与を考慮する。重篤な出血をきたすことは少ないが、出血傾向が強くなった場合は投与速度の減速または投与を中止する（拮抗薬はない）。

マスト知識：ナファモスタットメシル酸塩は凝固因子だけでなく膵酵素も阻害するので、抗凝固薬としてだけではなく、膵炎治療薬としても使用される。膵臓手術では膵管チューブから投与されることもある。

プロタミン硫酸塩
（プロタミン硫酸塩）

バイアル

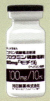

マスト3カ条
1. ヘパリンの拮抗にのみ使用する！
2. プロタミン硫酸塩を含む中間型や混合型インスリンの投与を受けている患者や、プロタミン硫酸塩投与の既往のある患者ではアナフィラキシーを発症することがある！
3. 急速投与で高度の低血圧や肺高血圧など循環動態が破綻することがある！

準備時：プロタミン硫酸塩含有インスリン使用やプロタミン硫酸塩投与の既往など、プロタミン硫酸塩アレルギーのリスクを確認する。血圧低下に備えて輸液や血管収縮薬を準備する。過量投与で凝固障害をきたすので必要投与量を計算する。

使用時：必ず緩徐に静注または、生理食塩水または5％ブドウ糖液で希釈してゆっくり投与する（10〜15分以上が望ましい）。投与中・投与後は血圧の変化に注意し、血圧が低下した場合は投与を中止し、アナフィラキシーを示唆する血圧低下以外の症状（全身紅斑、粘膜浮腫、気管支攣縮など）の有無を評価する。アナフィラキシーと判断した場合は投与を中止し、アナフィラキシーの治療を開始する。循環虚脱が遷延する症例では補助体外循環の導入も考慮する。

マスト知識：プロタミン硫酸塩はヘパリンの拮抗薬として一般的に用いられるが、循環動態や血液凝固に影響を及ぼす危険な薬剤である。投与の際は、絶対に急速投与せず、循環動態の変化を観察しながらゆっくり投与する。

第4章

B 止血効果のある凝固因子製剤

慶應義塾大学 医学部 麻酔学教室 専任講師　加藤純悟

どこにどう効く？ この薬剤の これだけ ポイント

**凝固因子を補充して凝固力アップ！
大量出血治療の救世主！？**

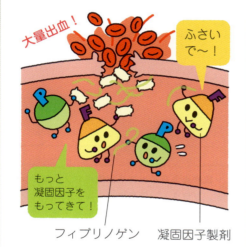

フィブリノゲン　　凝固因子製剤

ズバリ！ この薬の 3 POINT

1. 献血血漿由来または遺伝子組み換えで精製した濃縮凝固因子製剤なので、凝固因子活性が大幅に上昇する。
2. 原則として製剤に含まれる因子の欠乏症または特定の血液疾患にのみ適応があるので、手術患者の出血治療は保険適用外である。しかし、最近は危機的出血に対し凝固因子製剤を使用した症例の報告が増加している。
3. 止血が得られても、重篤な合併症として血栓症を合併することがあるので、血栓症の徴候に注意する。高価な薬剤（数万円〜数十万円）が多いので、すべての施設に常備しているわけではない。院内採用薬剤かどうかを確認する。

いつ何に注意する？ 準備時・投与前・投与中・投与後のこれだけポイント

準備時

▶ 投与前の凝固因子活性や凝固検査の結果をチェックする。過剰投与は血栓症のリスク因子となるので必要投与量を計算し、投与量に見合った規格の製剤を選択する。凝固因子製剤は院内で採用していない場合もあるので、輸血部または薬剤部に確認する。

投与前	▶ 凝固因子濃縮製剤は乾燥製剤で専用溶解液が付属しているので、製剤の準備時は必ず専用溶解液を使用する。
投与中	▶ 生物由来製剤なので投与中はバイタルサインの変化に注意する。
投与後	▶ 止血効果、凝固検査の結果を確認する。血栓症の症状に注意する。

スグわかり！基礎知識　▶ この分類の薬剤一覧表

一般名（商品名）	適応・メリット	投与量・方法（出血治療の場合）	作用発現時間（投与量により異なる）	作用持続時間（投与量により異なる）	
乾燥人フィブリノゲン製剤（フィブリノゲンHT1g）	・先天性低フィブリノゲン血症、産科危機的出血に伴う後天性低フィブリノゲン血症 ・フィブリノゲン濃度を確実に上昇できる	・付属の溶解液で完全に溶解し、2〜3gを緩徐に静脈内投与	・フィブリノゲン濃度の上昇は速やか	・半減期は3〜5日だが、出血の速度に応じて短縮する	▶▶▶ p.176
プロトロンビン複合体濃縮製剤（ケイセントラ）	・ワルファリンによる抗凝固の緊急拮抗 ・凝固能（トロンビン活性）を急速に上昇できる	・付属の溶解液で完全に溶解し、15〜20 IU/kgを緩徐に静脈内投与	・PT-INR* の回復は速やかだが、止血効果は出血状況による	・6〜12時間だが、出血の速度に応じて短縮する	▶▶▶ p.176
遺伝子組み換え活性型第VII因子製剤（ノボセブンHIシリンジ）	・血友病患者や先天性第VII因子欠乏症患者の出血 ・凝固能（トロンビン活性）を急速に上昇できる	・付属の溶解液で完全に溶解し、15〜40μg/kgを緩徐に静脈内投与	・PT-INR* の回復は速やかだが、止血効果は出血状況による	・半減期は3〜4時間だが、出血の速度に応じて短縮する	▶▶▶ p.177
第XIII因子製剤（フィブロガミンP）	・第XIII因子欠乏症患者の出血や縫合不全 ・止血血栓の強化	・付属の溶解液で完全に溶解し、4〜20 mLを静脈内投与	・第XIII因子活性の上昇は速やかだが、止血効果は出血の状況による	・半減期は5〜7日だが、出血の速度に応じて短縮する	▶▶▶ p.177
イダルシズマブ（プリズバインド）	・ダビガトラン（プラザキサ）による抗凝固の緊急的な拮抗 ・調整不要な注射剤	・1バイアル 2.5g/50mL を2バイアル、点滴静注または急速静注	・通常の検査では評価が難しいが、迅速な中和作用が期待できる	・イダルシズマブ投与から24時間後にダビガトラン投与再開が可能	▶▶▶ p.178
アンデキサネットアルファ（オンデキサ）	・直接作用型第Xa因子阻害薬による抗凝固の緊急的な拮抗	・1バイアルを20mLの注射用水で溶解 ・第Xa因子阻害剤の種類、最終投与量・経過時間に応じてA法またはB法を選ぶ	・投与後速やかな中和作用が期待できる	・投与法と第Xa因子阻害薬の種類により数時間〜約1日効果が持続する	▶▶▶ p.179

＊PT-INR：プロトロンビン時間国際標準比

スグわかり！共通ポイント ▶ 薬剤の特徴をまとめて覚えよう！

共通ポイント		薬剤名	解説
主効果による注意すべき変化	・ショック ・アナフィラキシー	・すべて	・生物由来の原料が製造工程で使用されているため、頻度は低いが、アナフィラキシーが起こる可能性がある。
副作用	・血栓塞栓症	・プロトロンビン複合体濃縮製剤 ・遺伝子組み換え活性型第VII因子製剤 ・イダルシズマブ ・アンデキサネット アルファ	・凝固能を亢進させるので、血栓症を生じるリスクがある。フィブリノゲンや第XIII因子製剤では血栓症リスクは低い。
適用と費用	・手術患者の出血治療は適用外。高価。	・乾燥人フィブリノゲン製剤 ・プロトロンビン複合体濃縮製剤 ・遺伝子組み換え活性型第VII因子製剤 ・イダルシズマブ ・アンデキサネット アルファ	・適応外使用となる場合があり、費用が病院負担となることがある。院内の規定を確認したうえで、慎重に使用を検討する。推奨投与量では3～20万円程度と高価。

「なぜ？」がわかる！ ▶ 麻酔科医のファーストチョイス

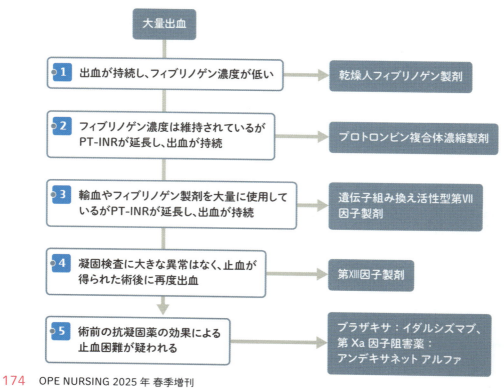

ファーストチョイスの **なぜ？**

1 新鮮凍結血漿で止血の得られない症例ではフィブリノゲン濃度を測定し、低い場合には（< 150mg/dL）乾燥人フィブリノゲン製剤を投与する。

2 フィブリノゲン濃度が 100〜150mg/dL で維持できているにもかかわらずコントロール不良な出血が持続し、PT-INR が延長している場合（INR > 2〜3）は、プロトロンビン複合体濃縮製剤の投与を考慮する。

3 新鮮凍結血漿や血小板濃厚液、フィブリノゲン製剤、プロトロンビン製剤の投与にもかかわらず止血を得られない場合は、遺伝子組み換え活性型第VII因子製剤の投与を考慮する。

4 凝固検査でフィブリノゲン濃度や PT-INR、APTT に大きな異常が見られないにもかかわらず出血が持続する場合は、第XIII因子製剤の投与を考慮する。

5 術前の抗凝固薬の効果残存による止血困難が疑われる場合は、ダビガトランに対してはイダルシズマブ、第 Xa 因子阻害薬に対してはアンデキサネット アルファによる中和を考慮する。

第4章 そのほかの術中管理に使用する薬剤

B 止血効果のある凝固因子製剤

超速習！ 各薬剤の基礎知識

乾燥人フィブリノゲン製剤
（フィブリノゲンHT 1g）

バイアル

マスト3カ条

1. 手術患者への投与は適用外使用である！
2. 投与前にフィブリノゲン濃度をチェックし、必要投与量を計算する！
3. 溶解液の温度が低いと溶解しにくいので、溶解液を36℃程度に温める！

準備時：保険適用は先天性低フィブリノゲン血症および産科危機的出血のみで、外科手術での止血困難に対しては多くの病院では院内倫理委員会の承認を得た症例のみ使用が許可されるので、手続きを確認する。血液分画製剤なので、輸血・血液製剤投与の同意書を必ず確認する。投与量を計算し、必要なバイアルを準備する。溶解時は専用溶解液を36℃程度（35～37℃）に温めておくと溶けやすい。

使用時：急速投与で血管内凝固を生じることがあるので緩徐に投与する。一度溶解した製剤は細菌汚染を予防するために速やかに投与する。投与前後でフィブリノゲン濃度を測定し、効果を確認する。

マスト知識：フィブリノゲンは大量出血治療の中心となる治療として注目されている。海外では有効性が報告されているが、上記適応以外では保険承認されていないので、患者承諾、院内承認を得たうえでの適応外使用となることを認識する。

プロトロンビン複合体濃縮製剤
（ケイセントラ®）

バイアル

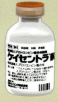

マスト3カ条

1. 通常の出血治療には保険適用なし！
2. 体重を基準に投与量を計算し、適切な製剤を選択する！
3. DIC患者では血栓症を増悪させるので禁忌！

準備時：保険適用は、ワルファリンの影響による急性重篤出血時、または重大な出血が予想される緊急を要する手術・処置の施行時の出血傾向の抑制のみで、出血患者への投与は適用外であり、多くの病院では院内倫理委員会の承認を得た症例のみ使用が許可されるので手続きを確認する。緊急時の使用に際しては、医師の裁量で投与することをカルテに記載してもらい、内容を確認する。血液分画製剤なので、輸血・血液製剤投与の同意書を必ず確認する。体重を基準に投与量を計算し、必要なバイアル（500単位または1,000単位）を準備する。乾燥製剤なので、専用溶解液を用いて溶解する。

使用時：過量投与は禁物、投与量を確認してから投与開始する。急速に凝固能が亢進し、血栓症を生じることもありうるので血栓塞栓症の症状に注意する。投与の前後でPT-INRなど凝固検査を行い効果を確認する。

マスト知識：ビタミンK依存性凝固因子であるプロトロンビン、第Ⅶ、Ⅸ、Ⅹ因子を含んだ血漿由来製剤である。急速に凝固能を改善するため出血治療に用いられることもあるが、適用外使用であり、新鮮凍結血漿の大量投与にも反応しない症例などに限定され、安易に使用する製剤ではない。

遺伝子組み換え活性型第VII因子製剤
（ノボセブン®HIシリンジ）

シリンジ

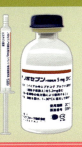

マスト3カ条

1. 手術患者の出血治療には適用なし！
2. 産科大量出血や心臓外科手術、外傷などでの使用報告が多い！
3. 投与後に動脈血栓症を発症することがあるので、血栓症の症状に注意する！

準備時：基本的には特殊な血液疾患の患者（保険適用は先天性／後天性血友病患者、先天性第VII因子欠乏症患者、血小板無力症患者の出血治療）にのみ使用する薬剤なので、院内に製剤を置いていない病院もある。多くの病院では院内倫理委員会の承認を得た症例のみ使用が許可されるので、手続きを確認する。患者の体重から投与量を計算し、必要な製剤を準備する。乾燥製剤なので、専用溶解液を用いて溶解する。

使用時：過量投与は禁物、投与量を確認してから投与開始する。急速に凝固能が亢進し、血栓症を生じることもありうるので血栓塞栓症の症状に注意する。投与の前後でPT-INRなど凝固検査を行い、効果を確認する。

マスト知識：遺伝子組み換え活性型第VII因子製剤は、あらゆる手段を講じても止血できない症例において最後の手段として用いられる。投与後の血栓症の報告も多いため、熟慮のうえで投与すべきである。産科出血では使用を推奨する声もあるが、リスクの高い非常に高価な薬剤であることを認識すべきである。

第XIII因子製剤
（フィブロガミン®P）

バイアル

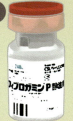

マスト3カ条

1. 手術患者の出血治療は原則として適用なし！
2. 第XIII因子欠乏症の特徴は、一度止血できたにもかかわらず生じる再出血であり、通常の出血とは症状が異なる！
3. 術中に使用することは少ない！

準備時：保険適用は先天性／後天性第XIII因子欠乏症患者の出血治療、第XIII因子低下に伴う縫合不全・瘻孔、IgA血管炎（ヘノッホ・シェーンライン紫斑病）のみで、大量出血治療に対する投与量は確立していないので第XIII因子欠乏症の出血に準じて投与するが、投与量は1日4〜20mL（240〜1,200国際単位）を目安とする。1バイアルにつき4mLの溶解液が付属しているので、専用溶解液を用いて溶解する。

使用時：血栓形成を活性化させるというよりも血栓を強化する凝固因子なので、大量投与や追加投与で高い効果が得られる製剤ではない。ケイセントラ®やノボセブン®と異なり、PTやAPTTでフィブロガミン®Pの効果を判定することはできないので、止血効果を臨床判断する。

マスト知識：第XIII因子はフィブリノゲン血栓を強固にする作用がある。第XIII因子活性低下を確認してから投与を判断すべきだが、検査結果が出るまでに1〜2日必要なため、出血治療での使用は一般的ではない。心臓外科手術などで止血に有効との報告もある。

イダルシズマブ（プリズバインド®）

バイアル

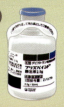

マスト3カ条

1. ダビガトラン（プラザキサ®）以外による抗凝固には効果がない！
2. 重大な出血のリスクがあるときにのみ使用を検討する！
3. 投与後の血栓症のリスクに注意する！

準備時：ダビガトラン（プラザキサ®）による抗凝固作用に対し、生命を脅かす出血または止血困難な出血の発現時、および重大な出血が予想される緊急を要する手術または処置の施行時に使用が考慮される。成人に対し、1回5g（1バイアル2.5g/50mLを2バイアル）を点滴静注または急速静注する。

使用時：調整不要な注射剤で、投与後のダビガトラン中和効果は迅速である。点滴静注する場合は1バイアルにつき5〜10分かけて投与する。ダビガトランの中和効果は、日常臨床で使用可能な検査では評価が難しく、臨床的に出血傾向の消失を判断する。

マスト知識：ダビガトラン以外の抗凝固薬に対しては中和効果がない。止血が得られた後は、血栓症のリスクが増加するため、速やかに適切な抗凝固療法の再開を検討する。イダルシズマブ投与から24時間後にダビガトラン投与の再開が可能である。

アンデキサネット アルファ
（オンデキサ®）

バイアル

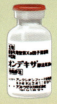

マスト3カ条

1. 第Xa因子阻害薬の中和のみに使用する！
2. 第Xa因子阻害薬の種類・投与量・最終投与時間を確認し、用量を決定する！
3. ヘパリン抵抗性の出現に注意する！

準備時：直接作用型第Xa因子阻害薬（アピキサバン〔エリキュース®〕、リバーロキサバン〔イグザレルト®〕、エドキサバン〔リクシアナ®〕）投与中の患者における、生命を脅かす出血または止血困難な出血の発現時の抗凝固作用の中和に使用される。第Xa因子阻害薬の種類、最終投与時の1回投与量、最終投与からの経過時間に応じて、A法（400mgを30mg/分で静脈投与し、続いて480mgを4mg/分で2時間静脈投与）、B法（800mgを30mg/分で静脈投与し、続いて960mgを8mg/分で2時間静脈投与）で投与する（表）。

表

直接作用型第Xa因子阻害薬の種類	直接作用型第Xa因子阻害薬の最終投与時の1回投与量	直接作用型第Xa因子阻害薬の最終投与からの経過時間	
		8時間未満または不明	8時間以上
アピキサバン	2.5mg、5mg	A法	A法
	10mg、不明	B法	
リバーロキサバン	2.5mg、5mg	A法	
	10mg、15mg、不明	B法	
エドキサバン	15mg、30mg、60mg、不明	B法	

使用時：凍結乾燥製剤であり、1バイアルあたり20mLの注射用水で溶解し、10mg/mLの濃度とし、輸液ポンプまたはシリンジポンプを用いて投与する。

マスト知識：第Xa因子のデコイ（おとり）蛋白として、第Xa因子阻害薬に結合して特異的に抗凝固活性を中和する。ヘパリン・アンチトロンビン複合体や組織因子経路阻害因子の抑制によるヘパリン抵抗性を生じる可能性があり、人工心肺使用時などヘパリンによる抗凝固が必要な状況では投与の判断は慎重に行う。

第4章

C 抗線溶薬

慶應義塾大学 名誉教授　武田純三

どこにどう効く？ この薬剤の これだけ ポイント

プラスミンを阻害して血栓を保護！ 止血血栓の守護神！

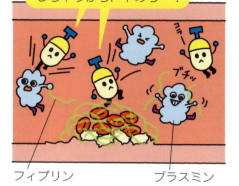

フィブリンを切ったら血栓が分解して再出血しちゃうから、やめろ〜！

フィブリン／プラスミン

ズバリ！ この薬の3 POINT

1. 凝固因子が十分でも、線溶亢進状態では止血血栓の主体であるフィブリンが分解され、出血をコントロールできない。
2. トラネキサム酸はフィブリンを分解するプラスミンを阻害して血栓分解を抑制する。
3. 短時間での大量投与では痙攣発作を起こすことが報告されているので注意する。

いつ何に注意する？ ▶ 準備時・投与前・投与中・投与後のこれだけポイント

準備時
> 大量出血症例では線溶亢進をきたすことが多いので投与を考慮する。線溶抑制型DICではないことを確認する。

投与前
> 点滴漏れがないことを確認する。腎機能低下がないことを確認する。

投与中
> 大量急速投与で痙攣を起こすことがあるので注意する。

投与後
> 止血効果を確認する。大量投与（3〜4g以上）や腎機能低下症例では数時間後に痙攣発作を起こすこともあるので、術後も注意が必要。術後に漫然と投与を継続するとDVT（深部静脈血栓症）の発症を助長する可能性がある。

スグわかり！基礎知識　▶ この分類の薬剤一覧表

一般名（商品名）	適応・メリット	投与量・方法	作用発現時間（投与量により異なる）	作用持続時間（投与量により異なる）	
トラネキサム酸（トランサミン）	●線溶亢進による止血障害。大きな副作用がなく、安価	●成人では1gを静脈内投与し、間欠的投与または持続投与を追加する。	●15～30分程度	●1時間程度	p.182

スグわかり！共通ポイント　▶ 薬剤の特徴をまとめて覚えよう！

共通ポイント		薬剤名	解説
主効果による注意すべき変化	●血栓傾向	●トラネキサム酸	●線溶抑制状態での出血ではトラネキサム酸が血栓塞栓症による臓器障害を増悪させる可能性がある。
副作用	●痙攣	●トラネキサム酸	●短時間に大量投与した場合や腎機能低下症例では数時間経過してから痙攣を発症することが報告されている。

「なぜ?」がわかる！　▶ 麻酔科医のファーストチョイス

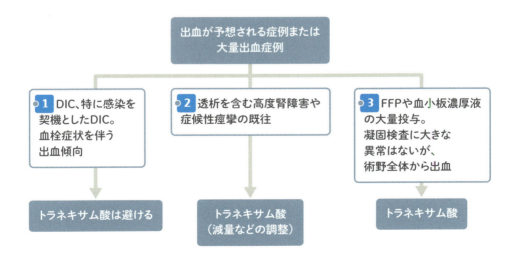

第4章　そのほかの術中管理に使用する薬剤　C　抗線溶薬

ファーストチョイスのなぜ？

1. 感染を契機とした DIC は、線溶抑制型 DIC や血栓傾向を伴う出血症状を呈する症例ではトラネキサム酸の投与を避ける。

2. 透析患者や高度腎障害患者ではトラネキサム酸の排泄が遅延するので、減量や投与間隔の延長が必要。大量投与で痙攣を発症するので（心臓外科での報告が多い）、上限量を決める。

3. FFP や血小板濃厚液の投与が必要な症例や、凝固検査が大きな異常を示していないにもかかわらず術野全体でじわじわと出血する症例では、トラネキサム酸の投与を考慮する。

超速習！ 各薬剤の基礎知識

トラネキサム酸（トランサミン®）

アンプル

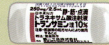

マスト3カ条

1. 大量出血症例では投与を考慮してもよいが、敗血症などに合併する線溶抑制型 DIC では血栓症を増悪させるので禁忌である！
2. 成人であれば1g のボーラス投与から始め、追加投与は腎機能に応じて考える！
3. 尿路系出血では凝血塊が尿路を閉塞することがあるので投与に注意する！

準備時：ボーラスに続いて持続投与する場合もあるので、シリンジポンプの必要性を確認。

使用時：大量投与や腎機能低下症例で痙攣発作を起こすことが報告されているので、急速投与には注意する。

マスト知識：一度に大量に投与することでより高い効果が得られる薬剤ではないので、明確な理由なく大量投与は行わない。外傷患者では、1g のボーラス投与後に1g を 8 時間かけて持続静注することで、死亡率が改善することが報告されている。

第 4 章

D 局所止血薬

慶應義塾大学 名誉教授　武田純三

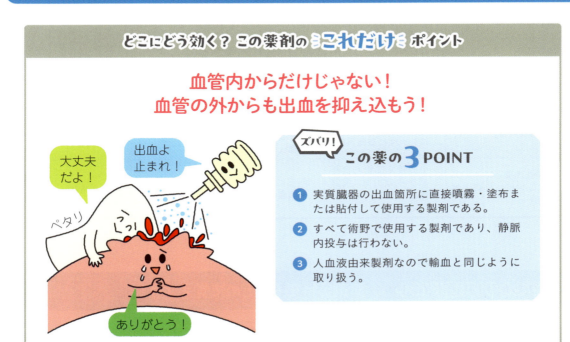

どこにどう効く？ この薬剤の これだけ ポイント

**血管内からだけじゃない！
血管の外からも出血を抑え込もう！**

ズバリ！ この薬の 3 POINT

1. 実質臓器の出血箇所に直接噴霧・塗布または貼付して使用する製剤である。
2. すべて術野で使用する製剤であり、静脈内投与は行わない。
3. 人血液由来製剤なので輸血と同じように取り扱う。

いつ何に注意する？ 準備時・投与前・投与中・投与後のこれだけポイント

準備時	人血液由来の製剤なので、準備前に血液製剤使用の同意書を確認する。使用する製剤の規格（用量または大きさ）を確認する。塗布や噴霧など投与方法によって使用する付属部品が異なるので医師に確認する。
投与前	バイアル内の製剤が十分に溶解していることを確認する。液状製剤は 2 剤が接触するとすぐに凝固するので、薬液が接触しないように注意する。
投与中	液状製剤は出血部位でフィブリノゲン液、トロンビン液の順番に投与する。
投与後	出血部位から製剤が剥がれないようにしばらく圧迫または静置する。

OPE NURSING 2025 年 春季増刊　183

スグわかり！基礎知識 ▶ この分類の薬剤一覧表

一般名（商品名）	適応・メリット	投与量・方法	作用発現時間（投与量により異なる）	作用持続時間（投与量により異なる）	
液状フィブリン接着剤（ベリプラストP、ボルヒール）	●小血管や血管吻合部位からの出血、実質臓器の出血。 ●噴霧できるので広い部位をフィブリン糊で被覆可能。立体的な部位でも使用可能。	●用途に応じて0.5〜5 mLの規格から選択。 ●フィブリノゲン液、トロンビン液を作成し、創部に直接滴下または噴霧する。	●速やか	●数日（フィブリン塊が線溶で分解するまで）	▶▶▶ p.186
シート状フィブリン接着剤（タコシール）	●実質臓器の比較的広い部位からの出血。 ●比較的平坦な広い部位を一度に被覆可能。	●用途に応じてシートの大きさを選択。 ●凝固活性成分固着面を少量の生理食塩水で濡らし、創部に貼付。	●数分	●数日（コラーゲンシートが分解するまで）	▶▶▶ p.186
局所止血薬（トロンビン経口・外用剤）	●小血管や血管吻合部位からの出血、実質臓器の出血。 ●安価。	●創部に直接滴下または噴霧。	●速やか	●1〜2時間	▶▶▶ p.187

スグわかり！共通ポイント ▶ 薬剤の特徴をまとめて覚えよう！

共通ポイント		薬剤名	解説
主効果による注意すべき変化	●アレルギー ●アナフィラキシー	●すべて	●人血液や動物血液由来成分が含まれるので、アレルギーやアナフィラキシーを生じる可能性がある。
副作用	●血栓症	●ベリプラストP ●ボルヒール ●トロンビン	●血管内に流入すると血栓塞栓症を発症する可能性がある。
費用	●比較的高価	●ベリプラストP ●ボルヒール ●タコシール	●組織接着剤は比較的高価であり、最大規格のものは5万円以上の薬価。

「なぜ？」がわかる！ 麻酔科医のファーストチョイス

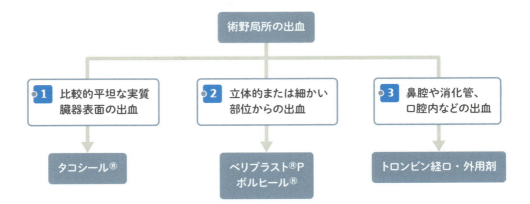

ファーストチョイスのなぜ？

- ① 比較的平坦な実質臓器表面からの出血。
- ② 立体的な部位や細かい部位からの出血。
- ③ 鼻腔内や消化管内、口腔内などの出血。

超速習！ 各薬剤の基礎知識

液状フィブリン接着剤－噴霧・塗布タイプ
（ベリプラスト®P、ボルヒール®）

バイアル

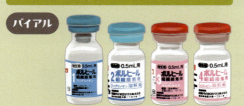

マスト3カ条
1. 材料は人血液由来なので使用前に血液製剤使用の同意書を確認する！
2. 1箱に2種類の乾燥製剤と専用の溶解剤が梱包されているので、組み合わせを間違えないように溶解する！
3. 術野で使用するまで2剤が接触しないように注意する！

準備時：使用前に血液製剤使用の同意書を確認する。1箱に2種類の乾燥製剤（フィブリノゲンとトロンビン）とそれぞれ専用の溶解剤が梱包されているので、製剤と溶解液の組み合わせを確認する。

使用時：フィブリノゲン液とトロンビン液が接触するとすぐにフィブリン塊が生じるので、術野で使用するまで2剤が接触しないように注意する。

マスト知識：フィブリノゲン液にはフィブリノゲン、第XIII因子、アプロチニンが含まれる。トロンビン液にはトロンビンと塩化カルシウムが含まれており、トロンビンでフィブリノゲンがフィブリンに変化し凝固する。凝固したフィブリン塊は第XIII因子で強化され、アプロチニンがプラスミンによる分解を抑制している。

シート状フィブリン接着剤－貼付タイプ
（タコシール®）

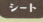

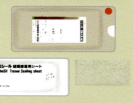

マスト3カ条
1. 輸血と同じように血液製剤として取り扱う！
2. 製剤はウマコラーゲンのシート表面に人フィブリノゲンとトロンビンを塗布しているので、貼付した表面でフィブリンができる！
3. 凝固活性成分固着面（黄色）とコラーゲン面（白色）があるので貼付する固着面を間違えない！

準備時：材料は人血液由来なので使用前に血液製剤使用の同意書を確認する。複数の規格があるので使用する製剤規格を確認する。

使用時：貼付面が黄色であることを確認する。使用前に生理食塩水で軽く湿潤させてから使用すると組織とのフィッティングがよい。乾燥したまま使用することもある。出血部位に貼付した後に数分間、軽く圧迫する。

マスト知識：製剤はウマコラーゲンのシート表面に人フィブリノゲンとトロンビンを固着しているので、貼付した表面でフィブリン膜ができる。シートにはアプロチニンなどの抗線溶薬が配合されていないので、線溶が亢進した状態では効果が低い可能性がある。また、外科的出血の場合には効果はない。

局所止血薬（トロンビン経口・外用剤）

バイアル

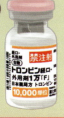

マスト3カ条

1. 血管内投与で血栓症を生じ致死的な結果となりうるので、血管内には絶対に投与しない！
2. 乾燥製剤のままで使用する場合と溶解して使用する場合がある！
3. 前述の組織接着剤の登場によって術中使用は減少している！

準備時：乾燥製剤なので、使用方法を確認する。局所止血を目的とした明確な投与量は規定されていないので、投与量を確認する。

使用時：バイアル内の製剤を掻き出して粉末として使用する場合と、生理食塩水で溶解して溶液で使用する場合がある。

マスト知識：剤形として細粒もあるが、細粒は無菌製剤ではないので術野では使用しない。術野での止血には必ずバイアルに入った製剤を使用する。

第4章 A〜D

引用・参考文献

1) 香取信之．近年の抗凝固療法の変化と周術期管理．麻酔．66（増刊），2017，S52-67．
2) 古本恭子，香取信之．心臓麻酔で必要な人工心肺中の血液管理．LiSA．23（9），2016，832-9．
3) 香取信之．大量出血時の新しい治療戦略．麻酔．65（増刊），2016，S22-34．
4) 朝倉英策ほか．抗線溶薬．日本血栓止血学会誌．20（3），2009，85-8．
5) 香取信之．トラネキサム酸によるDIC治療（外科）．Thrombosis Medicine．7（4），2017，313-6．
6) 早川峰司ほか．血管強化薬と局所止血薬．日本血栓止血学会誌．20（3），2009，278-80．

第4章

E 抗糖尿病薬

杏林大学 医学部 麻酔科学教室 准教授／杏林大学医学部付属病院 周術期管理センター センター長　関 博志

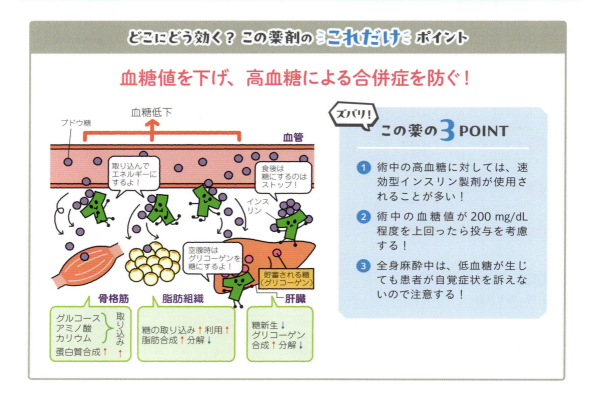

どこにどう効く？ この薬剤の これだけ ポイント

血糖値を下げ、高血糖による合併症を防ぐ！

ズバリ！ この薬の3 POINT

1. 術中の高血糖に対しては、速効型インスリン製剤が使用されることが多い！
2. 術中の血糖値が200mg/dL程度を上回ったら投与を考慮する！
3. 全身麻酔中は、低血糖が生じても患者が自覚症状を訴えないので注意する！

スグわかり！基礎知識　この分類の薬剤一覧表

一般名（商品名）	適応・メリット	投与量・方法（年齢や患者状態により増減する）	作用発現時間（投与量により異なる）	持続時間（投与量により大きく異なる）	
インスリン ヒト（遺伝子組換え）注射液（ヒューマリンR）	・治療を要する高血糖	・ブドウ糖5gに対してインスリン1単位持続注入。 ・投与速度は血糖値（mg/dL）/150（単位）/時とし、血糖値110～180mg/dL程度を目標に調節する。	30～60分	5～7時間	p.189

超速習！ 各薬剤の基礎知識

インスリン ヒト（遺伝子組換え）注射液
（ヒューマリン®R）

バイアル

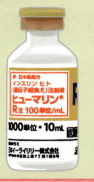

マスト3カ条

1. 低血糖をきたす可能性があるので、必ず血糖値をモニタリングする！
2. ケトーシス予防のため、ブドウ糖を含む輸液を行う！
3. アドレナリンβ受容体遮断薬を併用している場合、血糖降下作用が増大する可能性があるので注意する！

準備時：バイアルは100単位/mLと非常に高濃度であり、希釈を間違えると大変危険である。薬剤を準備する際には十分注意する。

使用時：全身麻酔中は低血糖が生じても患者が自覚症状を訴えないので1〜2時間おきに血糖値をチェックする。

マスト知識：近年、周術期の血糖コントロールについてさかんに議論が行われている。術中の血糖値に関しては明確な目標値は定められていないが、おおむね110〜180 mg/dL程度を目標にコントロールするのが妥当であると考えられる。

第4章 そのほかの術中管理に使用する薬剤　E　抗糖尿病薬

第4章

F 抗アレルギー薬（抗ヒスタミン薬）

杏林大学 医学部 麻酔科学教室 准教授／杏林大学医学部付属病院 周術期管理センター センター長　関 博志

どこにどう効く？ この薬剤の これだけ ポイント

肥満細胞から放出されたヒスタミンが受容体に結合するのを遮断し、症状を改善！

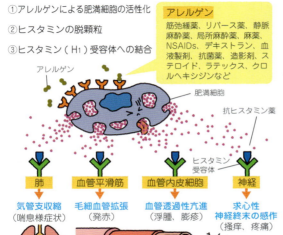

ズバリ！ この薬の 3 POINT

1. 抗ヒスタミン薬には第1世代と第2世代があるが、術中は第1世代を使用することが多い！
2. 術中のアレルギー反応、アナフィラキシーに対して使用される！
3. 抗コリン作用を有するため、緑内障や、前立腺肥大など下部尿路に閉塞性疾患のある患者に対しては禁忌！

いつ何に注意する？ 準備時・投与前・投与中・投与後のこれだけポイント

投与前
- アレルギー反応は急速に進行し、アナフィラキシーショックを引き起こすこともあるため、アレルギーが疑われたら常に患者の様子とバイタルサインを観察する。
- 術中のアナフィラキシーはほとんどが筋弛緩薬、抗菌薬、ラテックスが原因である。これらを使用した際にはアレルギー反応が起こる可能性があることを覚えておく。

スグわかり！基礎知識 ▶ この分類の薬剤一覧表

一般名（商品名）	適応・メリット	投与量・方法 （年齢や患者状態により増減する）	作用発現時間 （投与量により異なる）	持続時間 （投与量により大きく異なる）	
クロルフェニラミンマレイン酸塩 （ポララミンほか）	● アレルギー反応 ● 中枢神経抑制作用が比較的少ない	【静注】 5mg	15〜60分	4時間	▶▶▶ p.192
ジフェンヒドラミン塩酸塩・臭化カルシウム配合 （レスカルミン）	● アレルギー反応* ● 中枢神経抑制作用が強い	【静注】 25〜50mg	急速	4〜6時間	▶▶▶ p.192
ヒドロキシジン塩酸塩 （アタラックス-Pほか）	● アレルギー反応* ● 中枢神経作用が強く、鎮静目的に使用することが多い	【静注】 25〜50mg。 25mg/分以上の速度で投与しない。	15〜60分	4〜6時間	▶▶▶ p.192

＊保険適用外。

スグわかり！共通ポイント ▶ 薬剤の特徴をまとめて覚えよう！

共通ポイント		薬剤名	解説
副作用	● 抗コリン作用	● クロルフェニラミンマレイン酸塩 ● ジフェンヒドラミン塩酸塩・臭化カルシウム配合	緑内障、前立腺肥大などの下部尿路の閉塞性疾患では、症状が悪化するおそれがあるので禁忌である。

「なぜ?」がわかる！ ▶ 麻酔科医のファーストチョイス

患者の特徴

1 アレルギー反応によると思われる皮疹が出現した患者

クロルフェニラミンマレイン酸塩

? ファーストチョイスの**なぜ？**

1 抗ヒスタミン薬のなかで最も作用が強く、副作用の少ないものの一つである。「アナフィラキシーガイドライン2022」[1]ではアナフィラキシーの治療の第2選択とされていて、皮膚症状・粘膜症状を改善するが、気道閉塞や血圧低下、ショックを防止・改善することはできず救命効果はないことに留意する。

第4章 そのほかの術中管理に使用する薬剤 F 抗アレルギー薬（抗ヒスタミン薬）

超速習！　各薬剤の基礎知識

> **マスト知識**：アナフィラキシーに対する補助治療として抗ヒスタミン薬（H_1ブロッカー）を投与する場合、シメチジン、ラニチジン塩酸塩などのH_2ブロッカーを併用すると効果が増強するとされている[2]。

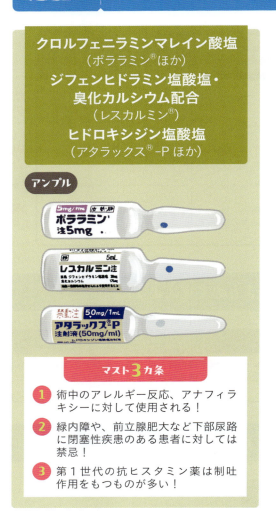

クロルフェニラミンマレイン酸塩
（ポララミン®ほか）
ジフェンヒドラミン塩酸塩・臭化カルシウム配合
（レスカルミン®）
ヒドロキシジン塩酸塩
（アタラックス®-Pほか）

アンプル

マスト3カ条

1. 術中のアレルギー反応、アナフィラキシーに対して使用される！
2. 緑内障や、前立腺肥大など下部尿路に閉塞性疾患のある患者に対しては禁忌！
3. 第1世代の抗ヒスタミン薬は制吐作用をもつものが多い！

第4章

G 気管支拡張薬

杏林大学医学部麻酔科学教室 准教授／杏林大学医学部付属病院周術期管理センター センター長　関 博志

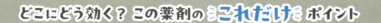

どこにどう効く？ この薬剤のこれだけポイント

気管支平滑筋を弛緩させ、気道を拡大させることで症状を改善！

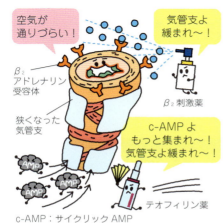

c-AMP：サイクリック AMP

ズバリ！ この薬の 3 POINT

1. β₂刺激薬とテオフィリン薬がある！
2. 術中の喘息発作や気管支痙攣などに対して使用される！
3. 不整脈などの出現に注意する！

いつ何に注意する？ ▶ 準備時・投与前・投与中・投与後のこれだけポイント

準備時
> サルブタモール硫酸塩を投与する際は、麻酔回路と気管チューブの間に組み込むスペーサーを準備する。

投与前
> アミノフィリンを投与する際は血中濃度が上昇しすぎないように注意する。
> 術前にテオフィリン薬が使用されていた場合、投与量を減らす必要があるので確認する。

投与中
> 頻脈、不整脈などの出現に注意する。特に、アミノフィリン投与中はこれらの症状がみられたら投与を中止する。

スグわかり！基礎知識 ▶ この分類の薬剤一覧表

一般名（商品名）	適応・メリット	投与量・方法（年齢や患者状態により増減する）	作用発現時間（投与量により異なる）	持続時間（投与量により大きく異なる）	
サルブタモール硫酸塩（サルタノールインヘラーほか）	● 喘息発作・気管支痙攣などによる気道閉塞	【吸入】麻酔回路と気管チューブの間にスペーサーを組み込み、定量式噴霧吸入器を用いて10プッシュ以上投与する。	1〜3分	4〜5時間	▶▶▶ p.196
アミノフィリン（ネオフィリンほか）	● 喘息発作・気管支痙攣などによる気道閉塞に対し、β_2刺激薬吸入が無効だった場合、考慮する	【静注】アミノフィリン6mg/kgを等張補液薬200〜250mLで希釈し、点滴静注。1/2量を15分程度で、残量を45分程度で投与する。頻脈、不整脈などがみられたら投与を中止する。	急速	6〜12時間	▶▶▶ p.196

スグわかり！共通ポイント ▶ 薬剤の特徴をまとめて覚えよう！

共通ポイント		薬剤名	解説
副作用	● 血清カリウム値低下 ● 頻脈、不整脈	● サルブタモール硫酸塩 ● アミノフィリン	特にアミノフィリンでは、血中濃度の上昇に伴い、副作用がみられることがある。副作用が発現したら投与を中止する。

「なぜ？」がわかる！　●　麻酔科医のファーストチョイス

患者の特徴

- **1** 気道内圧の急激な上昇、呼気延長など喘息発作、気管支痙攣が疑われる患者

サルブタモール硫酸塩

？

ファーストチョイスの**なぜ？**

- **1** 作用発現が早く、喘息発作に対する第1治療薬として推奨されている[3]。ただし全身麻酔中は、まず吸入麻酔薬（最も強力な気管支拡張薬）の濃度を上げる。

超速習！ 各薬剤の基礎知識

サルブタモール硫酸塩
（サルタノール®インヘラー®ほか）

吸入薬

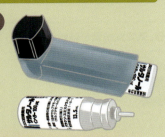

マスト3カ条

1. 短時間作用性のβ₂アドレナリン受容体刺激薬である！
2. 術中の喘息発作などが疑われた場合に使用を考慮する！
3. 気管挿管された患者では、麻酔回路と気管チューブの間にスペーサー（図1）を組み込み、定量式噴霧吸入器を用いて投与する！

準備時：喘息の既往があり、普段から吸入薬を使用している患者では、術中発作が起きた時に使用できるように手術室に吸入薬を持参してもらう。

使用時：薬剤が確実に末梢気道まで届くように、麻酔回路にスペーサーを接続して薬剤を投与する必要がある。ナースは麻酔科医がすぐに薬剤を投与できるようスペーサー（図1）を準備する。

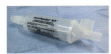

図1　スペーサー

マスト知識：最も強力な気管支拡張作用をもつ薬剤は吸入麻酔薬である。全身麻酔中に喘息発作が疑われた場合は、まず吸入麻酔薬を投与し、症状が改善しない場合は、本剤の投与を考慮する。それが無効な場合は、テオフィリン薬の使用を考慮する。

アミノフィリン
（ネオフィリン®ほか）

アンプル

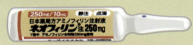

マスト3カ条

1. 細胞内のサイクリックAMP濃度を上昇させることで、気管支平滑筋を弛緩させる！
2. 中枢神経症状や消化器症状、重篤な不整脈などを起こすことがあるので、投与時は注意する！
3. 最近は喘息治療の第1選択薬としては用いられない傾向にある！

準備時：喘息患者などでは、術前からすでにテオフィリン薬などが投与されていないかを確認する。

使用時：テオフィリン薬を1日600 mg以上投与されている場合やテオフィリン血中濃度が8 μg/mL以上の場合は、投与量を半量にする。

マスト知識：全身麻酔中の患者では、薬剤の副作用による中枢神経症状や消化器症状は検出できない。血中濃度を測定するのが理想的であるが、術中リアルタイムにモニタリングすることは不可能である。頻脈や不整脈を生じたらすぐに薬剤の投与を中止する必要があるので、心電図の変化に気を配る。

第 4 章

H 利尿薬

杏林大学 医学部 麻酔科学教室 准教授 / 杏林大学医学部付属病院 周術期管理センター センター長　関 博志

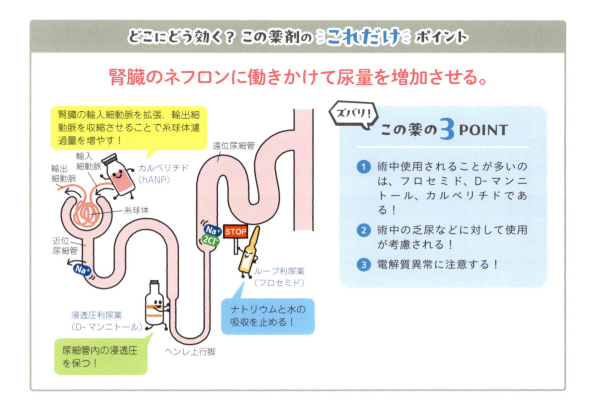

いつ何に注意する？ 準備時・投与前・投与中・投与後のこれだけポイント

投与後
> 低カリウム血症などの電解質異常に注意する。

スグわかり！基礎知識　▶ この分類の薬剤一覧表

一般名（商品名）	適応・メリット	投与量・方法（年齢や患者状態により増減する）	作用発現時間（投与量により異なる）	持続時間（投与量により大きく異なる）	
フロセミド（ラシックスほか）	・乏尿・無尿	【静注】2〜40mg	5分	2時間	▶▶▶ p.199
D-マンニトール（マンニトールほか）	・乏尿・無尿	【静注】0.25〜0.5g/kg程度	15分	2〜3時間	▶▶▶ p.199
カルペリチド（ハンプ）	・乏尿・無尿	【静注】0.1〜0.2g/kg分	—	—	▶▶▶ p.200

スグわかり！共通ポイント　▶ 薬剤の特徴をまとめて覚えよう！

共通ポイント		薬剤名	解説
副作用	・脱水 ・電解質異常 ・低血圧	・フロセミド ・D-マンニトール ・カルペリチド	・過度の利尿による脱水、低カリウム血症などが起こりうる。 ・血管拡張作用による血圧低下が起こりうる。

「なぜ？」がわかる！　▶ 麻酔科医のファーストチョイス

患者の特徴

1. 循環血液量・血圧が適正に保たれ、尿道カテーテルの閉塞、手術操作などによる尿路閉塞・損傷などが否定されているにもかかわらず、乏尿が長時間にわたり続く患者

↓

フロセミド

ファーストチョイスの なぜ？

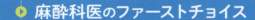

1. 利尿薬の投与が腎不全を防ぐというエビデンスはないが、適正な術中管理にもかかわらず乏尿が続く場合は、手術ストレスに対する抗利尿ホルモンの影響なども考えられるため、まずは少量（2〜4mg程度）のフロセミドを投与して反応をみる。

超速習！ 各薬剤の基礎知識

フロセミド（ラシックス®ほか）

アンプル

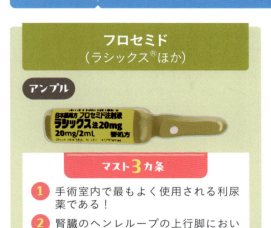

マスト3カ条

1. 手術室内で最もよく使用される利尿薬である！
2. 腎臓のヘンレループの上行脚において、ナトリウムと水の再吸収を抑制することで利尿作用を発揮する！
3. 最も強力な利尿薬で、腎血流量、糸球体濾過値を減少させないので、腎障害時にも使用可能である！

マスト知識：術前腎不全のない患者における乏尿は、多くの場合、適切な輸液・循環管理を行うことで解決する。それでも利尿が得られない場合は、抗利尿ホルモンなどの影響も考えられるが、乏尿に対し安易に利尿薬を使用すると、血管内容量の減少や電解質バランスの乱れなどを生じるため、慎むべきである。

D-マンニトール（マンニトールほか）

バッグ

マスト3カ条

1. 術中は主に頭蓋内圧を低下させる目的で使用されることが多い！
2. 腎臓の糸球体で濾過された後、ネフロンで再吸収されないため、尿細管内の浸透圧を保ち、ナトリウムと水の再吸収が抑制される！
3. 心臓血管外科手術や腎移植手術で使用されることもあるが、腎不全を防ぐというエビデンスはない！

使用時：D-マンニトールを急速に投与すると一過性に血管内容量が急激に増え、心予備能の低い患者では心不全をきたすおそれがある。また、利尿により血管内容量が減ると低血圧が生じる。代謝性アシドーシスや高ナトリウム血症、低カリウム血症が生じるおそれもあるので注意が必要である。

第4章 そのほかの術中管理に使用する薬剤　H 利尿薬

カルペリチド（ハンプ®）

バイアル

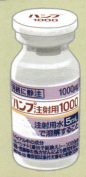

マスト3カ条

1. 本来は心不全の治療薬である！
2. 腎臓の輸入細動脈を拡張、輸出細動脈を収縮させることで、糸球体濾過量を増やし、結果としてナトリウム利尿をもたらす！
3. 副作用として低血圧が生じる可能性があるので、十分に注意する！

準備時：生理食塩水で直接溶解すると塩析が生じる可能性があり、5%ブドウ糖液で直接溶解すると血管痛が生じる可能性があるため、注射用水5 mLで溶解してから、必要に応じて生理食塩水や5%ブドウ糖液で希釈する。

使用時：副作用として低血圧が生じる可能性があるので、血行動態をモニタリングしながら投与量を適宜調節する。

第4章

1 制吐薬

杏林大学 医学部 麻酔科学教室 准教授 / 杏林大学医学部付属病院 周術期管理センター センター長　**関 博志**

どこにどう効く？ この薬剤の これだけ ポイント

主に延髄の嘔吐中枢、化学受容器引き金帯に作用して、制吐作用を発揮！

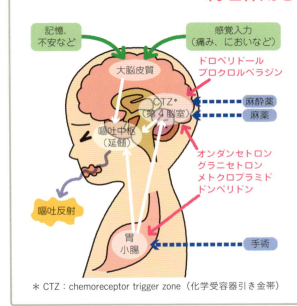

* CTZ：chemoreceptor trigger zone（化学受容器引き金帯）

ズバリ！ この薬の 3 POINT

1. 術後悪心・嘔吐（PONV）の治療および予防に使用される！
2. PONV の予防にはオンダンセトロンが多く使用されている！
3. 頻度は少ないものの、副作用として錐体外路症状を引き起こす薬剤が多い！

いつ何に注意する？ 準備時・投与前・投与中・投与後のこれだけポイント

投与後
- 血圧低下や QT 延長などの心電図変化に注意する。

スグわかり！基礎知識　▶ この分類の薬剤一覧表

一般名（商品名）	適応・メリット	投与量・方法（年齢や患者状態により増減する）	作用発現時間（投与量により異なる）	持続時間（投与量により大きく異なる）	
オンダンセトロン（オンダンセトロン）、グラニセトロン（グラニセトロン）	● PONV の治療およびその予防	【静注】オンダンセトロン：4mg（予防目的では手術終了時に投与、小児：0.05〜0.1mg/kg、最大 4mg）、グラニセトロン：1mg（予防目的では手術終了時に投与）	急速	―	▶▶▶ p.204
ドロペリドール（ドロレプタン）	● PONV の治療*およびその予防*	【静注】0.625 〜1.25mg（予防目的では手術終了時に投与）	3〜10 分	3〜6 時間	▶▶▶ p.204
プロクロルペラジン（ノバミン）	● PONV の治療およびその予防*	【静注】5〜10mg	急速	3〜4 時間	▶▶▶ p.204
メトクロプラミド（プリンペランほか）	● PONV の治療およびその予防*	【静注】10mg	1〜3 分	1〜2 時間	▶▶▶ p.205
ドンペリドン（ナウゼリンほか）	● PONV の治療	【坐剤】60mg	30 分〜1 時間	4〜7 時間	▶▶▶ p.205
デキサメタゾン（デカドロンほか）	● PONV の予防*	【静注】麻酔導入時に 4〜10 mg	数時間	50 時間	▶▶▶ p.205

＊保険適用外。

スグわかり！共通ポイント　▶ 薬剤の特徴をまとめて覚えよう！

共通ポイント		薬剤名	解説
副作用	● 低血圧	● ドロペリドール ● プロクロルペラジン	α作用およびドパミン作用への拮抗作用による末梢血管拡張作用のため。
	● 錐体外路症状	● ドロペリドール ● プロクロルペラジン ● メトクロプラミド ● ドンペリドン	ドパミン作用への拮抗作用のため。

「なぜ?」がわかる! ● 麻酔科医のファーストチョイス

PONV治療目的

1 麻酔終了時に悪心・嘔吐のある患者

↓

オンダンセトロン、メトクロプラミド、ドロペリドールのうちどれか

PONV予防目的

2 ①女性、②非喫煙、③乗り物酔いしやすいまたは過去にPONVの既往がある、④術後麻薬を使用する、のうち1つまたは2つ以上の条件を満たす患者

↓

オンダンセトロンまたはデキサメタゾン

ファーストチョイスの **なぜ?**

1 副作用が比較的少なく安価である。どこの手術室でも手に入りやすい。

2 効果と副作用のバランスから、多くのガイドラインで第1選択薬として推奨されている。ドロペリドール（ドロレプタン®）との併用も有効である。

第4章 そのほかの術中管理に使用する薬剤 Ⅰ 制吐薬

OPE NURSING 2025年 春季増刊 **203**

超速習！ 各薬剤の基礎知識

オンダンセトロン（オンダンセトロン）
グラニセトロン（グラニセトロン）

プレフィルドシリンジ
バッグ

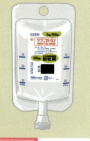

使用時：臨床上問題となる副作用は生じにくい。

マスト知識：オンダンセトロンとグラニセトロンの制吐作用には大きな差がないと考えられるが、日本で小児に使用できるのはオンダンセトロンのみである。

マスト3カ条

1. 延髄と消化管のセロトニン 5-HT_3 受容体を遮断することで制吐作用を発揮する！
2. オンダンセトロンは世界中で PONV の予防のゴールドスタンダードとされている！
3. オンダンセトロンは PONV の治療薬としても世界的に広く使用されている！

ドロペリドール（ドロレプタン®）
プロクロルペラジン（ノバミン®）

バイアル
アンプル

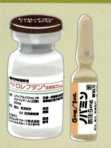

使用時：中等度のα拮抗作用をもつため、末梢血管拡張を起こして血圧が低下することがあるので注意する。

マスト知識：FDA（米国食品医薬品局）は、ドロペリドール投与により QT 延長から致死的不整脈が引き起こされる可能性があるとして 2001 年に警告を出したが、低用量（2.5 mg 以下）のドロペリドールが有害であるという明らかなエビデンスはなく、ガイドライン[4]でも PONV の予防薬としてドロペリドールを使用することが推奨されている。

マスト3カ条

1. ドロペリドール、プロクロルペラジンはともに向精神薬の一種である！
2. CTZ のドパミン（D_2）受容体を遮断することで制吐作用を示す！
3. まれに錐体外路症状が生じることがあるので、注意を要する！

メトクロプラミド（プリンペラン®ほか）
ドンペリドン（ナウゼリン®ほか）

`アンプル` `坐剤`

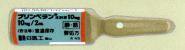
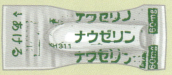

マスト3カ条
1. メトクロプラミドは手術室や病棟で悪心・嘔吐の治療に頻用されている！
2. ドンペリドンは作用発現に時間がかかるので、手術室での使用には不向きである！
3. 中枢作用（CTZでドパミンが受容体に結合するのを阻害）と末梢作用（胃腸運動を促進し胃排出能を促進）により、制吐作用を示す！

使用時：まれではあるが錐体外路症状（顔面や頸部、咽頭筋のジスキネジア、発語や嚥下障害、歪顔、開口障害、注視攣縮、斜頸など）が生じることがあるので注意する。

マスト知識：従来、メトクロプラミドはPONVの予防効果はないとされていたが、その後効果が見直され、PONVの予防と治療に関する最新のガイドラインでは、PONVの予防薬として推奨されている[4]。

デキサメタゾン（デカドロン®ほか）

`バイアル`

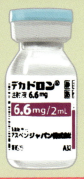

マスト3カ条
1. 制吐作用の機序は不明である！
2. 多くのガイドラインでPONV予防のための第1選択薬として推奨されている！
3. 作用発現まで数時間かかるため、PONVの予防には有効だが治療には不向きである！

使用時：糖尿病の有無にかかわらず一過性に最大30 mg/dL程度の血糖値上昇を引き起こす[5]。

マスト知識：デキサメタゾンは制吐作用だけでなく術後の鎮静薬の必要量を減らすという報告もある[6]。デキサメタゾンの単回投与は術後創感染を増やさないとされる[7]。

第4章 そのほかの術中管理に使用する薬剤 Ⅰ 制吐薬

第4章　E～I

引用・参考文献

1) 日本アレルギー学会. アナフィラキシーガイドライン 2022. https://www.jsaweb.jp/uploads/files/Web_AnaGL_2023_0301.pdf〈2024年11月参照〉
2) Joint Task Force on Practice Parameter. et al. The diagnosis and management of anaphylaxis : an updated practice parameter. J Allergy Clin Immunol. 115 (3 suppl 2), 2005, S483-523.
3) Ohta, K. et al. Japanese guideline for adult asthma. Allergol Int. 60 (2), 2011, 115-45.
4) Gan TJ. et al. Fourth Consensus Guidelines for the Management of Postoperative Nausea and Vomiting. Anesth Analg. 131 (2), 2020, 411-48.
5) Katerenchuk V. et al. Impact of Intraoperative Dexamethasone on Perioperative Blood Glucose Levels : Systematic Review and Meta-Analysis of Randomized Trials. Anesth Analg. 139 (3), 2024, 490-508.
6) De Oliveira, GS Jr. et al. Perioperative single dose systemic dexamethasone for postoperative pain : a meta-analysis of randomised controlled trials. Anesthesiology. 115 (3), 2011, 575-88.
7) Corcoran, TB. et al. Dexamethasone and Surgical-Site Infection. N Engl J Med. 384 (18), 2021, 1731-41.

第5章

手術に関連して使用する薬剤

いつ何のために使う？

いつ使う？

消毒薬は手術開始前に術野で使用する。色素、造影剤などは術式によって、術者のリクエストに応じて投与する。

使用する目的

消毒薬使用は創部感染症を防止するために行う。色素、造影剤の投与は血管、尿管等の位置、局所血流の変化などを確認するために投与を要請される場合がある。

使い分けのおおまかなルール

消毒薬は患者のアレルギーに該当しないことを確認のうえ、創部の常在菌を殺菌できるものを使用する。

注意点

造影剤はアレルギー反応が起こりやすい薬剤なので注意が必要である。色素は種類によって、静注後一過性にパルスオキシメーターの数値が下がることがある。

（壽原朋宏）

第5章

A 色素

恵比寿いたみと内科のクリニック 院長　加藤 類

どこにどう効く？ この薬剤のこれだけポイント

見えない血流・リンパ節・腫瘍を可視化するために使う！

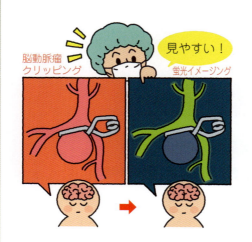

ズバリ！この薬の3 POINT

1. 蛍光イメージングを利用した血流の評価に用いられる。
2. 腫瘍やリンパ節の位置をマーキングするために用いられる。
3. 投与後に見かけ上の一過性SpO_2低下を認める。

いつ何に注意する？ 準備時・投与前・投与中・投与後のこれだけポイント

準備時
- 用途により溶解・希釈・投与経路（散布・局注・静注・点滴）・投与量が異なっている。また追加の物品・機器の準備が必要な場合もあるため、事前に医師と確認する。
- 各製剤の色調が似ているため、誤投与の危険性がある。

投与前
- 投与経路および使用機器の準備・動作を確認する。

投与中
- 投与時刻を医師に知らせ、検査のタイミングを逃さないよう注意する。

投与後
- ショックやアナフィラキシー様反応を起こす可能性があるため、十分に観察し異常を認めた場合にはただちに使用を中止し、適切な処置を行う。
- 投与後に見かけ上のSpO_2低下を認める。
- 検査後に皮膚・便・尿が着色することがある。

スグわかり！基礎知識　▶ この分類の薬剤一覧表

一般名 （商品名）	適応・メリット	投与量・方法 （年齢や患者状態により増強する）	作用発現時間 （投与量により異なり）	持続時間 （投与量により大きく異なる）	
インドシアニングリーン （ジアグノグリーン、オフサグリーン） 注：オフサグリーンは網脈絡膜血管造影のみに使用可能	血流評価（脳血管造影、腸管血流評価）	25mgを5～10mLの注射用水で溶解し、0.1～0.3mg/kgを急速静注。	30秒以内に確認可能。	3～4分で半減期を迎え、24時間以内に大部分は排出される。	p.212
	センチネルリンパ節の同定（乳がん）	25mgを5mLの注射用水に溶解し、5mLを腫瘍近傍もしくは乳輪皮に皮下注。	マッサージを行うことでセンチネルリンパ節に早く到達。		
	センチネルリンパ節の同定（悪性黒色腫）	25mgを5mLの注射用水に溶解し、1mLを腫瘍近傍に皮下注。			
	網脈絡膜血管造影	25mgを2mLの注射用水で溶解し肘静脈より投与。	投与速度によるが速やかに造影される。		
インジゴカルミン （インジゴカルミン）	分腎機能検査 尿管損傷の確認	20～40mgを静注。	投与後3～5分程度で尿管内に排泄が始まる。10分以内であれば正常。	静注後90分程度腎排泄が観察可能。静注後2～3時間でほぼ排泄される。	p.212
	センチネルリンパ節同定（乳がん・悪性黒色腫）	4～20mgを腫瘍近傍（もしくは乳輪）に皮下注。	マッサージを行うことでセンチネルリンパ節に早く到達する。		
	色素内視鏡検査	4～5倍に希釈し適量を散布。	散布直後より視認可能。		
メチルチオニニウム塩化物水和物 （メチレンブルー）	メトヘモグロビン血症	1～2mg/kgを5%ブドウ糖液50mLで希釈し5分以上かけ静注。	1時間毎に効果判定し、総量7mg/kgまで繰り返し投与。	1mg/kgを投与した際の半減期は17.5時間。24時間以内の排泄率は約30%。	p.213
	副甲状腺腫瘍同定	5～7.5mg/kgを200～500mLに点滴製剤で希釈し手術開始時に点滴静注。	少なくとも数時間は同定可能。		
	色素内視鏡検査	0.2～1%に調整し散布もしくは内服（染色法）。	散布直後より視認可能。		
	人工心肺後血管麻痺症候群	1.5～2mg/kgを静注。	投与直後。		

スグわかり！共通ポイント ▶ 薬剤の特徴をまとめて覚えよう！

共通ポイント		薬剤名	解説
用途	センチネルリンパ節同定	インジゴカルミン インドシアニングリーン	確実なセンチネルリンパ節の同定が可能となる。
	内視鏡検査	インジゴカルミン（コントラスト法） メチルチオニニウム塩化物水和物（染色法）	コントラスト法は色素散布により検査部位の凹凸を強調する効果がある。染色法は染色性の違いから病変部位の検出を容易にする。
慎重投与	妊産婦・授乳婦	インドシアニングリーン インジゴカルミン メチルチオニニウム塩化物水和物	有益性が危険性を上回るときのみ投与可。 投与した際は授乳を避ける。
副作用	ショック・アナフィラキシー様反応		観察を十分に行い、異常が認められた場合には投与を中止し、適切な処置を行う。
	SpO_2 低下	インドシアニングリーン インジゴカルミン メチルチオニニウム塩化物水和物	色素によるアーチファクトであることがほとんどであるため、色素投与と SpO_2 低下のタイミングを確認する。 SpO_2 低下の程度はメチルチオニニウム塩化物水和物＞インドシアニングリーン＞インジゴカルミンである。
	循環動態変動	インジゴカルミン メチルチオニニウム塩化物水和物	投与により高血圧・徐脈をきたすことがある。高齢者、高血圧患者へ投与する際は注意が必要。

「なぜ？」がわかる！ 麻酔科医のファーストチョイス

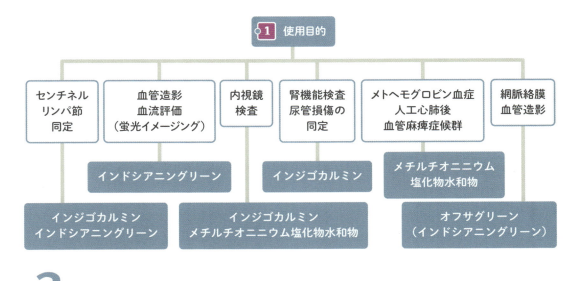

ファーストチョイスのなぜ？

1. 適応外の使用も多いため、使用する際は医師とよく確認する必要がある。

超速習！ 各薬剤の基礎知識

インドシアニングリーン
（ジアグノグリーン®、オフサグリーン®）

バイアル ※粉末、溶解液付き

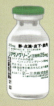

マスト3カ条
1. 蛍光イメージングを用いた脳血管造影や臓器の血流評価に使用される。
2. 乳がんや悪性黒色腫におけるセンチネルリンパ節の同定に使用される。
3. ヨウ素が含まれているため、ヨード過敏症患者には禁忌である。

準備時：ヨード過敏症患者には使用できない。溶解には必ず添付の溶解液を用いる。溶解が不完全な状態で投与すると、悪心、発熱、ショック様症状などを起こす可能性があるため完全に溶解したことを確認して投与する。蛍光イメージング検査を行う際は専用の蛍光観察用装置を準備する。

使用時：静注で血管痛を認める場合がある（頻度0.04％）。ショック、アナフィラキシー、循環動態の変動、SpO_2の低下などをきたす可能性があるため、観察を十分に行い、異常を認めた場合にはただちに使用を中止し、適切な処置を行う。甲状腺放射性ヨード摂取率検査に影響を及ぼす可能性があるため、検査は投与後1週間以上間を空ける必要がある。

マスト知識：インドシアニングリーンの励起蛍光波長は845nmの近赤外線光であり、組織表面から深さ10mmまでの血管をリアルタイムに造影できる。脳動脈瘤手術時の血管造影や消化管腫瘍切除時の腸管血流評価などに使用され、手術成績の向上が報告されている。

インジゴカルミン
（インジゴカルミン）

アンプル

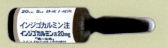

マスト3カ条
1. 乳がんや悪性黒色腫のセンチネルリンパ節同定に使用される。
2. 腎機能検査・尿管損傷の確認に使用される
3. 投与後の高血圧、徐脈、SpO_2低下に注意する。

準備時：用途に応じた準備が必要である。
腎機能検査・尿管損傷の確認：5～10mL（20～40mg）を静脈内投与。尿管鏡や尿管カテーテル等で確認する場合もある。
センチネルリンパ節同定：1～5mL（4～20mg）を乳輪皮下もしくは腫瘍近傍に分割し皮下注する。

使用時：腎機能検査・尿管損傷の確認に用いた際は、投与から検出までの時間を測定する。ショック、アナフィラキシー、循環動態の変動、SpO_2の低下などをきたす可能性があるため、投与前後のバイタルサインを確認する。高齢者や高血圧患者は、投与後に異常高血圧になることがあるため、注意が必要である。

マスト知識：インジゴカルミン投与後のSpO_2低下は一過性であり、通常1分以内に回復する。SpO_2低下が遷延する場合はほかの原因を検索する必要がある。気管支喘息の既往歴のある高齢者で致死的な心停止を起こした報告があり、注意が必要である。

メチルチオニニウム塩化物水和物
（メチレンブルー）

アンプル

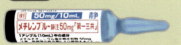

マスト3カ条

1. メトヘモグロビン血症の治療薬である。
2. 副甲状腺の同定、色素内視鏡（染色法）に使用される。
3. 投与後にSpO$_2$が50％近くまで低下することがあり、最大2分程度持続する。

準備時：成分が析出していることがあるので、体温付近の温度でよく振とうし、溶解を確認してから希釈には5％ブドウ糖液を用いる。
［禁忌］①本剤、フェノチアジン系薬剤への過敏症、②G6PD欠損症、NADPH還元酵素欠損症、③塩素酸塩、亜硝酸化合物によるメトヘモグロビン（MetHb）血症。
［慎重投与］①腎機能障害、②アニリン、ジアフェニルスルホンによるMetHb血症、③生後3カ月以下の乳児。
［併用注意］抗うつ薬（SSRI、SNRI、NaSSA）。

使用時：ショック、アナフィラキシー、循環動態の変動をきたす可能性があるため、観察を十分に行い異常を認めた場合にはただちに使用を中止し、適切な処置を行う。過量投与によりMetHb血症やセロトニン症候群を起こす可能性がある。

マスト知識：2015年にMetHb血症治療薬として医薬品に承認された。多彩な副作用（腎機能障害、中枢神経障害、消化器症状等）が報告されており、投与後の注意深い観察が必要である。

第5章

B 造影剤

恵比寿いたみと内科のクリニック 院長　加藤 類

どこにどう効く？この薬剤のこれだけポイント

画像検査の診断能を向上させるために用いる！

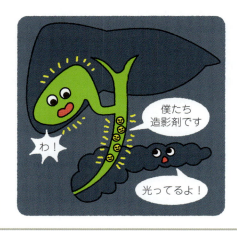

ズバリ！この薬の3 POINT

1. 術中造影、血管内治療などに使用する。
2. X線透視設備を備えたハイブリッド手術室の普及に伴い、手術室で使用する機会が増えている。
3. 腎機能障害やアナフィラキシーショックの発生に注意が必要である。

いつ何に注意する？ 準備時・投与前・投与中・投与後のこれだけポイント

準備時
- 造影剤使用に関する説明と同意書を確認する。
- 重篤な副作用を発症する可能性があるため、必ず救急処置の準備をする。
- 腎機能障害、気管支喘息、ビグアナイド系糖尿病薬内服中の患者、重篤な心・腎・肝疾患の患者などでは造影剤の使用に注意が必要である。
- 造影剤の誤投与は重大な事故につながる。投与する造影剤の名称だけでなく、濃度、量、投与部位を医師と確認する。

投与前
- バイタルサインの変動をきたす可能性があるため、投与前後のバイタルサインを確認する。

投与中
- 造影剤投与により熱感・悪心・発疹などの急性副作用が出現することがあるが、数分内に消退することがほとんどである。
- ショック、アナフィラキシー様症状を起こす可能性があるため、異常を認めた場合にはただちに使用を中止し、適切な処置を行う。

投与後
- 投与から1時間〜数日後にも遅発性副作用の発現の可能性がある。

スグわかり！基礎知識 ▶ この分類の薬剤一覧表

第5章 手術に関連して使用する薬剤 B 造影剤

分類 一般名 （商品名）	濃度	適応・メリット	投与量・方法 （年齢や患者状態により増強する）	作用発現時間 持続時間 （投与量により大きく異なる）	
イオン性モノマー造影剤 アミドトリゾ酸（ウログラフイン）	60%	内視鏡的逆行性膵胆管撮影（ERCP） 経皮経肝胆道撮影	20〜40mL	投与直後に撮影。 投与後6時間で90%が腎排泄される。	▶▶▶ p.218
	76%	唾液腺撮影	0.5〜2mL		
非イオン性モノマー造影剤 イオパミドール （イオパミロンほか） イオヘキソール （オムニパークほか）	150 mg/mL	動脈性血管撮影 造影CT 静脈性尿路撮影 逆行性尿路撮影	5〜50mL 200mL 200mL 10〜400mL	投与直後に撮影。 尿路撮影は腎排泄を待って（30分〜1.5時間後）撮影する。 注：50mL以上使用する際は点滴静注とする。 投与2時間後に60％、24時間でほぼ全量が排泄される。	▶▶▶ p.218
	240 mg/mL	四肢血管撮影 造影CT 静脈性尿路撮影	25〜50mL 40〜100mL 60〜100mL		
	300/350 mg/mL	脳血管撮影 選択的血管撮影 四肢血管撮影 動脈性血管撮影 静脈性血管撮影 造影CT 静脈性尿路撮影	5〜15mL 5〜50mL 10〜50mL 1.5〜50mL 20〜50mL 40〜100mL 50〜100mL		
	370 mg/mL	血管心臓撮影 大動脈撮影 選択的血管撮影 四肢血管撮影 静脈性血管撮影 動脈性血管撮影 造影CT 静脈性尿路撮影	20〜50mL 30〜50mL 5〜40mL 20〜50mL 30〜50mL 3〜30mL 100mL 20〜100mL		
非イオン性ダイマー造影剤 イオトロラン （イソビスト）	240 mg/mL	脊髄撮影 造影CT 関節造影	6〜10mL 6〜10mL 1〜10mL	投与直後に撮影。 24時間でほぼ全量が尿中に排泄される。	▶▶▶ p.218
	300 mg/mL	子宮卵管造影 関節造影	6〜10mL 1〜10mL		
超音波診断用造影剤 ペルフルブタン （ソナゾイド）	エコー検査	肝腫瘍性病変 乳房腫瘤性病変	懸濁液として0.015mL/kg	肝腫瘍の二相性造影： 血管相（0〜3分）→クッパー相（10分以降）。 投与後60分程度で呼気中に排泄される。	▶▶▶ p.219

スグわかり！共通ポイント ▶ 薬剤の特徴をまとめて覚えよう！

	共通ポイント	薬剤名	解説
禁忌	ヨードに対する過敏症の既往 重篤な甲状腺疾患	アミドトリゾ酸ナトリウムメグルミン イオパミドール イオヘキソール イオトロラン	ヨードを含有しており、ヨード過敏症の既往や重篤な甲状腺疾患がある患者への使用は禁忌である。
原則禁忌	一般状態の極度に悪い患者 気管支喘息 アレルギー素因 重篤な心障害・肝障害・腎障害 マクログロブリン血症 多発性骨髄腫 テタニー 褐色細胞腫		気管支喘息患者の副作用発現率はそれ以外の約10倍程度と報告されており、前投薬でステロイドを使用する場合がある。 マクログロブリン血症、多発性骨髄腫に関してはエビデンスが乏しい。テタニー、褐色細胞腫に関しては対応できる薬剤を準備のうえ施行する場合がある。
併用注意	ビグアナイド系糖尿病治療薬		乳酸アシドーシスをきたす可能性がある。
	β遮断薬		アナフィラキシーに対する治療薬（アドレナリン）の効果が減弱する可能性がある。
	腎毒性を有する薬剤 アミノグリコシド系抗菌薬、NSAIDs、抗腫瘍薬		造影剤腎症発症の可能性がある。検査24時間前から服用中止が望ましい。
副作用	造影剤腎症		造影剤投与後の血清クレアチニン値の上昇に注意する。
	ショック、アナフィラキシー様反応	すべて	ショックを起こし、失神、意識消失、呼吸困難、呼吸停止、心停止等が出現することがある。 アナフィラキシー様症状として、呼吸困難、咽・喉頭浮腫、顔面浮腫などが出現することがある。

「なぜ?」がわかる！　麻酔科医のファーストチョイス

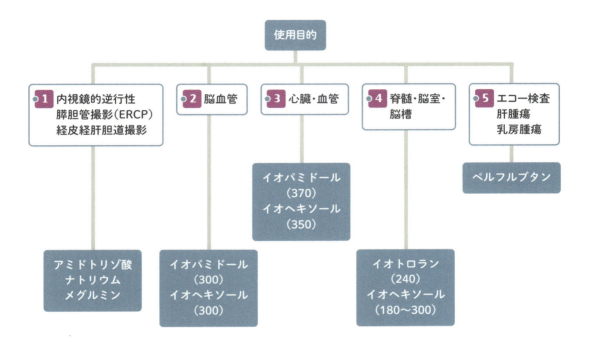

？ ファーストチョイスの なぜ？

- **1 2 3 4** 造影剤のヨード濃度は、用途・投与部位によって限定される。適応外の造影剤・ヨード濃度の使用は、重篤な副作用を起こすことがある。

- **5** ペルフルブタンは投与10分以降に肝臓のクッパー細胞に取り込まれ、一定時間造影効果が続くため、肝腫瘍の同定に有用である。

超速習！ 各薬剤の基礎知識

アミドトリゾ酸ナトリウムメグルミン（ウログラフイン®）

バイアル / シリンジ

マスト3カ条
1. ヨード過敏症、重症の甲状腺疾患患者への投与は禁忌である。
2. ショックなど重篤な副作用を発現する可能性がある。
3. 用途は胆道系造影と唾液腺造影に限定されており、血管内投与は認められていない。

準備時：ヨード過敏症の既往、重症の甲状腺疾患患者への投与は禁忌。腎機能障害や気管支喘息など疾患によっては前投薬を併用する場合もある。重篤な副作用の発現する可能性があるため、投与に際しては必ず救急処置の準備をする。誤投与による重大な事故も発生しているため、投与前に用法用途を医師と確認する。

使用時：血管内には使用できない。
造影剤使用後に急性副作用（熱感、悪心、発疹、掻痒感、発赤、血圧変動、不整脈など）を認めることがある。①急性副作用の既往、②気管支喘息、③アレルギー疾患などがリスクファクターであり、ステロイド（6〜12時間前）や抗ヒスタミン薬（1時間前）の前投与を行うことがある。ショック、アナフィラキシー様症状を発症することがあるので、観察を十分に行い、異常を認めた場合にはただちに使用を中止し、適切な処置を行う。

マスト知識：ウログラフイン®の誤投与による重大な医療事故がたびたび起こっている。代替可能な造影剤があるため、リスク軽減を目的に製造中止や名称変更などが検討されているが、薬価の問題などでいまだに使用されている。

イオパミドール（イオパミロン®ほか）
イオヘキソール（オムニパーク®ほか）
イオトロラン（イソビスト®）

バイアル / シリンジ

マスト3カ条
1. ヨード過敏症、重症の甲状腺疾患患者への投与は禁忌である。
2. ショックなど重篤な副作用を発現する可能性がある。
3. 含有ヨードの濃度によって、適応や投与部位が異なる。

準備時：ヨード過敏症の既往、重症の甲状腺疾患患者への投与は禁忌。腎機能障害や気管支喘息など疾患によっては前投薬を併用する場合もある。重篤な副作用の発現する可能性があるため、投与に際しては必ず救急処置の準備をする。含有ヨードの濃度によって適応や投与部位が異なるので、造影剤名だけでなく濃度なども必ず医師と確認する。

使用時：約5％の患者で、造影剤使用後の急性副作用（熱感、悪心、発疹、口内乾燥、嘔吐、潮紅、掻痒など）を認める。①急性副作用の既往、②気管支喘息、③アレルギー疾患などがリスクファクターであり、ステロイド（6〜12時間前）や抗ヒスタミン薬（1時間前）の前投与を行うことがある。ショック、アナフィラキシー様症状を発症することがあるので、観察を十分に行い、異常を認めた場合にはただちに使用を中止し、適切な処置を行う。

マスト知識：造影剤腎症（CIN）はヨード造影剤投与後72時間以内に発症し、腎機能障害がある患者や高齢者では腎不全へ進行する場合もある。CINリスクが高い患者においては輸液負荷が推奨されている。

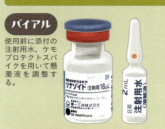

ペルフルブタン（ソナゾイド®）

バイアル
使用前に添付の注射用水、ケモプロテクトスパイクを用いて懸濁液を調整する。

マスト3カ条
1. 卵アレルギーの患者への投与は禁忌である。
2. ショックなど重篤な副作用が発現する可能性がある。
3. 懸濁調整後2時間以内に使用する。

準備時：添付の注射用水を用いて懸濁液を作成し、2時間以内に使用する。
ソナゾイド®は鶏卵由来の成分が含まれているため、卵または卵製品にアレルギーのある患者には使用できない。
心臓や肺に動静脈（右左）シャントのある患者、重篤な心疾患・肺疾患のある患者に投与する際は慎重な経過観察が必要である。

使用時：肘静脈から投与後、2〜3 mLの生理食塩水でフラッシュする。
ソナゾイド®の副作用は、下痢、頭痛、注射部疼痛などである。ショックやアナフィラキシー様反応など重篤な副作用を発症する可能性があるため、観察を十分に行い、異常を認めた場合にはただちに使用を中止し、適切な処置を行う。

マスト知識：ソナゾイド®は投与後3分までの血管相と10分以降のクッパー相による肝腫瘍性病変の検出に有用である。保険適用外だが、胆道系、膵臓、消化管、腎臓、前立腺の超音波検査などでも用いられることがある。

第5章

C 消毒薬

恵比寿いたみと内科のクリニック 院長　加藤 類

どこにどう効く？ この薬剤の これだけ ポイント

微生物の数を減らし、周術期の感染症を減らすために使用！

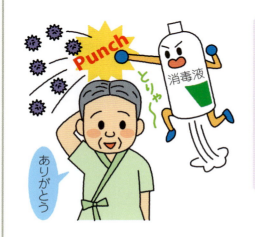

ズバリ！ この薬の 3 POINT

1. 抗菌スペクトルの広さや生体への影響などによって、高・中・低水準に分類される。
2. 目的とする微生物、使用部位に対して適切な濃度の消毒薬を使用する。
3. 細胞毒性があり不適切な使用で重篤な副作用を引き起こす場合がある。

いつ何に注意する？ 準備時・投与前・投与中・投与後のこれだけポイント

準備時	▶ 目的微生物を含む抗菌スペクトルをもち、使用部位に対して適切な濃度の消毒薬を使用する。
投与前	▶ 消毒薬が微生物汚染されていないか確認する。 ▶ 予備洗浄が必要な消毒薬もある。
投与中	▶ ショックやアナフィラキシー様反応など重篤な副作用を発症する可能性があるため、患者の状態を十分に観察しながら慎重に使用する。 ▶ アルコールを含有する消毒薬は電気メスなどで引火する可能性がある。 ▶ ポビドンヨードは長時間の曝露により化学熱傷を生じる可能性がある。
投与後	▶ 使用部位に異常がないか観察する。

スグわかり！基礎知識　▶ この分類の薬剤一覧表

一般名	適応・メリット	投与量・濃度・方法	作用時間
エタノール	皮膚、医療機器	約 80vol%	15 秒間程度で発現。 揮発するため持続効果はない。
ポピドンヨード	外陰、外性器、腟	5%	塗布後 2 分程度で効果発現。 乾燥後も残留効果が期待できる。
	口腔	7%	
	皮膚、粘膜、創傷部	10%	
クロルヘキシジングルコン酸塩	外陰、外性器の皮膚	0.02%	即効性に欠ける。 皮膜形成性による長期作用がある。
	創傷部、結膜嚢	0.05%	
	皮膚、医療機器	0.1〜0.5%	
ベンザルコニウム塩化物	感染皮膚	0.01%	残留効果により 4 時間程度殺菌作用がある。
	粘膜、創傷部	0.025%	
	結膜嚢、腟洗浄	0.05%	
	皮膚	0.2%	
	医療機器、環境消毒	0.1%	10 分間浸漬。
次亜塩素酸ナトリウム	手指	0.01〜0.05%	連用は避ける。
	皮膚・粘膜	0.005〜0.01%	
	器具・物品	0.02〜0.05%	1 分以上浸漬。
	HBV ウイルス・排泄物	0.1〜1%	
オキシドール	耳鼻咽喉部口腔内	原液〜10 倍希釈	発泡時のみ殺菌作用をもつ。
	皮膚、創傷部	原液〜3 倍希釈	
	医療機器	原液	10 分間浸漬。 中和・洗浄が必要。
グルタルアルデヒド、オルトフタルアルデヒド	器具・物品	2〜20%	1 時間浸漬（体液等が付着している場合。 付着していない場合は 30 分間浸漬する）。

注）上記は適応の有無を示しており、推奨される使用方法と異なることがある

スグわかり！共通ポイント ▶ 薬剤の特徴をまとめて覚えよう！

共通ポイント		一般名	解説
Spaulding による分類（効力による分類）	高水準	グルタラール フタラール 過酢酸	芽胞が多数存在する場合を除き、全ての微生物に有効である。器具の消毒などに使用し、基本的に人体には使用しない。
	中水準	次亜塩素酸ナトリウム ポビドンヨード エタノール	結核菌、一般細菌、ほとんどの真菌、ほとんどのウイルスに有効だが、芽胞に対しては有効性が劣る。
	低水準	ベンザルコニウム塩化物 クロルヘキシジングルコン酸塩	ほとんどの一般細菌、一部の真菌、一部のウイルスに対して有効である。結核菌、芽胞、HBV、HCV、HIV には無効である。
科学的分類	アルコール系	エタノール	蛋白変性、細胞脱水。
	ヨウ素系	ポビドンヨード	細胞膜障害。
	ビグアナイド系	クロルヘキシジングルコン酸塩、オラネキシジングルコン酸塩	細胞膜障害、蛋白変性。
	第四級アンモニウム塩系	ベンザルコニウム塩化物	細胞膜障害、蛋白変性。
	塩素系	次亜塩素酸ナトリウム	蛋白変性、脂質変性、代謝障害。
	酸化剤系	オキシドール	活性酸素による細胞膜障害・蛋白変性。
	アルデヒド系	グルタラール、フタラール	蛋白変性。
副作用	接触性皮膚炎	グルタラール 次亜塩素酸ナトリウム ポビドンヨード エタノール ベンザルコニウム塩化物 クロルヘキシジングルコン酸塩	濃度、曝露時間、誤った部位への使用などによって重篤な皮膚炎を起こす可能性がある。
	有害ガス発生	グルタラール 次亜塩素酸ナトリウム	グルタラール蒸気や塩素ガスは皮膚・眼・呼吸器系の粘膜を刺激する。

「なぜ？」がわかる！　麻酔科医のファーストチョイス

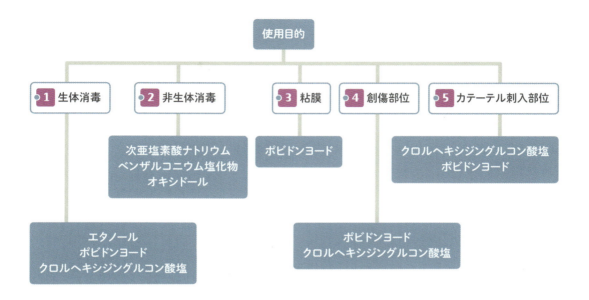

ファーストチョイスの なぜ？

1. 人体に使用可能な消毒薬のうち、最も効果の高いものを使用する。眼や耳に混入する可能性があるため、首から上の皮膚消毒にはポビドンヨードのみ使用可能である。
2. 高水準消毒薬（グルタラール、フタラールなど）も使用される。
3. 粘膜に使用できる消毒薬はポビドンヨードと低濃度のベンザルコニウム塩化物のみである。
4. 創部に使用する際は消毒薬の細胞障害性に注意が必要である。5日間以上の連用は避ける。
5. カテーテル刺入部の消毒はアルコールを含んだ消毒薬の使用が推奨されている。

超速習！ 各薬剤の基礎知識

エタノール（消毒用エタノール）

液体

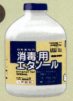

マスト3カ条

1. 幅広い抗菌スペクトルと即効性をもち、芽胞と一部のウイルス以外の微生物に有効性である。
2. エンベロープをもたないウイルス（ノロウイルス、ロタウイルス、アデノウイルスなど）の不活性化には時間を要する。
3. 刺激性が強く粘膜や創傷部位には使用できない。

準備時：刺激性があるため粘膜や創傷部位には使用できない。血清、膿汁、汚れなどに含まれる蛋白質はエタノールにより凝固しエタノールの効果を阻害するため、使用前にブラッシングする必要がある。効果発現は10秒程度と早いが、速乾性で残留性がないため持続的な効果はない。ポビドンヨード、クロルヘキシジングルコン酸塩、ベンザルコニウム塩化物などとの混合製剤は相乗作用があり汎用されている。

使用時：引火性があるため、電気メスを使用する際は術野周辺に液体のエタノールが残存していないか確認する必要がある。引火した際の炎は青白く、無影灯下では確認しづらい。合成ゴムやプラスチックを変性させるため使用を避ける。

マスト知識：エタノールはウイルスの外殻蛋白（エンベロープ）を破壊するため、エンベロープウイルス（コロナウイルス、インフルエンザウイルス、HBV、HCV、HIVなど）に有効である。エンベロープをもたないウイルスには有効性は低いとされてきたが、酸性エタノール製剤の有効性が報告されており、次亜塩素酸ナトリウムが使用できない場合の代替薬として使用可能である。

ポビドンヨード（ポビドンヨード、イソジン®）

液体

マスト3カ条

1. 広い抗菌スペクトルをもち、一般細菌、真菌、ウイルス、一部の芽胞に有効である。
2. ヨード過敏症の既往のある患者には使用できない。
3. 生体への刺激性が低く創傷部位や粘膜にも使用できる。

準備時：広い抗菌スペクトルをもち、一般細菌、結核菌、真菌、ウイルスおよび一部の芽胞（クロストリジウム属など）に有効である。ヨード過敏症の患者には使用できない。経皮的に吸収されるため、重症甲状腺疾患、広範囲熱傷（体表面積の20％程度）、腎機能障害、新生児には慎重に使用する。密閉容器内では安定性が高く、希釈液は1カ月、万能瓶の消毒綿球は2週間程度使用可能である。石鹸成分によって殺菌作用が減弱する。電気絶縁性を有するため対極板貼付部位には使用しない。

使用時：ショックやアナフィラキシー様反応が現れることがあるので、異常を認めた場合にはただちに使用を中止し、適切な処置を行う。液体状態の本剤に30分程度曝露すると皮膚変色、化学熱傷を生じることがある。チオ硫酸ナトリウム（ハイポ）を用いて脱色すると化学的に不活性化され持続効果は消失する。

マスト知識：消毒効果は2分程度で発現するため乾燥を待つ必要はない。以前は化学熱傷への懸念から消毒後に拭き取りを行うこともあったが、現行の製品には界面活性剤が含まれるため化学熱傷のリスクは低く、乾燥したポビドンヨードの拭き取りは不要である。

〈ビグアナイド系化合物〉
クロルヘキシジングルコン酸塩
（クロルヘキシジングルコン酸塩）
オラネキシジングルコン酸塩
（オラネジン®）

液体

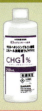

マスト3カ条

1. 被膜形成による持続的な殺菌作用を有し、カテーテル刺入部の消毒に推奨されている。
2. エタノール添加製剤は中水準消毒薬に分類され、手術部位の皮膚消毒に汎用されている。
3. 粘膜、眼、神経系、過敏症の既往のある患者への使用は禁忌である。

準備時：結核菌、一部のグラム陰性桿菌、非エンベロープウイルス、芽胞には無効である。しかし、皮膚への刺激が少なく被膜形成による持続的な殺菌作用を示し、大半のSSI原因菌に対して有効なため、手術部位、カテーテル挿入部位の消毒薬として使用される。過敏症の既往のある患者、中枢神経系、粘膜、頭頸部への使用は禁忌である。オラネキシジングルコン酸塩はメチシリン耐性黄色ブドウ球菌（MRSA）、バンコマイシン耐性腸球菌（VRE）、緑膿菌などにも強い殺菌力を有している。エタノール添加製剤は即効性と、結核菌、ウイルスへの抗菌作用が補完されている。

使用時：ショック、アナフィラキシー様症状（呼吸困難、潮紅、蕁麻疹など）が現れることがあるので、異常を認めた場合にはただちに使用を中止し、適切な処置を行う。

マスト知識：塩化ベンザルコニウムやグルコン酸クロルヘキシジンなど陽イオン系の消毒薬は、有効成分が有機繊維に吸着し濃度が低下する。脱脂綿などを浸して使用する場合には十分な量の消毒薬を使用する。

ベンザルコニウム塩化物
（ベンザルコニウム塩化物消毒液、ザルコニン®、逆性石鹸消毒液）

液体

マスト3カ条

1. 陽イオン型界面活性剤であり、水溶液は逆性石鹸の性質を有する。
2. 一般細菌、真菌の一部、エンベロープを有するウイルスに有効である。
3. 低濃度であれば粘膜に対して使用可能である。

準備時：高濃度製剤は化学熱傷を起こすため、ゴム手袋を使用する。低濃度製剤では使用中の微生物汚染を予防するためエタノールを添加した製剤もある。0.2％以下であれば粘膜への使用も可能である。皮膚消毒などに使用する場合、綿球、ガーゼ等は使用直前に溶液に浸し、作り置きは避ける。石鹸成分、有機化合物の存在下では効果が減弱する。

使用時：発疹、掻痒などの過敏症状が現れることがあるので、異常を認めた場合にはただちに使用を中止し、適切な処置を行う。粘膜、創傷面、密封部位（ギプス内）へ長期間または広範囲に使用すると過敏症が発生する可能性が高まる。ベンザルコニウム塩化物は脱分極性筋弛緩薬と同様に第四級アンモニウム骨格であるため、大量に吸収されると筋弛緩作用による筋脱力を起こす可能性がある。

マスト知識：経口毒性が強く、10％製剤の成人致死量は10〜30mLである。誤飲による死亡事例もあり管理には注意が必要である。

次亜塩素酸ナトリウム
（テキサント®消毒液6%、ヤクラックス）

液体

マスト3カ条
1. 芽胞を含むすべての微生物に対して強力な殺菌力を有する。
2. 強アルカリ性で皮膚や粘膜に対して刺激性をもつ。
3. 酸性溶液と混合すると有毒な塩素ガスを発生する。

準備時：強アルカリ性であり、高濃度製剤を用いる際は手袋が必要である。低残留性であるため、食器や哺乳瓶などの消毒に適している。金属腐食性を有するため金属製用具の消毒には適さない。

使用時：酸性溶液・アルコールと混和すると大量の塩素ガスを発生するため、併用は禁忌である。単独使用でも塩素ガスを発生する可能性があるため、密閉空間での使用や広範囲に使用する際は換気に十分注意する。汚れ（有機物）があると効果が低下するため、予備洗浄が必要である。

マスト知識：芽胞、ウイルスに対しても消毒作用があるため、ウイルスや *Clostridium difficile*（偽膜性大腸炎の病原菌）で汚染された環境の消毒に有効である。非エンベロープウイルス（ノロウイルス、ロタウイルス、ポリオウイルス、アデノウイルスなど）に有効だが、生体には低濃度でしか使用できない。

オキシドール（3%過酸化水素水）
（オキシドール、オキシフル®）

液体

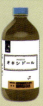

マスト3カ条
1. 発泡による洗浄効果と活性酸素による消毒作用を併せもつ。
2. 器具消毒に用いた際は芽胞を含む広範囲の抗菌スペクトル示す。
3. 常温でも自然分解するため、必ず使用期限を確認する。

準備時：過酸化水素の分解で生じる活性酸素の作用により、一般細菌、ウイルスに加え酵母を含む幅広い抗菌スペクトルを示す。生体に使用すると細胞内の酵素（カタラーゼ）と反応し発泡する。この泡に異物除去効果（洗浄効果）があるため、創傷の消毒などに有用である。常温で徐々に分解され、使用時に発泡しない場合は効果がなくなっている。密閉した状態では容器内圧が高くなることがあるため開封時に注意する。

使用時：生体への刺激性が強いため、オキシドール消毒後の手術用機器は十分にすすぐか0.5%チオ硫酸ナトリウムによる中和が必要である。創傷部位の消毒に用いた場合、静脈内で酸素を発生し、空気塞栓を生じる可能性があるため、使用は最小量に留めることが重要である。

マスト知識：手術部位や大きな創傷に用いた場合、静脈空気塞栓をきたすことがある。循環動態の変動やSpO_2の低下など空気塞栓が疑われる症状を認めた場合にはただちに使用を中止し、適切な処置を行う。

グルタルアルデヒド、オルトフタルアルデヒド（グルタラール、フタラール）

液体

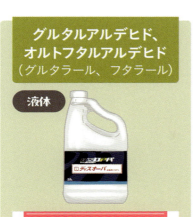

マスト3カ条
1. 芽胞を含むすべての微生物に対する殺菌作用がある高水準消毒薬である。
2. 蒸気への曝露に注意が必要である。
3. 内視鏡、経食道エコーの洗浄に用いられる。

準備時：生体への刺激性が強く、蒸気の曝露による喘息発作などの呼吸器症状や眼症状、接触による皮膚の着色などを引き起こすことがあるため、使用する際はマスク、グローブ、ゴーグル、ガウンなどの保護具を着用し、室内の換気に留意する。有機物が混入すると殺菌力が低下するため、十分な予備洗浄が必要である。グルタラールは添付の緩衝化剤を加え、アルカリ化してから使用する。使用期間に応じて有効濃度が低下するため、使用期間内であっても定期的に濃度測定器やテストストリップなどを用いた濃度測定を行う。

使用時：医療機器に残留した高水準消毒薬による化学熱傷や消化管障害が報告されている。消毒後の器具は十分にすすぐ必要がある。

マスト知識：使用後の消毒薬を廃棄する際は、中和剤を用いて中和するか（グルタラール1Lに対して亜硫酸ナトリウム45g、フタラール1Lに対してグリシン6.6g）、大量の水で希釈する必要がある（グルタラール200倍、フタラール330倍）。

第A章 A〜C

📖 **引用・参考文献**

1) Berríos-Torres, SI. et al. Healthcare Infection Control Practices Advisory Committee. Centers for Disease Control and Prevention Guideline for the Prevention of Surgical Site Infection, 2017. JAMA Surg. 152 (8), 2017, 784-91.

第6章

輸液・輸血製剤

いつ何のために使う？

輸液製剤

いつ使う？ 成人では麻酔導入前に静脈路を確保し、手術終了まで輸液投与を継続するのが一般的である。小児の場合、覚醒下に静脈路を確保するのが困難なことがあり、その際は緩徐導入で意識が消失した後に静脈路を確保する。

使用する目的 麻酔中に輸液を投与する目的は、水分・電解質補給と静脈内投与する薬剤の担体の2点である。

使い分けのおおまかなルール 輸液製剤は維持輸液、細胞外液補充液、人工膠質液の3つに大別される。術中には細胞外液補充液を使用する場合がほとんどである。人工膠質液は血管内容量を増加させる効果が大きく、術中出血の際に細胞外液補充液や血液製剤と組み合わせて使用する。

注意点 細胞外液補充液は血漿の電解質組成と類似しているものの、完全に一致しているわけではないため注意が必要である。末期腎不全などで術前から高カリウム血症をきたした患者の術中輸液には、カリウムを含有しない輸液製剤（1号液、生理食塩水など）が選択されることが多い。

輸血製剤

いつ使う？ 術中出血や輸液による血液希釈で、各血球・血漿成分が不足した場合に使用する。

使用する目的 使用の原則は成分輸血で、足りなくなった成分を補う。

使い分けのおおまかなルール
赤血球濃厚液、新鮮凍結血漿、濃厚血小板の投与はそれぞれヘモグロビン濃度、凝固機能、血小板数を参考にしながら決定する。

注意点 原則的には血液型が一致し、交差試験で適格であった製剤を、複数の医療従事者で確認のうえで投与する。投与後にはアレルギー反応が起きやすく、まれに重症化しうる肺障害や心不全をきたすこともあるため注意が必要である。

（壽原朋宏）

第6章

A 輸液製剤（細胞外液補充液・維持輸液製剤・人工膠質液）

兵庫医科大学病院 手術センター 教授　多田羅恒雄

どこにどう効く？ この薬剤のこれだけポイント

細胞外液補充液は血漿・細胞間質液の補充、維持輸液は細胞内液の補充とエネルギーの補給、人工膠質液は血液量の回復に使う！

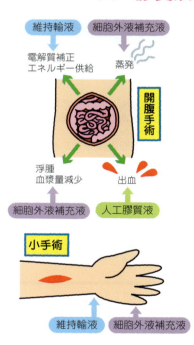

ズバリ！ この薬の3 POINT

1. 細胞外液補充液は、血漿・細胞間質液（組織液）の補充に使われ、周術期に最もよく使用する。血漿量を補う効果は一時的であるため、大量に投与すると組織の浮腫が発生する。

2. 維持輸液は、細胞内液の補充とエネルギーの補給に使われる。ブドウ糖を含み、長時間（6時間以上）の手術などエネルギーの補給が必要な時に使用するが、カリウム濃度が高いので急速投与は禁忌。

3. 膠質液は出血などにより減少した血液量の回復に使用するが、高コストや感染リスク（アルブミン製剤）、腎機能障害・凝固障害のリスク（ヒドロキシエチルデンプン製剤）のため、投与は必要最小限にとどめる。

いつ何に注意する？　準備時・投与前・投与中・投与後のこれだけポイント

準備時
> 輸液回路内に空気の混入がないか、回路の先端まで液が満たされているかを確認する。

投与前
> 大量の輸液を行うことが多いので、静脈ルートの漏れに注意する。

| 投与中 | ▶ 輸液速度（液の滴下速度）に注意する。
高齢者、心機能低下患者では急速な輸液による心不全や肺水腫に注意する。
▶ アナフィラキシーなどのアレルギー反応に注意する（人工膠質液）。 |
| 投与後 | ▶ 尿量の変化、血清電解質濃度異常に注意する。
▶ 凝固障害（術野からの出血）に注意する（人工膠質液）。 |

≫ だからナースは何に注意する？

- 輸液により血管内に投与された水分は、血管内外の静水圧差と膠質浸透圧差により血管内から血管外（細胞間質）へ移動する（図1-A）[1]。細胞間質に貯留した水分は、リンパ管を介して血管内に戻る（図1-B → C）[1]。
- 投与した細胞外液補充液は、その1/4～1/3しか血管内にとどまらず、多くは組織（細胞間質）に移行し、尿となって排出される（図2）[1]。したがって、「血圧が低いから」といって過剰に輸液を行うと組織の浮腫が増強し、術後の回復が遅れる。
- 手術侵襲により組織に炎症が生じると手術部位の組織に浮腫が生じる。この浮腫を形成する水分は血管内から動員されるため、輸液を行っているにもかかわらず血漿量は減少する（図3-B）。しかし、手術2～3日後、組織の炎症が軽減すると組織の浮腫を形成していた大量の水分が血管内へ戻るため逆に血漿量が増加し、利尿期となる（図3-C）。この時期にうまく利尿が図れないと、心不全や肺水腫を起こす。輸液を行う際には、術中だけでなく術後の体液量の変化を念頭におくことが大切である。

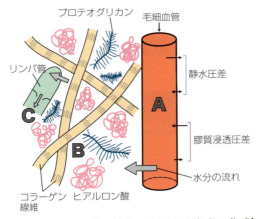

図1　輸液時の水分の流れ（文献1を参考に作成）

輸液により血管内に投与された水分は、血管内外の静水圧と膠質浸透圧差により血管内から血管外（細胞間質）へ移動する（A）。細胞間質に貯留した水は、リンパ管を介して血管内に戻る（B → C）。

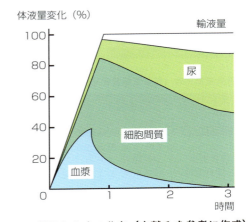

図2　輸液した水の分布（文献1を参考に作成）

細胞外液補充液を30分かけて輸液した際の血漿量、細胞間質液量、尿量の変化を示す。縦軸は総輸液量に対する体液量変化の割合を示す。

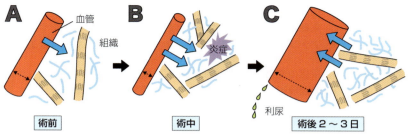

図3　周術期の水分の体内分布の経時変化
太い矢印は水分の移動を示す。血管内容量は時期により変化する（◀┄┄┄▶）。手術2〜3日後には、組織の浮腫を形成していた大量の水分が血管内へと戻るため血漿量が増加する。

人工膠質液が血漿量を増加させる理由

　人工膠質液に含まれる高分子（膠質）は毛細血管の壁を容易に通過しないため、水を血管内にとどめようとする力を有する（膠質浸透圧）。

人工膠質液の使い分け

　手術により炎症が起きると毛細血管の透過性が高まるため、一部の高分子は毛細血管の壁を通過する。分子量が小さいほど高分子は毛細血管の壁を通過しやすいため、手術時は分子量が最も大きいボルベン®の血漿増量効果が最も長く持続する。

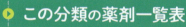

細胞外液補充液（等張電解質輸液製剤）

一般名 （商品名）	メリット	投与量・投与速度	Na	K	Ca	Mg	Cl	乳酸	酢酸	重炭酸	ブドウ糖（%）	
生理食塩水 （生理食塩液）	・腎不全患者に使用可（カリウムを含まないため）	2〜4 mL/kg/時	154				154					▶▶▶ p.236
乳酸リンゲル液 （ラクテックほか）	・古典的なリンゲル液	4〜10 mL/kg/時	130	4	3		109	28				▶▶▶ p.236

一般名（商品名）	適応・メリット	投与量	Na	K	Ca	Cl	乳酸	ブドウ糖(%)	
酢酸リンゲル液（ソルアセトFほか）	・酢酸の分解が速い（肝機能低下、外傷、ショック時に有用）	4〜10 mL/kg/時	131	4	3	109	28		≫ p.237
ブドウ糖加酢酸リンゲル液（フィジオ140ほか）	・マグネシウムの維持 ・フィジオ®などの製剤は糖濃度が低いため（1%）、急速輸液でも高血糖をきたさない	4〜6 mL/kg/時	140	4	3	2	115	25	1.0	≫ p.237
重炭酸リンゲル液（ビカネイト、ビカーボン）	・生理的なアルカリ化剤としての重炭酸イオンを含む（肝機能低下、外傷、ショック症例、救急患者など大量輸液が必要な症例で有用）	4〜10 mL/kg/時	130	4	3	2	109	28		≫ p.238

維持輸液（低張電解質輸液製剤）・栄養輸液製剤

一般名（商品名）	適応・メリット	電解質組成（mEq/L）						ブドウ糖(%)	
		Na	K	Ca	Mg	Cl	乳酸		
開始液（1号）（KN1号輸液ほか）	・病態不明の脱水症の開始液 ・乏尿時の開始液	77				77		2.5	≫ p.239
脱水補給液（2号）（KN2号輸液ほか）	・低張性脱水症 ・下痢、嘔吐、アシドーシスなどの細胞内脱水	60	25		2	49	25	2.4	≫ p.239
維持液（3号）（KN3号輸液ほか）	・短時間の水・電解質の維持 ・高張性脱水症	50	20			50	20	2.7	≫ p.239
術後回復液（4号）（KN4号輸液ほか）	・高張性脱水症 ・術後	30				20	10	4.0	≫ p.239
栄養輸液製剤（ビーフリード）	・侵襲時のエネルギー補給	35	20	5	5	35	20	7.5	≫ p.240

人工膠質液

一般名（商品名）	高分子の分子量	適応	投与量	血漿増量時の持続	
ヒドロキシエチルデンプン製剤（ボルベン）	・130,000	・大量出血時における血漿量の回復	500〜1,000 mL	2〜3 時間	≫ p.241
デキストラン製剤（低分子デキストラン）	・40,000			1 時間以内	≫ p.242

第6章 輸液・血液製剤

A 輸液製剤（細胞外液補充液・維持輸液製剤・人工膠質液）

スグわかり！共通ポイント ▶ 薬剤の特徴をまとめて覚えよう！

細胞外液補充液

共通ポイント		薬剤名	解説
アルカリ化剤	● 酢酸	● 酢酸リンゲル液 ● ブドウ糖加酢酸リンゲル液	肝臓だけでなく、骨格筋など全身の組織で分解されるため、分解が速い。
電解質	● マグネシウム	● ブドウ糖加酢酸リンゲル液 ● 重炭酸リンゲル液	マグネシウムを補充することにより、低マグネシウム血症による不整脈、覚醒時のふるえ（シバリング）を軽減できる。

維持輸液（低張電解質輸液製剤）・栄養輸液製剤

- 細胞外液補充液に比べてナトリウム濃度が低いため、ナトリウムの過負荷を防止できる。
- エネルギー源として、ブドウ糖やアミノ酸（栄養輸液製剤）を含む。

「なぜ?」がわかる！ ▶ 細胞外液補充液の麻酔科医のファーストチョイス

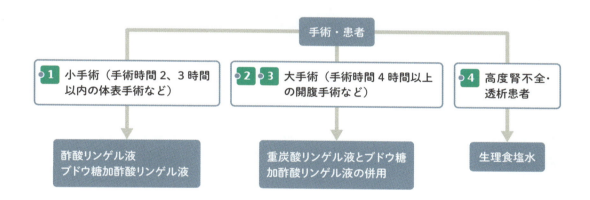

？ファーストチョイスのなぜ？

1 手術による細胞外液の喪失が少ないため、維持量の輸液を行う。

2 重炭酸リンゲル液：細胞外液の喪失が多いため、急速な輸液が必要となる。酢酸の分解による肝臓への負担を軽減させ、直接的な pH 緩衝作用を有する重炭酸リンゲル液が有用である。

3 ブドウ糖加酢酸リンゲル液：長時間手術による血清マグネシウム濃度の低下を予防するため、マグネシウムを含んだ輸液製剤を投与する。また、エネルギー源として糖を積極的に利用させることにより、骨格筋の蛋白分解を抑制し、術後の回復を促進させることができる。

4 カリウム負荷による血清カリウム値の上昇を予防するため、カリウムを含まない生理食塩水などを投与する。ただし、生理食塩水の過剰投与による高クロール性アシドーシスに注意する。

第6章 輸液・血液製剤

A 輸液製剤（細胞外液補充液・維持輸液製剤・人工膠質液）

超速習！ 各薬剤の基礎知識：細胞外液補充液（等張電解質輸液製剤）

生理食塩水（生理食塩液）

バッグ

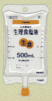

マスト3カ条

1. ナトリウム、クロールイオンのみを含んだ等張輸液剤。
2. 透析患者などでカリウムを含まない輸液が必要な場合に使用する。
3. 泌尿器科における経尿道的切除手術時の灌流液による低ナトリウム血症の予防に有用である。

使用時：
- 過剰投与により、血清電解質異常（高クロール性アシドーシス）をきたすことがある。
  - 理由：クロールイオンを過剰投与すると重炭酸イオンが減少し、その結果、代謝性アシドーシスが生じる。
- 過剰投与により、うっ血性心不全、肺水腫をきたすことがある。
  - 症状・観察項目：術中の肺での酸素化不良、気管チューブからのピンク色の泡沫分泌物、麻酔覚醒時の呼吸困難（頻呼吸）があれば、うっ血性心不全による肺水腫を疑う。
  - 対応：胸部X線撮影を行い、心拡大・肺うっ血の有無を確認する。
  - ➡自発呼吸での酸素化が不十分であれば、経鼻的持続陽圧呼吸療法（CPAP）、または気管挿管による呼気終末陽圧（PEEP）を伴った人工呼吸を行う。
  - 治療：利尿薬を投与して尿量を増加させることにより、うっ血の軽減を図る。

マスト知識： カリウムを負荷したくない時に使用。

乳酸リンゲル液（ラクテック®ほか）

バッグ

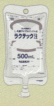

マスト3カ条

1. 細胞外液に近い電解質組成をもっているため、細胞外液の補充に使用される。
2. 以前は細胞外液補充液の主流であったが、現在は酢酸リンゲル液や重炭酸リンゲル液に取って代わられている。
3. 乳酸ナトリウムは生体内で炭酸水素ナトリウムに分解され、アシドーシスを補正する。

使用時：
- 高乳酸血症の患者には使用しない。
  - 理由：乳酸ナトリウムは主に肝臓で代謝されるため、高度の肝機能障害やショック、外傷では乳酸ナトリウムの分解が抑制され、乳酸ナトリウムが蓄積する。
- 過剰投与により、うっ血性心不全、肺水腫をきたすことがある。
  - 症状・観察項目：術中の肺での酸素化不良、気管チューブからのピンク色泡沫分泌物、麻酔覚醒時の呼吸困難（頻呼吸）があれば、うっ血性心不全による肺水腫を疑う。
  - 対応：胸部X線撮影を行い、心拡大・肺うっ血の有無を確認する。
  - ➡自発呼吸での酸素化が不十分であれば、経鼻的持続陽圧呼吸療法（CPAP）、または気管挿管による呼気終末陽圧（PEEP）を伴った人工呼吸を行う。
  - 治療：利尿薬を投与して尿量を増加させることにより、うっ血の軽減を図る。

酢酸リンゲル液
（ソルアセト®Fほか）

バッグ

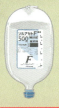

マスト3カ条

1. 現在の細胞外液補充液の主流。
2. 酢酸は、肝臓だけでなく骨格筋など全身の組織で分解されるため、肝臓への負担が少ない。
3. 過剰投与により、うっ血性心不全、肺水腫をきたすことがあるので注意！

使用時：
- 過剰投与により、うっ血性心不全、肺水腫をきたすことがある。

  症状・観察項目：術中の肺での酸素化不良、気管チューブからのピンク色の泡沫分泌物、麻酔覚醒時の呼吸困難（頻呼吸）があれば、うっ血性心不全による肺水腫を疑う。

  対応：胸部Ｘ線撮影を行い、心拡大・肺うっ血の有無を確認する。

  ➡ 自発呼吸での酸素化が不十分であれば、経鼻的持続陽圧呼吸療法（CPAP）、または気管挿管による呼気終末陽圧（PEEP）を伴った人工呼吸を行う。

  治療：利尿薬を投与して尿量を増加させることにより、うっ血の軽減を図る。

ブドウ糖加酢酸リンゲル液
（フィジオ®140ほか）

バッグ

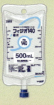

マスト3カ条

1. フィジオ®などの1％ブドウ糖を含む製剤は、急速投与でも高血糖をきたしにくい。
2. マグネシウムを含むため、低マグネシウムによる不整脈や覚醒時のふるえ（シバリング）を軽減できる。
3. 高マグネシウム血症、甲状腺機能低下患者には使用しない。

使用時：
- 高マグネシウム血症、甲状腺機能低下患者には使用しない。

  理由：高マグネシウム血症が悪化する危険性がある。

- 過剰投与により、うっ血性心不全、肺水腫をきたすことがある。

  症状・観察項目：術中の肺での酸素化不良、気管チューブからのピンク色泡沫分泌物、麻酔覚醒時の呼吸困難（頻呼吸）があれば、うっ血性心不全による肺水腫を疑う。

  対応：胸部Ｘ線撮影を行い、心拡大・肺うっ血の有無を確認する。

  ➡ 自発呼吸での酸素化が不十分であれば、経鼻的持続陽圧呼吸療法（CPAP）、または気管挿管による呼気終末陽圧（PEEP）を伴った人工呼吸を行う。

  治療：利尿薬を投与して尿量を増加させることにより、うっ血の軽減を図る。

重炭酸リンゲル液
（ビカネイト®、ビカーボン®）

バッグ

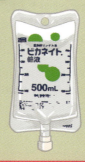

マスト3カ条

1. 生理的なアルカリ化剤である重炭酸イオンを含むため、速やかなアシドーシスの補正が期待できる。
2. 血清マグネシウム濃度を維持する。
3. 高マグネシウム血症、甲状腺機能低下患者には使用しない。

使用時：
- 高マグネシウム血症、甲状腺機能低下患者には使用しない。
  理由：高マグネシウム血症が悪化する危険性がある。
- 過剰投与により、うっ血性心不全、肺水腫をきたすことがある。
  症状・観察項目：術中の肺での酸素化不良、気管チューブからのピンク色の泡沫分泌物、麻酔覚醒時の呼吸困難（頻呼吸）があれば、うっ血性心不全による肺水腫を疑う。
  対応：胸部X線撮影を行い、心拡大・肺うっ血の有無を確認する。
  ➡ 自発呼吸での酸素化が不十分であれば、経鼻的持続陽圧呼吸療法（CPAP）、または気管挿管による呼気終末陽圧（PEEP）を伴った人工呼吸を行う。
  治療：利尿薬を投与して尿量を増加させることにより、うっ血の軽減を図る。

超速習！ 各薬剤の基礎知識：維持輸液製剤（低張電解質輸液製剤）

開始液（1号）（KN1号輸液ほか）
バッグ

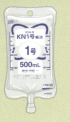

マスト3カ条
1. 細胞外液補充液を糖液に1/2～2/3程度の割合で混合した輸液製剤。
2. カリウムイオンを含まない。
3. 脱水の原因が明らかでなくても比較的安全であるため、脱水の初期における輸液に使用する。

使用時：
- 高乳酸血症の患者には使用しない。
  理由： 乳酸ナトリウムを含む製剤の場合、乳酸ナトリウムは主に肝臓で代謝されるため、高度の肝機能障害やショック、外傷では乳酸ナトリウムの分解が抑制され、乳酸ナトリウムが蓄積する。

脱水補給液（2号）（KN2号輸液ほか）
バッグ

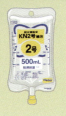

マスト3カ条
1. カリウムとリンを含む。
2. そのため、高カリウム血症、高リン血症の患者には使用しない。
3. 細胞内電解質を補う。

使用時：
- 高乳酸血症、高カリウム血症、高リン血症の患者には使用しない。
  理由： 高カリウム血症、高リン血症が悪化する。

マスト知識： 緊急輸液を要する体液欠乏状態を脱した後に使用。

維持液（3号）（KN3号輸液ほか）
バッグ

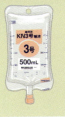

マスト3カ条
1. 細胞外液補充液を糖液に1/3～1/4程度の割合で混合した輸液製剤。
2. カリウムを多く含む。
3. そのため、高カリウム血症、乏尿の患者には使用しない。

使用時：
- 高乳酸血症、高カリウム血症、乏尿の患者には使用しない。
  理由： 高カリウム血症が悪化する。

術後回復液（4号）（KN4号輸液ほか）
バッグ

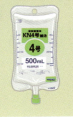

マスト3カ条
1. カリウムを含まない輸液製剤。
2. 高カリウム血症や腎機能障害があってカリウム投与を控えたい時に使用。
3. 腎機能低下時、術後早期、腎機能が未熟な小児患者などに使用可。

使用時： 腎機能が低下した患者、術後早期の患者、腎機能が未熟な小児に使用できる。

超速習！ 各薬剤の基礎知識：栄養輸液製剤

栄養輸液製剤（ビーフリード®）

バッグ

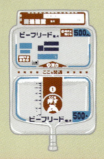

マスト3カ条

1. ブドウ糖（7.5%）とアミノ酸（3%）を含む。
2. ブドウ糖とアミノ酸をエネルギー源として利用することにより、骨格筋の分解（蛋白異化）を防ぐ。
3. ブドウ糖濃度が高いため、急速投与で高血糖をきたす。

使用時：
- 肝性昏睡の患者には使用しない。
  理由：アミノ酸の代謝が障害されるため、症状が悪化する可能性がある。
- ブドウ糖の濃度が高いため、急速に投与すると高血糖をきたす。

マスト知識：
- 手術などの侵襲時には、エネルギー源であるブドウ糖を生成するために筋蛋白質の分解が亢進する。これに対し、ブドウ糖やアミノ酸を体外から投与すると筋蛋白質の分解を抑制することができる（蛋白節約効果）。
- 特に長時間の大手術（膵頭十二指腸切除など）では、ブドウ糖やアミノ酸など体外からのエネルギー源の投与は術後の回復を早めるために重要である。

超速習！ 各薬剤の基礎知識：人工膠質液

ヒドロキシエチルデンプン製剤（ボルベン®）

バッグ

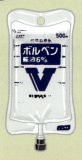

マスト3カ条

1. 分子量13万のヒドロキシエチルデンプンを含む。
2. 溶媒は生理食塩水である。
3. ほぼ腎臓から排出されるため、乏尿などを伴う腎障害患者は慎重投与。

- うっ血性心不全をきたすことがある。
  - 理由：急激な血漿量増加により、うっ血性心不全が生じる。
- 乏尿などを伴う腎障害患者には、慎重に投与する。
  - 理由：本剤はそのほとんどが腎臓から排泄されるため、本剤が体内に蓄積するおそれがある。
- 出血傾向のある患者には、慎重に投与する。
  - 理由：大量投与により凝固障害が生じ、出血傾向が助長されるおそれがある。
- アナフィラキシー様反応がみられることがある。
  - 症状・観察項目：本剤投与開始後、数十分以内に皮膚発赤、粘膜腫脹、原因不明の低血圧・頻脈、気道内圧の上昇、喘鳴が認められたら、本剤によるアナフィラキシーショックを疑う。
  - 対応：ただちに本剤の投与を中止する。
  - 治療：血圧低下に対し、昇圧薬（アドレナリン（ボスミン®））の投与、細胞外液補充液による輸液を行う。必要に応じてステロイドを投与する。
- 大量・急速投与により心不全（肺水腫）をきたすことがある。
  - 症状・観察項目：術中の肺での酸素化不良、気管チューブからのピンク色の泡沫分泌物、麻酔覚醒時の呼吸困難（頻呼吸）があれば、うっ血性心不全による肺水腫を疑う。
  - 対応：胸部X線撮影を行い、心拡大・肺うっ血の有無を確認する。
  - ➡ 自発呼吸での酸素化が不十分であれば、経鼻的持続陽圧呼吸療法（CPAP）、または気管挿管による呼気終末陽圧（PEEP）を伴った人工呼吸を行う。
  - 治療：利尿薬を投与して尿量を増加させることにより、うっ血の軽減を図る。
- 【ナースは何に注意する？】投与開始30分以内は、皮膚の発赤などのアレルギー反応に注意する。

マスト知識：
- 本剤の分子量（130,000）はヘスパンダー®やサリンヘス®の分子量（70,000）よりも大きく、多くの高分子がより長く血管内にとどまるため、血漿増量効果が長く持続する。
- 本剤は日本で周術期に最も多く使用されている人工膠質液である。

第6章 輸液・血液製剤　A 輸液製剤（細胞外液補充液・維持輸液製剤・人工膠質液）

デキストラン製剤
（低分子デキストラン）

バッグ

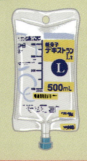

マスト3カ条

1. 分子量4万のデキストランを含む。
2. 分子量が小さいため血漿増量効果の持続時間が短い。
3. そのため、周術期にはあまり使用されない。

- うっ血性心不全をきたすことがある。
  - 理由：急激な血漿量増加によりうっ血性心不全が生じる。
- アナフィラキシー様反応がみられることがある。
  - 症状・観察項目：本剤投与開始後、数十分以内に皮膚発赤、粘膜腫脹、原因不明の低血圧・頻脈、気道内圧の上昇、喘鳴が認められたら、本剤によるアナフィラキシーショックを疑う。
  - 対応：ただちに本剤の投与を中止する。
  - 治療：血圧低下に対し、昇圧薬（アドレナリン（ボスミン®））の投与、細胞外液補充液による輸液を行う。必要に応じてステロイドを投与する。
- 大量・急速投与により心不全（肺水腫）をきたすことがある。
  - 症状・観察項目：術中の肺での酸素化不良、気管チューブからのピンク色の泡沫分泌物、麻酔覚醒時の呼吸困難（頻呼吸）があれば、うっ血性心不全による肺水腫を疑う。
  - 対応：胸部X線撮影を行い、心拡大・肺うっ血の有無を確認する。
  - ➡自発呼吸での酸素化が不十分であれば、経鼻的持続陽圧呼吸療法（CPAP）、または気管挿管による呼気終末陽圧（PEEP）を伴った人工呼吸を行う。
  - 治療：利尿薬を投与して尿量を増加させることにより、うっ血の軽減を図る。

【ナースは何に注意する？】投与開始30分以内は、皮膚の発赤などのアレルギー反応に注意する。

> **マスト知識**：デキストラン製剤のほうが、ヒドロキシエチルデンプン製剤に比べてアレルギー反応の発生率が高い。

第6章

B 血液製剤

兵庫医科大学病院 手術センター 教授　多田羅恒雄

どこにどう効く？ この薬剤の これだけ ポイント

血液製剤は、出血量に応じて細胞外液補充液、人工膠質液、アルブミン製剤の順番に適応！

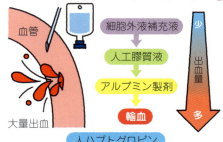

ズバリ！ この薬の3 POINT

1. 人血清アルブミンは、人工膠質液が使えない大量出血時に使う。
2. 人ハプトグロビンは、ヘモグロビン血症、ヘモグロビン尿の治療に使う。
3. 投与開始後数十分以内は、アナフィラキシー様反応がないか注意深く観察！ 万一発生したら、ただちに本剤の投与を中止する。

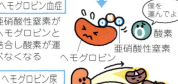

スグわかり！基礎知識　▶ この分類の薬剤一覧表

一般名（商品名）	適応・メリット	投与量
人血清アルブミン（献血アルブミン5％ほか）	・出血性ショック ・重症熱傷 ・人工心肺を使用する心臓手術 ・低蛋白血症に起因する肺水腫、あるいは著明な浮腫が認められる場合	血清アルブミン濃度3.0g/dLを目標　▶▶▶ p.244
人ハプトグロビン（ハプトグロビン）	・熱傷、輸血、体外循環下開心術などの溶血反応に伴うヘモグロビン血症、ヘモグロビン尿の治療	1回4,000単位をゆっくりと点滴静注　▶▶▶ p.245

＊「加熱人血漿蛋白」製剤（アルブミン4.4g/dL）は、アルブミンの純度が低いため、現在あまり使用されていない。

スグわかり！共通ポイント ▶ 薬剤の特徴をまとめて覚えよう！

共通ポイント		薬剤名	解説
成分由来	●献血	●人血清アルブミン ●人ハプトグロビン	感染症伝播のリスクを完全に排除することはできない。

超速習！ ▶ 各薬剤の基礎知識

人血清アルブミン
（献血アルブミン 5% ほか）

バッグ

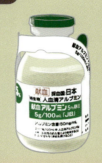

マスト3カ条

1. 周術期では、出血性ショック時の使用頻度が最も高い。
2. 循環血液量の50％以上（体重kgあたり40mL以上）の出血時に使用。
3. 腎機能障害などで人工膠質液を使用できない場合、人工膠質液を1,000mL以上使用する場合に使用を考慮する。

使用時：
●本薬剤の成分に対しショックまたはアレルギーの既往のある患者には使用しない。
●アナフィラキシー様反応がみられることがある。
　症状・観察項目： 本剤投与開始後、数十分以内に皮膚発赤、粘膜腫脹、原因不明の低血圧・頻脈、気道内圧の上昇、喘鳴が認められたら、本剤によるアナフィラキシーショックを疑う。
　対応： ただちに本剤の投与を中止する。
　治療： 血圧低下に対し、昇圧薬（アドレナリン〔ボスミン®〕）の投与、細胞外液補充液による輸液を行う。必要に応じてステロイドを投与する。

【ナースは何に注意する？】
●投与開始30分以内は、皮膚の発赤などのアレルギー反応に注意する。
●本薬剤は、「①献血由来である（海外製品は売血）」「②ウイルス除去膜による濾過処理を行っている」「③60℃、10時間の加熱処理を行っている」ことにより、感染のリスクを減らしている。

マスト知識：
●アルブミン製剤を投与して血漿膠質浸透圧（水分を血管内にとどめようとする力）を維持することにより血漿量を維持する。
●感染のリスクを完全には排除できない。
●高価なため、保険査定がきびしい。

人ハプトグロビン
（ハプトグロビン）

バッグ

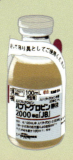

マスト3カ条

1. 熱傷、輸血、体外循環下開心術などの溶血反応に伴うヘモグロビン血症、ヘモグロビン尿の治療に用いる。
2. 人血液由来であるため、感染のリスクを完全には排除できない。
3. アナフィラキシー様反応に注意！

使用時：
- 本薬剤の成分に対しショックまたはアレルギーの既往のある患者には使用しない。
- アナフィラキシー様反応がみられることがある。

症状・観察項目：本剤投与開始後、数十分以内に皮膚発赤、粘膜腫脹、原因不明の低血圧・頻脈、気道内圧の上昇、喘鳴が認められたら、本剤によるアナフィラキシーショックを疑う。

対応：ただちに本剤の投与を中止する。

治療：血圧低下に対し、昇圧薬（アドレナリン（ボスミン®））の投与、細胞外液補充液による輸液を行う。必要に応じてステロイドを投与する。

【ナースは何に注意する？】投与開始30分以内は、皮膚の発赤などのアレルギー反応に注意する。

マスト知識：
- 溶血によって出現した遊離ヘモグロビンは尿細管で再吸収され、グロビンとヘム鉄に分解される。このヘム鉄が、尿細管上皮細胞を障害し、尿細管の機能障害を発生させる。
- ハプトグロビンは、遊離ヘモグロビンとただちに結合し、細網内皮系細胞のレセプターを介して速やかに取り込まれ、分解処理される。

第6章

C アシドーシス治療薬

兵庫医科大学病院 手術センター 教授　多田羅恒雄

どこにどう効く？ この薬剤のこれだけポイント

術中の大量出血による代謝性アシドーシスを補正する！

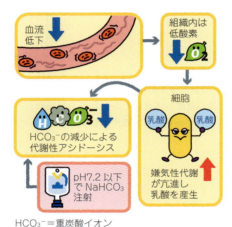

HCO_3^-＝重炭酸イオン
$NaHCO_3$＝炭酸水素ナトリウム

ズバリ！ この薬の3 POINT

1. 術中の大量出血により組織の血流が低下すると、組織が低酸素になる。この結果、細胞内の嫌気性代謝が亢進し、代謝性アシドーシスを生じる。
2. 血液のpHが7.2以下になったら、炭酸水素ナトリウム注射液を投与する。
3. 投与中は、動脈血液ガス分析を行いながら、徐々にアシドーシスを補正する。

いつ何に注意する？ 準備時・投与前・投与中・投与後のこれだけポイント

基礎

- まずは、代謝性アシドーシスをきたす原因の治療を行う（輸液、輸血など）。
- 代謝性アシドーシスがあっても、必ずしもただちに炭酸水素ナトリウム注射液（メイロン®静注7％）を投与する必要はない。換気回数や換気量を増加させることにより、$PaCO_2$（動脈血二酸化炭素分圧）を低下させれば一時的にpHは正常化する。
- 一般的には、pHが7.2以下になった時に、炭酸水素ナトリウム注射液（メイロン®静注7％）を投与する。一気にpHを正常化させるのではなく、動脈血液ガス分析を行いながら徐々にアシドーシスを補正する。
- 投与量（mL）＝不足塩基量（24−HCO_3^-）×体重（kg）×0.25
  例：HCO_3^-＝15 mEq/L、体重50 kgであれば、投与量は（24−15）×50×0.25＝113（mL）

投与前
> 炭酸水素ナトリウム注射液（メイロン®静注7％）はアルカリ性なので、血管外に漏れると組織の壊死をきたす。したがって、静脈ルートの漏れに注意する。

 投与後
> 炭酸水素ナトリウム注射液（メイロン®静注7％）の過剰投与は二酸化炭素を産生するため、呼吸性アシドーシスをきたす危険がある。呼気終末二酸化炭素分圧（$EtCO_2$）のモニタリングや適宜動脈血液ガス分析を行い、pH、$PaCO_2$、HCO_3^- をチェックする。

超速習！ 各薬剤の基礎知識

炭酸水素ナトリウム注射液（メイロン®ほか）

アンプル　バッグ

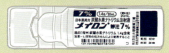

マスト3カ条
1. 最も一般的な代謝性アシドーシスの治療薬。
2. 速効性が期待できる。
3. ナトリウム負荷に注意する。

使用時：過剰投与によりアルカローシス、高ナトリウム血症、低カリウム血症をきたすことがある。
【ナースは何に注意する？】本剤はアルカリ性のため、血管外に漏れると組織壊死をきたすので、血管外注入に注意する。

マスト知識：
- 本剤は、あくまで対症療法である。
- 早急に代謝性アシドーシスの原因を探索し、原因の治療を行う。

第6章　輸液・血液製剤　C　アシドーシス治療薬

第6章 A〜C

📖 **引用・参考文献**

1) 多田羅恒雄. "周術期の水動態—シミュレーションによる分析—". 周術期の輸液. 飯島毅彦編. 東京, 克誠堂出版, 2008, 20-40.
2) 栫井裕子. "細胞外液系輸液剤　総論". 周術期の輸液・輸血療法. 高崎眞弓ほか編. 東京, 文光堂, 2005, 28-30.
3) 栫井裕子. "乳酸リンゲル液". 前掲書2), 32-3.
4) 栫井裕子. "酢酸リンゲル液". 前掲書2), 34-5.
5) 栫井裕子. "生理食塩水". 前掲書2), 36-7.
6) 柳舘富美ほか. "フィジオ140（1%ブドウ糖加酢酸リンゲル液）". 前掲書2), 38-40.
7) 柳舘富美ほか. "重炭酸リンゲル液". 前掲書2), 46-7.
8) 西郷勝康ほか. "維持輸液剤　総論". 前掲書2), 48-9.
9) 西郷勝康ほか. "1号液（開始液）". 前掲書2), 52-3.
10) 西郷勝康ほか. "2号液（細胞内修復液 / 脱水補給液）". 前掲書2), 54-5.
11) 西郷勝康ほか. "3号液（維持液 -1）". 前掲書2), 56-7.
12) 西郷勝康ほか. "4号液（維持液 -2/ 術後回復液）". 前掲書2), 58-9.
13) 宮尾秀樹. "人工膠質液". 前掲書2), 63-9.
14) 長田広司. "アルブミン製剤". 前掲書2), 96-9.
15) 黒木雄一ほか. "代謝性アシドーシス". 前掲書2), 258-9.

第7章

心肺蘇生で使用する
薬剤一覧・注意ポイント

いつ何のために使う？

いつ使う？

心肺停止に至ったときに投与する。

使用する目的

患者を蘇生させることが目的である。

使い分けのおおまかなルール

胸骨圧迫を継続しつつ、心拍が再開するまでアドレナリンを3〜5分間隔で投与する。心電図波形によっては、ほかの抗不整脈薬や電解質補正液の投与も検討される。

注意点

心循環に到達させるために、アドレナリン投与後には生理食塩水20 mL程度による後押しが推奨される。

(壽原朋宏)

第7章

心肺蘇生で使用する薬剤一覧・注意ポイント

埼玉医科大学総合医療センター 麻酔科 教授　小山 薫

心肺蘇生で用いる薬剤（成人）

一般名（商品名）	使用目的（適応）	使用方法	投与量	準備時の注意点	投与前・中・後の注意点（副作用、禁忌など含む）
アドレナリン（ボスミン®）	血管収縮（心停止）。	静注	1 mg、3〜5分ごと。	生理食塩水20 mLで後押し。	高用量は推奨されない。心筋虚血を引き起こすことがある。
アミオダロン塩酸塩（アンカロン®）	抗不整脈（心室細動）。	静注	300 mg。	5%ブドウ糖液20〜30 mLに希釈。必要であれば3〜5分後に150 mgを1回追加投与。	QT延長作用のある薬剤とは併用しない。間質性肺炎、甲状腺機能亢進症に注意する。半減期が長い（40日）。
リドカイン塩酸塩（キシロカイン®）	抗不整脈（心室細動）。	静注	初回：1〜1.5 mg/kg。追加：0.5〜0.75 mg/kg。	5〜10分間隔。	総投与量：3 mg/kgまで。抗不整脈作用は弱い。
硫酸マグネシウム（硫酸マグネシウム補正液）	Torsades de pointes、低マグネシウム血症。	静注	1〜2 g。	5%ブドウ糖液10 mLに希釈。	腎不全がある場合は、慎重投与。
ニフェカラント塩酸塩（シンビット®）	抗不整脈（心室細動）。	静注	0.3 mg/kg。	―	QT延長作用のある薬剤とは併用しない。
塩化カルシウム（塩カル）	高カリウム血症、カルシウム拮抗薬の過量投与。	静注	500〜1,000 mg。	炭酸水素ナトリウムと一緒に投与しない。	心停止患者へのルーチンな投与は推奨されない。
炭酸水素ナトリウム（メイロン®）	高カリウム血症、重炭酸塩に反応するアシドーシス。	静注	1 mEq/kg。	配合変化に注意する。	心停止患者へのルーチンな投与は推奨されない。

薬剤投与のポイント

❶薬剤投与経路：末梢静脈を推奨

　薬剤投与経路として静脈路、骨髄路、気管内投与の3つがあるが、末梢静脈からの静注が推奨される（中心静脈路がある場合を除く）（図1）。骨髄路は静注と同等の使用が可能である。アドレナリン静注後は生理食塩水20 mLで後押しし、当該肢を10～20秒挙上して中心循環に到達しやすくする[1]。

　アドレナリン、リドカイン塩酸塩（その他、ナロキソン塩酸塩、アトロピン硫酸塩水和物、バソプレシン）は気管内投与が可能である。静注量の2～2.5倍を生理食塩水5～10 mLに希釈して投与する。しかしながら、気管内投与の至適投与量や有用性について明確な根拠はない[1]。

❷心停止アルゴリズムでの薬剤：アドレナリン、アミオダロン塩酸塩など

　「AHA（アメリカ心臓協会）ガイドライン2020」における心停止アルゴリズムにある薬剤は、アドレナリン、アミオダロン塩酸塩、リドカイン塩酸塩、硫酸マグネシウムの4つである[1～3]。無

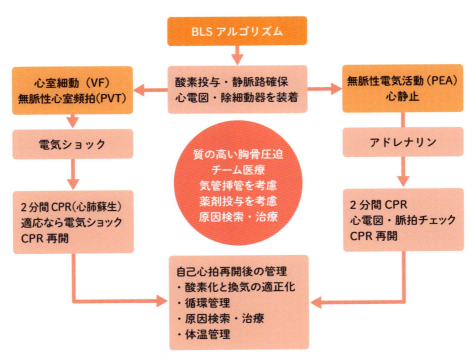

図1　心停止アルゴリズム概略

脈性電気活動（PEA）、心静止では早期にアドレナリンを投与する。日本蘇生協議会ガイドラインには抗不整脈薬としてニフェカラント塩酸塩も記載されている[4]。

❸ バソプレシンはアルゴリズムから削除

明確なエビデンスがなくアルゴリズムの簡略化のため、バソプレシンは心停止アルゴリズムから削除された[1]。

❹ 塩化カルシウム水和物、炭酸水素ナトリウムは慎重に

明らかな適応がある場合を除き、塩化カルシウム水和物、炭酸水素ナトリウムの心停止患者でのルーチンな投与は推奨されない。

第7章

📖 引用・参考文献

1) American Heart Association. "心停止：VF／無脈性 VT のケース". ACLS プロバイダーマニュアル：AHA ガイドライン 2020 準拠. 東京, シナジー, 2022, 92-109.
2) American Heart Association. "心停止：無脈性電気活動（PEA）のケース". 前掲書 1), 110-3.
3) American Heart Association. "心静止のケース". 前掲書 1), 114-9.
4) 日本蘇生協議会. "成人の二次救命処置". JRC 蘇生ガイドライン 2020. オンライン版. https://www.jrc-cpr.org/wp-content/uploads/2022/07/JRC_0047-0150_ALS.pdf〈2024 年 11 月参照〉

OPE NURSING 別冊

術中動画と器械の渡し方動画16本！
これ1冊であしたの手術がイメージできる！

とことん詳しい整形外科の器械出し

試し読みができます！

メディカ出版 オンラインストア

明石医療センター整形外科医長　脇 貴洋　監修

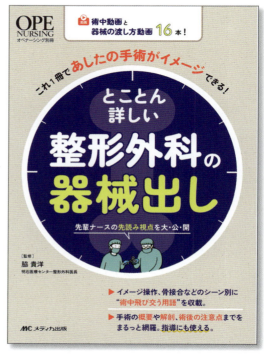

先輩ナースはなにを"見て""聴いて"、器械出しをしているのかを公開した超保存版。術中動画＆器械の渡し方の動画付き＆あるあるシーンをマンガで紹介。手術の概要や解剖、術後の注意点、術中飛び交う用語など、あなたの知りたいことすべてがこの1冊に。

定価3,520円（本体＋税10%）B5判／208頁　ISBN978-4-8404-8443-5

内容	
1章　術中飛び交う用語集	01　橈骨遠位端骨折の掌側ロッキングプレート固定
はじめに	02　大腿骨転子部骨折の観血的手術（髄内釘固定）
scene 1　イメージ操作	03　足関節骨折の観血的整復固定術
scene 2　骨接合	04　大腿骨頚部骨折の人工骨頭置換術（BHA）
scene 3　脊椎	05　腰椎の除圧術／除圧固定術
scene 4　人工関節	06　人工股関節全置換術（THA）
scene 5　肩（腱板損傷）	07　人工膝関節全置換術（TKA）／
scene 6　膝（前十字靭帯損傷）	人工膝関節単顆置換術（UKA）
2章　動画と先輩ナースのセリフで予習〈手術のシナリオ〉	08　鏡視下腱板修復術
はじめに	09　膝前十字靭帯再建術

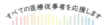

すべての医療従事者を応援します

MC メディカ出版

好評書

OPE NURSING 別冊

術中動画と器械の渡し方動画59本！
これ1冊であしたの手術がイメージできる！

とことん詳しい消化器外科の器械出し

試し読みができます！

メディカ出版 オンラインストア

国立研究開発法人 国立国際医療研究センター病院 副院長／
消化器外科診療部門長　**山田 和彦**　編著

消化器外科でぜひともおさえたい開腹手術・内視鏡手術の器械出しのポイントを公開した超保存版。術中飛び交う用語集＆術中動画で具体的な手技がイメージできる！使用する器械や各臓器の解剖、術後に注意したい合併症まで、効率よく予習するならこの1冊。

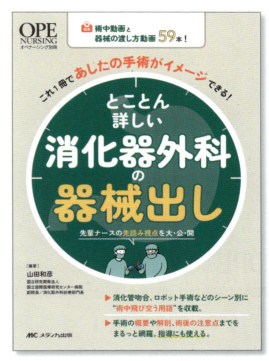

定価3,520円（本体＋税10％）B5判／224頁　ISBN978-4-8404-8504-3

内容

1章　術中飛び交う用語集
- 1章の使い方
- scene 1　消化管吻合
- scene 2　汎発性腹膜炎手術
- scene 3　胸腔鏡・腹腔鏡下手術、ロボット支援下手術

2章　動画と先輩ナースのセリフで予習〈手術のシナリオ〉
- 2章の使い方
- ●基本編
- 01　開腹手術の基本
- 02　内視鏡手術(胸腔鏡・腹腔鏡)の概要
- 03　ダビンチ手術の概要
- ●初級編
- 01　腹腔鏡下虫垂切除術
- 02　腹腔鏡下胆嚢摘出術
- 03　鼠径ヘルニア修復術（前方切開法・TAPP法）
- 04　消化管穿孔に対する汎発性腹膜炎手術
- 05　腸閉塞の手術
- 06　痔核・痔瘻の手術
- ●中級・上級編
- 01　食道悪性腫瘍切除術（開胸・開腹／胸腔鏡・腹腔鏡下）
- 02　胃悪性腫瘍手術（開腹・腹腔鏡下・ロボット支援下）
- 03　結腸切除術（開腹・腹腔鏡下）
- 04　直腸切除術（腹腔鏡下・ロボット支援下）
- 05　肝（部分・葉）切除術
- 06　腹腔鏡下肝切除・膵切除術
- 07　膵頭十二指腸切除術・膵体尾部切除術

すべての医療従事者を応援します

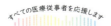

MC メディカ出版

読者の皆さまへ | このたびは本増刊をご購読いただき、誠にありがとうございました。編集室では今後も皆さまのお役に立てる増刊の刊行をめざしてまいります。つきましては、本書に関するご感想・ご提案などがございましたら、当編集室までお寄せください。

OPE NURSING オペナーシング 2025年 春季増刊　The Japanese Journal of Operating Room Nursing

麻酔科医直伝！ 知識と実践力がイラストとチャートでまるごと身につく！

超パワーアップ版！ 手術室の薬剤 114

編著・武田純三

発行人・長谷川 翔

編集担当・渡辺穂風　津賀日向美　辻 友佳里　細川深春

編集協力・加藤明子

発行所・株式会社メディカ出版

　　〒 532-8588 大阪市淀川区宮原 3-4-30

　　ニッセイ新大阪ビル 16F

　　編集 TEL 06-6398-5048

　　お客様センター TEL 0120-276-115

　　広告窓口 / 総広告代理店株式会社メディカ・アド

　　　　　TEL 03-5776-1853

　E-mail　ope@medica.co.jp

　URL　　https://www.medica.co.jp

組版　株式会社明昌堂

印刷製本　株式会社シナノ パブリッシング プレス

●乱丁・落丁がありましたら、お取り替えいたします。

●本書の無断転載を禁ず。

● Printed and bound in Japan

2025 年春季増刊（通巻 536 号）

2025 年 3 月 10 日発行

定価（本体 4,000 円＋税）

ISBN978-4-8404-8568-5

本誌に掲載する著作物の複製権・翻訳権・翻案権・上映権・譲渡権・公衆送信権（送信可能化権を含む）は株式会社メディカ出版が保有します。

JCOPY ＜(社)出版者著作権管理機構 委託出版物＞

本書の無断複写は著作権法上での例外を除き禁じられています。複写される場合は、そのつど事前に、(社) 出版者著作権管理機構（電話 03-5244-5088、FAX 03-5244-5089、e-mail：info@jcopy.or.jp）の許諾を得てください。

売上の一部は、各種団体への寄付を通じて、社会貢献活動に活用されています。